Orthopädisches Diagnostikum

W0034658

Orthopädisches Diagnostikum

Hans U. Debrunner

5., neubearbeitete und erweiterte Auflage

171 Abbildungen, 48 Tabellen

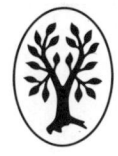 Georg Thieme Verlag Stuttgart · New York 1987

Dr. med. H. FRIEDRICH
Facharzt für Chirurgie
Kreiskrankenhaus
7902 BLAUBEUREN

Privatdozent Dr. Hans U. Debrunner
Ebnetrain 9, CH-6045 Meggen

CIP-Kurztitelaufnahme
der Deutschen Bibliothek

Debrunner, Hans U.:
Orthopädisches Diagnostikum / Hans U.
Debrunner. – 5., neubearb. u. erw. Aufl. –
Stuttgart ; New York : Thieme, 1987

Geschützte Warennamen (Warenzeichen) werden *nicht* besonders kenntlich gemacht. Aus dem Fehlen eines solchen Hinweises kann also nicht geschlossen werden, daß es sich um einen freien Warennamen handele.

Das Werk, einschließlich aller seiner Teile, ist urheberrechtlich geschützt. Jede Verwertung außerhalb der engen Grenzen des Urheberrechtsgesetzes ist ohne Zustimmung des Verlages unzulässig und strafbar. Das gilt insbesondere für Vervielfältigungen, Übersetzungen, Mikroverfilmungen und die Einspeicherung und Verarbeitung in elektronischen Systemen.

1. Auflage 1966	1. spanische Auflage 1968
2. Auflage 1973	2. spanische Auflage 1976
3. Auflage 1978	1. englische Auflage 1970
4. Auflage 1982	1. italienische Auflage 1980
1. Nachdruck 1985	2. englische Auflage 1981

© 1966, 1987 Georg Thieme Verlag, Rüdigerstraße 14, D-7000 Stuttgart 30
Printed in Germany
Satz: Druckhaus Dörr, Inhaber Adam Götz, D-7140 Ludwigsburg (Linotype System 5 [202])
Druck: Gutmann + Co, Heilbronn

ISBN 3-13-324005-6   1 2 3 4 5 6

Wichtiger Hinweis: Medizin als Wissenschaft ist ständig im Fluß. Forschung und klinische Erfahrung erweitern unsere Kenntnisse, insbesondere was Behandlung und medikamentöse Therapie anbelangt. Soweit in diesem Werk eine Dosierung oder eine Applikation erwähnt wird, darf der Leser zwar darauf vertrauen, daß Autoren, Herausgeber und Verlag größte Mühe darauf verwandt haben, daß diese Angabe genau dem **Wissensstand bei Fertigstellung des Werkes** entspricht. Dennoch ist jeder Benutzer aufgefordert, die Beipackzettel der verwendeten Präparate zu prüfen, um in eigener Verantwortung festzustellen, ob die dort gegebene Empfehlung für Dosierungen oder die Beachtung von Kontraindikationen gegenüber der Angabe in diesem Buch abweicht. Das gilt besonders bei selten verwendeten oder neu auf den Markt gebrachten Präparaten und bei denjenigen, die vom Bundesgesundheitsamt (BGA) in ihrer Anwendbarkeit eingeschränkt worden sind.

Vorwort zur 5. Auflage

20 Jahre nach dem Erscheinen des orthopädischen Diagnostikums ist eine eingehende Überarbeitung notwendig geworden. Die Symptomatik der orthopädischen Leiden hat sich in dieser Zeit nicht verändert. Hingegen hat sich die Fachrichtung Orthopädie selbst durch stärkere Berücksichtigung der Traumatologie und infolge der Ausbreitung der Rheumatologie umgestellt. Trotzdem bleibt das Diagnostikum ein Ratgeber für die klassischen orthopädischen Krankheiten, ein Führer durch die Diagnostik am Bewegungsapparat unter Ausschluß der Traumatologie.

Die diagnostischen Methoden haben sich seit 20 Jahren ebenfalls verändert. Zum einen ergaben sich neue Erkenntnisse durch eine intensive Spezialisierung, z. B. am Knie, an der Hand usw., die in den Text eingebaut werden mußten. Zum anderen wurden neue diagnostische Methoden eingeführt und in die tägliche Diagnostik eingebaut, wie die Computertomographie und die Sonographie. Ihre unzweifelhaften Vorteile wurden in der Neuauflage berücksichtigt. Im Laufe der letzten Jahre haben sich mehrere spezialisierte Gesellschaften und Arbeitsgemeinschaften etabliert, welche ein Spezialgebiet der Orthopädie besonders intensiv pflegen. Dies ist sehr erfreulich, macht es aber für den in der Praxis stehenden Orthopäden unmöglich, allen diesen Neuerungen sofort zu folgen. Eine breit gefächerte Grundlage von gesichertem Wissen bildet immer noch die Basis für die Diagnostik und Behandlung orthopädischer Erkrankungen. Das Diagnostikum will dem Praktiker, aber auch dem angehenden Spezialisten, diese Grundlage für die Krankheitserkennung bieten.

Wie bisher wurden nur Untersuchungsmethoden und -techniken aufgenommen, die sich bewährt haben und Verbesserungen bringen. Schwer aufzufindende Angaben werden kurz zusammengefaßt in brauchbarer Anordnung. Erweitert wurden die diagnostischen Angaben über den Perthes, das Knie und die Wirbelsäule. Sie sollen dem Leser helfen, sich in der kritischen Beurteilung der Befunde besser zurechtzufinden. In einigen Kapiteln wurden auch differentialdiagnostische Hinweise auf die so häufigen Weichteilerkrankungen beigefügt als Gegengewicht gegen die Tendenz, Orthopädie als „Knochenarbeit" von ihren Weichteilproblemen zu lösen. In vielen Fällen verpaßt man die Diagnose ja vor allem dadurch, daß man nicht an alle Möglichkeiten denkt.

Die Ausführungen zur Begutachtung basieren auf langjähriger Gutachtentätigkeit, während der die oft unbeholfenen Befundinterpretationen kritisch gewertet wurden. Das problemorientierte Vorgehen bei Diagnosestellung und Begutachtung dürfte zur Rationalisierung unserer fachlichen Tätigkeit beitragen und die Effizienz verbessern.

Es konnte nicht vermieden werden, daß sich der Umfang des Buches seit der ersten Auflage mehr als verdoppelt hat. Ich danke allen Kollegen, die mit ihren Anregungen und heilsamer Kritik mitgeholfen haben, die Aktualität des Textes zu erhalten. Dem Georg Thieme Verlag, besonders Herrn Dr. hc. G. Hauff gebührt großer Dank für die hervorragende Betreuung der Neuauflage und die Geduld mit dem Autor.

Meggen, im Frühjahr 1987   Hans U. Debrunner

Aus dem Vorwort zur 2. Auflage

Die Deutsche Gesellschaft für Orthopädie und Traumatologie (DGOT), die Schweizerische Gesellschaft für Orthopädie und andere interessierte Fachgremien haben seit der ersten Auflage die Gelenkmessung nach der Neutral-0-Methode offiziell zur Anwendung empfohlen. Die Grundlagen dieser Meßmethode wurden deshalb entsprechend den Richtlinien des Arbeitskreises „Dokumentation" der DGOT etwas ausführlicher dargestellt. Die Angaben im Diagnostikum entsprechen (wie auch schon in der ersten Auflage) durchweg dieser Empfehlung.

Auch in dieser Auflage wurde der Grundsatz, wonach nur diagnostisch wichtige Informationen in Text und Bild aufgenommen werden, aufrechterhalten. An einigen Stellen werden differentialdiagnostische Hinweise gegeben in der Überzeugung, daß die Kenntnis der differentialdiagnostischen Möglichkeiten für die gezielte Untersuchung sehr wertvoll ist.

Wo mehrere ungefähr gleichwertige Symptome aufgeführt werden, geschieht dies mit der Absicht, eine Übersicht der verschiedenen Untersuchungsmethoden zu geben, und mit der Aufforderung an den Benützer, nach seinen Kenntnissen und Wünschen eine passende Auswahl zu treffen. So ist es nicht zu umgehen, daß geläufigere oder wertvollere Untersuchungen neben weniger gebräuchlichen und weniger spezifischen figurieren. Trotzdem war es notwendig, eine Auswahl zu treffen, um den Umfang des Buches knapp zu halten.

Bern, Herbst 1973   Hans U. Debrunner

Inhaltsverzeichnis

Spezieller Teil

Allgemeiner Teil

Einleitung

Die moderne medizinische Technik hat auch die Orthopädie in ihren Bann gezogen: Sowohl Diagnose als auch Therapie können ohne technische Hilfsmittel nicht mehr den Anforderungen genügen, die heute an die ärztliche Kunst gestellt werden müssen. In der Orthopädie wird besonderes Gewicht auf eine ausreichende Dokumentation gelegt, da die Heilerfolge oft erst nach langer Zeit erreicht werden. Die vorliegende Darstellung der orthopädischen Diagnostik versucht die Grundlagen für eine zweckmäßige Dokumentation zu vermitteln. Sie will nicht den Anspruch erheben, ein Lehrbuch der Orthopädie zu ersetzen, oder gar vollständig zu sein. Vielmehr werden dem jungen Orthopäden diejenigen Erfahrungswerte geboten, die ihm für die Erfassung des statischen und funktionellen Befundes unentbehrlich sind. Kurze Übersichten und Tabellen sind dazu wohl am besten geeignet.

Die orthopädische Diagnose darf sich mit einem Lokalbefund nicht begnügen. Deshalb steht am Anfang der persönliche Kontakt mit dem Patienten – und nicht mit dem Fall! Die sorgfältig erhobene Anamnese erlaubt in vielen Fällen eine ziemlich sichere Diagnose. Erst aufgrund der provisorischen Diagnose, resultierend aus Anamnese und klinischer Untersuchung, sollen die ergänzenden, verifizierenden technischen Untersuchungen angeordnet werden. Diese können hier nicht erschöpfend dargestellt werden. Ich habe versucht, das, was dem modernen Orthopäden wichtig und unentbehrlich ist, anzuführen, wobei eine Auswahl notwendig war. Ergänzungen werden je nach der Entwicklung unseres Spezialfaches notwendig sein.

Die moderne Orthopädie kann nicht auf die Erkenntnisse und Methoden vieler Nachbardisziplinen verzichten. Deshalb werden neurologische, pädiatrische, radiologische und andere Methoden angeführt, deren Wert und Indikation dem Orthopäden geläufig sein müssen. Die Ausführungen sind knapp gehalten und mögen zu eingehenderem Studium anregen. An verschiedenen Stellen werden mehrere Untersuchungsmethoden angeführt, um Vergleichsmöglichkeiten zu schaffen. Es hängt oft sehr weitgehend von der Erfahrung des einzelnen ab, welcher dieser Parallelmethoden er den Vorzug gibt. Wo einzelne technische Untersuchungsmöglichkeiten nicht angeführt sind, wurden sie wegen geringerer Bedeutung oder aus anderen Gründen, wie fehlende persönliche Erfahrung, weggelassen.

– unbedingt erforderliche Informationen (z. B. Lokalstatus),
– besonders anschauliche Informationen (z. B. Vergleich eines Tumors mit Gegenständen des täglichen Lebens, z. B. mit Früchten ähnlicher Größe),
– Informationen von besonders großem Vergleichswert (z. B. Längen- und Gewichtsmessungen an Kindern),
– Informationen von untergeordneter Bedeutung, aber besonderem Interesse für den Einzelfall (z. B. Familienanamnese bei Mißbildungen).

Die Auswahl der zu sammelnden Informationen ist ein wesentlicher Teil ärztlicher Kunst und muß geübt werden. Im vorliegenden Buch wird versucht, eine praktisch verwertbare Übersicht nützlicher Informationen für die orthopädische Tätigkeit zusammenzustellen. Der Anfänger ist vielleicht von der Fülle verwirrt, der Erfahrene sucht sich heraus, was für ihn dienlich ist.

Die Befragung des Patienten vermittelt eine wesentliche Zahl von Informationen. Sie gibt Aufschluß über die Beobachtungen, die der Patient selbst während des bisherigen Verlaufs machte, ebenso über die familiäre und persönliche Anamnese, aus der man manche Rückschlüsse ziehen kann. Die Kunst liegt bei der sorgfältigen Erhebung der Anamnese darin, die für den vorliegenden Fall wichtigen Daten zu erfragen. Beachte dabei, daß das Erinnerungsvermögen der meisten Menschen gering und ungenau ist! Wir unterscheiden weiterhin Informationen von

– rein objektiver Art (z. B. Fotografie, einmalige und fortlaufende Messungen, absolute Maße usw.),
– rein subjektiver Art (z. B. Beschreibung des Eindruckes, den der Arzt vom Patienten hat, wobei sowohl der Untersucher als auch der Untersuchte als Fehlerquelle in Erscheinung treten kann),
– gemischter subjektiver und objektiver Art (z. B. Palpationsbefunde).

Für spätere Beurteilungen sind die rein objektiven (reproduzierbaren) Informationen die wertvollsten. Subjektive und gemischte Informationen haben aber ebenfalls ihren unbestrittenen, oft einzigartigen Wert darin, daß durch sie die Festhaltung komplexer Befunde auf einfache Weise möglich ist, die als objektive Informationen zu fixieren nur schwer oder den Umständen entsprechend überhaupt nicht möglich wäre. Subjektive und gemischt subjektiv-objektive Informationen erhalten größeren Aussagewert, wenn sie von Erfahrenen stammen. Sind sie in ähnlicher Weise (z. B. vom gleichen Beobachter) erhoben worden, kommt ihnen unter Umständen so großer oder sogar größerer Informationswert zu als objektiven Informationen.

Die *Form,* unter der Informationen für die *Dokumentation* gesammelt werden, hängt von sehr verschiedenen Faktoren ab, z. B. der Erfahrung des Untersuchers, dem Umstand, ob ein leistungsfähiges Labor oder Apparaturen zur Verfügung stehen usw. Wir unterscheiden:

a) *Beschreibung,* bestehend aus Aufzeichnungen über die Anamnese, den Untersuchungsbefund, den Verlauf einer Krankheit usw.;
b) *Protokoll* spezieller Untersuchungen und Messungen (z. B. Untersuchung spezieller Funktionen wie des Ganges, elektrische Muskeluntersuchung, Oszillometrie usw.);
c) *Laboratoriumsbefunde:* chemische, physikochemische oder physikalische Untersuchungen;

d) *Abbildungen,* wie
   - Skizzen oder Zeichnungen anatomischer Befunde, bestimmter Lokalisationen usw.,
   - kurvenmäßige Darstellungen (z. B. Temperaturkurve, Blutzuckerkurve usw.),
   - Abdrücke von Körperteilen (z. B. Daktyloskopie, Gang- und Standspuren usw.),
   - Fotografien,
   - Röntgenaufnahmen,
   - Filmaufnahmen,
   - Schriftproben (Tremor, Spastiker) usw.;
e) *Sammlung von Gegenständen* (pathologische und normale makroskopische und mikroskopische Präparate usw.);
f) *Erhebungsbogen:* Sie können für die Auswertung mittels EDV (elektronische Datenverarbeitung) eingesetzt werden. Praktische Anwendung finden bisher nur solche, die ein bestimmtes Krankheitsbild erfassen (Skoliose, Hüftluxation, Totalprothese usw.). Erhebungsbögen müssen *prospektiv* aufgebaut werden, sie sollen nur das unumgänglich Wichtige enthalten;
g) *Fragebogen,* die vom Patienten selbst ausgefüllt werden, können für begrenzte Fragestellungen (Anamnese, Beschwerden) verwendet werden, wenn sie sorgfältig konzipiert sind und genau kontrolliert werden. Sie lassen sich leicht durch EDV verarbeiten.

Die verschiedenen Formen der Information haben unterschiedlichen Aussage- und Beweiswert, was sich der junge Arzt einmal klarmachen sollte. Dies zeigt sich z. B. bei der Gutachtertätigkeit für Versicherungen und Gerichte sehr deutlich, da hier juristische und finanzielle Aspekte mitspielen und deshalb hieb- und stichfeste Argumente vorgebracht werden müssen. Anzustreben sind immer:

- Präzision in vernünftigem Rahmen (z. B. Maße immer eine Zehnerpotenz genauer ablesen und angeben, als sie benötigt werden),
- Anschaulichkeit,
- Objektivität und Reproduzierbarkeit der Informationen.

Die *Auswahl* der Informationen ist Sache des Untersuchers. Er wird sich oft auf seine „Schule" beziehen können. Der Erfahrene informiert mit einer Skizze unter Umständen besser als der Unerfahrene mit einer ganzen Schreibmaschinenseite! Man übe sich im genauen Beobachten, im Erfassen des Wesentlichen und in präziser, kurzer, exakter, sprachlich richtiger Formulierung, ebenso im Skizzieren von besonderen Befunden! Wenn genaue, präzise Informationen vorliegen, wird die Interpretation einfach, im umgekehrten Fall oft unmöglich.

Für die Untersuchung einzelner Gelenke oder Körperregionen lassen sich leicht *Richtlinien* aufstellen, die den Gang der Untersuchung vorschreiben. Für den weniger Geübten sowie für die Koordination der Befunderhebung an einer oder mehreren Kliniken sind sie nützlich.

In der Orthopädie ist die richtige *Dokumentation* besonders wichtig, da einerseits die Kenntnis des Verlaufes über längere Zeit (Jahre!) oft ausschlaggebend für die einzuschlagende Therapie ist, und andererseits für die Veränderung von Form und Funktion im Bereich des Bewegungsapparates die geeigneten Informationen meist schwierig zu sammeln und zu fixieren sind. Für die Beurteilung des Effektes orthopädischer Therapie sind sie aber unerläßlich. Die Informationen können nie hochwertig genug sein. Fehlende apparative Mittel sollen den Gehalt der Informationen nicht beeinträchtigen. Der gute Orthopäde ergänzt und vervollständigt, sichert evtl. auch seine persönlichen Informationen durch solche, welche sich mit technischen Hilfsmitteln erarbeiten lassen, aber er überläßt seine eigene Informationstätigkeit nicht dem ärztlichen Hilfspersonal.

Datenbanken: Die große Speicherkapazität der magnetischen Datenträger hat die Errichtung umfangreicher Datenbanken möglich gemacht, die per Computer ausgewertet werden können. Der große Vorteil der auf diese Weise erfaßten medizinischen Informationen liegt darin, daß sie rasch mit dem Computer nach verschiedenen Kriterien geordnet werden können. Datenbanken sind ein sehr mächtiges Instrument zur Ermittlung komplexer Sachverhalte. Sie ersetzen aber die traditionelle Krankengeschichte nicht.

Die Informationen werden in den Datenbanken im allgemeinen codiert gespeichert. Aus technischen Gründen verwendet man für die Verschlüsselung der Diagnose einen allgemein anerkannten Code, vor allem den ICD-Code der WHO (in der Schweiz ist der VESKA-Code eine Untermenge des ICD-Codes), der für die orthopädischen Belange angepaßt wurde.

Bei der Abspeicherung von erhobenen Befunden wird man eine geeignete Skalierung anwenden.

- Nominalskala: Verschiedenen qualitativen Eigenschaften werden passende Zahlen zugeordnet (z. B. männlich = 0, weiblich = 1; Operationstechnik A = 1, B = 2, nicht bekannt = 0). Durch diese Zuordnung wird keinerlei Rangfolge bestimmt. Spezialfall: binäre Skala: nicht vorhanden = 0, vorhanden = 1.
- Ordinalskala: Ordnung der Größe oder der zunehmenden Bedeutung nach, d. h. in einer bestimmten Rangfolge. Der Unterschied von Rang zu Rang ist nicht festgelegt (z. B. CATTERALL-Gruppen 1 bis 4).
- Intervall- und Rationalskala: Zuordnung einer reellen Zahl zu einem Meßergebnis (z. B. Gewicht, Länge).

Nominal- und Ordinalskalen liefern diskrete Werte. Zur statistischen Auswertung sind nichtparametrische Verfahren, meist Rangtests, anzuwenden. Die in der orthopädischen Literatur oft anzutreffenden Nominal- und Ordinalskalierungen sind i. allg. nicht standardisiert, das heißt, daß sie jeweils exakt zu erklären sind.

Interpretation

Die *Interpretation* der gesammelten Informationen, d. h. die Beurteilung, das Stellen der Diagnose usw., ist von der eigentlichen Dokumentation zu unterscheiden. In diesem Buch werden vorwiegend Anregungen für das Sammeln von Informationen und die Grundlagen für die Dokumentation gegeben, daneben aber nur gelegentlich Anhaltspunkte für die Interpretation. Diese selbst würde den gesteckten Rahmen überschreiten.

3. Allgemeine Untersuchung des Patienten

Am Anfang der ärztlichen Tätigkeit steht die Kontaktnahme zwischen Arzt und Patient. Es folgt die Erhebung der Anamnese. Hierauf werden Befunde (normal/pathologisch) erhoben und registriert. Diese müssen exakt erfaßt und niedergelegt werden (Dokumentation) und immer mit dem wirklichen Verhalten des Patienten übereinstimmen. Die Interpretation der Befunde ist schon höhere ärztliche Kunst. Sie kann nicht immer richtig sein; nach Erhebung ergänzender Befunde muß sie evtl. geändert werden, sie wird wohl auch einmal zu keinem befriedigenden Ergebnis führen. Eine Fehlinterpretation kann jedem passieren, die Erhebung eines falschen Befundes ist dagegen ein Fehler.

Instrumentarium des Orthopäden

a) Meßband: nicht dehnbares, ca. 2 cm breites Schneidermeßband;
b) Winkelmesser: groß für die großen Gelenke, klein für Finger und Handgelenke, dazu kleiner Taschenwinkelmesser für Röntgenbilder. Die Skala soll in Grade eingeteilt sein;
c) Neigungsmesser (Inklinometer) und Senkblei;
d) Sicherheitsnadel, Nadelrad;
e) Taschenlampe, Otoskop, Ophthalmoskop;
f) Stethoskop;
g) Perkussionshammer.

Erfragen der aktuellen Beschwerden

Der Patient des Orthopäden kommt meist wegen Schmerzen, aber auch wegen Funktionsstörungen ohne Schmerzen zur Untersuchung. Die spontanen Angaben sind oft ungenau, sie müssen durch eingehendes Befragen präzisiert werden.

Beschwerden

a) Lokalisation?
b) Charakter?
c) Beginn, Dauer, verstärkt durch welche Umstände (z. B. Rücken: Stehen, Gehen, Liegen, Sitzen, Bücken, Lastenheben usw.)?

Neben den Hauptbeschwerden auch nach kleinen Nebenbeschwerden und Begleitsymptomen fragen, ebenso nach Allgemeinsymptomen (Fieber, Müdigkeit, Gewichtsabnahme usw.)!

Schmerzanalyse

Schmerz ist eine subjektive Empfindung und damit von der psychischen Situation des Patienten abhängig. Akuter Schmerz ist eine Schutzfunktion: Schmerz wird gemieden! Wandelt sich diese akute Empfindung in eine langdauernde, ständig wiederkehrende und quälende, entgleitet dieser chronisch gewordene Schmerz der rein sinnesphysiologischen Bedeutung.

Die Beteiligung der Psyche beeinflußt die Schmerzwahrnehmung in qualitativer und quantitativer Hinsicht erheblich, es kommt zur „Schmerzkrankheit" mit mannigfachen somatopsychischen und psychosomatischen Verknüpfungen. Die Schmerztoleranz kann dadurch erheblich beeinträchtigt werden. Im orthopädischen Bereich ist diese Umwandlung häufig und muß erkannt werden.

Die Aufgabe der Schmerzanalyse ist die Differenzierung zwischen eigentlichen organisch bedingten Schmerzen und psychisch bedingter Schmerzintoleranz. Diese ist charakterisiert durch die subjektive Einordnung von zahlreichen Mißempfindungen als „Schmerz" sowie ein auffälliges Fehlen der Unterscheidungsfähigkeit von qualitativ und quantitativ verschiedenen Reizempfindungen. Diese „Panalgesie", das „tutto fa male"-Syndrom gehört in die psychosomatische Problematik bis hin zur neurotischen Fehlverarbeitung. Der Orthopäde muß sich davor hüten, akute und chronische, organisch bedingte Schmerzen mit diesen hartnäckigen, psychisch beeinflußten „Schmerz"syndromen zu verwechseln! Er kann damit sich und dem Patienten nutzlose Therapien und Operationen ersparen. Dies gilt besonders für die zahlreichen Vertebralsyndrome, die sehr leicht in psychosomatisch gefärbte Beschwerden übergehen.

a) Lokalisation: scharf und umschrieben lokalisiert, schwer zu lokalisieren, diffus, Ausstrahlung wohin?

b) Zeitpunkt des Auftretens: abhängig von bestimmten Bewegungen, bestimmter funktioneller Beanspruchung? Rasch oder allmählich auftretend/verschwindend, oder erst am Abend? Wie oft tritt der Schmerz auf: pro Tag, pro Woche oder nur pro Monat?

c) Charakter des Schmerzes: stechend, brennend, klemmend, schneidend, ziehend, dumpf, ermüdend usw.; akut, chronisch, intermittierend? Ist er erträglich, unerträglich, zermürbend?

d) Dauer des Schmerzes: kurz dauernd, Minuten, Stunden, Tage? Allmählich oder rasch verschwindend? (Für viele Patienten bedeutet „immer Schmerzen" sowohl einen permanenten Schmerz wie auch einen, der auf irgend eine Weise immer wieder ausgelöst werden kann, sogar mit Intervallen von Wochen!)

e) Schmerzfreies Intervall: Man vergesse nicht, auch das Fehlen von Schmerzen zu erfragen! Sowohl der Patient wie der Arzt sucht zunächst den Schmerz, nicht sein Fehlen.

f) Beeinflußbarkeit der Beschwerden: aktiviert durch Stellungs- oder Haltungswechsel, Belastung, durch eine bestimmte Bewegung, immer oder gelegentlich? Husten, Niesen, Defäkation, Miktion? Zusammenhang mit atmosphärischem Geschehen, Menstruation usw.? Erleichterung durch Ruhe, Wärme, Medikamente? Nachtschmerz, Ruheschmerz, Funktionsschmerz, Anlaufschmerz?

g) Achte auch auf andere Schmerzlokalisationen und -arten beim gleichen Patienten!

h) Bedeutung der Schmerzempfindung für den Patienten: Hat er Angst vor dem Schmerz? Fürchtet er, der Schmerz weise auf eine schwere, tödliche Erkrankung hin (Krebsangst)? Ist die Funktion schmerzbedingt gehemmt?

Erhebung der Anamnese

Die Erhebung der Anamnese dient auch dem menschlichen Kontakt, sie soll zu gegenseitigem Vertrauen und Verstehen führen. Schockierende Fragen sind zu vermeiden, und die Anamnese ist unter Umständen später zu vervollständigen.

Familienanamnese

a) Gesundheitszustand evtl. Todesursache der Blutsverwandten?
b) Infektionskrankheiten, Tuberkulose, Lues, Poliomyelitis, Tonsillitis usw.?
c) Gelenkrheumatismus, Gicht, Hämophilie usw.?
d) Konstitutionskrankheiten, angeborene Mißbildungen (auch abortive Formen), Kleinwuchs, Blutsverwandtschaft, Diabetes, „Nervenkrankheiten", Psychosen usw.? Bei Hüftluxationsverdacht ist z. B. die Herkunft aus bekannten Luxationsgebieten besonders zu erfragen.
e) Familiäre Verhältnisse, soziale Stellung, Beruf und Tätigkeit, Wechsel des Berufs sind oft sehr aufschlußreich.

Persönliche Anamnese

a) Allgemeine Entwicklung und Gesundheitszustand?
b) Verlauf von pränataler Entwicklung, Geburt, postnataler Entwicklung?
c) Übersicht über Krankheiten, Unfälle, Operationen. Zeit und Ort der Behandlung, Dauer, Schwere, Komplikationen und Folgen sind anzugeben. Die Zuverlässigkeit der Angaben soll geschätzt werden. Unfälle: Wie, wann, wo, warum? Der Unfallhergang ist für die Beurteilung oft sehr aufschlußreich. Die Aussagen sind mit dem aktenmäßigen Verlauf zu vergleichen.
d) Gewohnheiten: Alkohol-Tabak-Konsum, Medikamentengebrauch?
e) Bei Frauen: Menarche, Menstruation, Menopause, Schwangerschaften, Geburten?
f) Deformationen: Charakter, in Verbindung mit Schmerz, Schwellung, Entzündung, Versteifung, Kontraktur? Wer hat wann die ersten Symptome bemerkt? Auftreten in Zusammenhang mit anderen Erkrankungen, mit Unfall? Rasch oder langsam? Bisherige Entwicklung, Zu- oder Abnahme? Ausmaß der funktionellen Störung? Wird die Deformation funktionell kompensiert?

Systematische Untersuchung des Patienten

Auch unter klinischen Verhältnissen ist eine kursorische Voruntersuchung oft der Schlüssel für die gezielte Erhebung der Anamnese. In der täglichen Praxis sind nicht alle Befunde von gleicher Wichtigkeit. Eine gewisse Systematik, z. B. Untersuchung von Kopf bis Fuß, erleichtert die Arbeit. Der Patient ist vollständig entkleidet, unter guten Licht- und Platzbedingungen, zu untersuchen. Positive Befunde sind gemäß dem Untersuchungsschema zu notieren, negative nur dann, wenn sie für Diagnose und Beurteilung (auch des späteren Verlaufs) wichtig sind. Folgende Reihenfolge hat sich bewährt:

1. Inspektion,
2. Palpation,
3. Perkussion,
4. Auskultation,
5. funktionelle Untersuchung.

Alter des Patienten, Geschlecht, scheinbares Alter, Körperbautypus, Allgemeinzustand, Ernährungszustand

Hat der Patient während der Untersuchung Beschwerden, Schmerzen? Ist er akut oder chronisch krank? Körpertemperatur? Vermeidet er bestimmte Bewegungen? Wie ist sein psychischer Zustand, sein Rapport mit dem Untersucher? Wie beantwortet er Fragen? Wie ist seine Glaubwürdigkeit?

Kopf

Form, Haare, Haut; Deformierungen.

a) Augen: Augenmuskeln, Pupillenreflexe, Brauen; Exophthalmus.
b) Ohren: äußerer Gehörgang, Trommelfell; Eiter.
c) Nase: Nebenhöhlen; Obstruktion, Eiterung.
d) Mund: Zähne, Zunge, Gaumen, Schleimhaut, Tonsillen; Rachen, Kiefer- und Biß-anomalien.

Haut

Gesicht, Hals, Stamm, Extremitäten; Fisteln, Narben, subkutane Hämorrhagien, Petechien, Infektionen, Nävi, Café-au-lait-Flecken, Tumoren. Hautdurchblutung und -temperatur. Gefäßzeichnung. Behaarung.

Hals

Lymphknoten, Schilddrüse, M. sternocleidomastoideus, Trachea.

Thorax

Form, Symmetrie, Brüste, Atemexkursion, Deformitäten.

Herz, Gefäße

Perkussion und Auskultation, Spitzenstoß (Situs inversus!), Puls, Blutdruck, Arterienpuls, Venen.

Lungen

Respiration, Exspirationsbreite, Brustumfang bei In- und Exspiration, unter Umständen jede Seite einzeln: Dornfortsatz – Sternummitte. Perkussion und Auskultation.

Abdomen

Typus, Narben, Muskelstärke, Weichheit der Bauchdecken, Asymmetrie der Muskelstärke links-rechts, oben-unten. Fettpolster, Hernien und Bruchpforten, Leber-, Milz-, Nierenpalpation. Pulsationen. Gefäßzeichnung. Bauchdeckenreflex.

Männliche Genitalien

Urethra, Prostata, Hoden; Entwicklung und Größe von Hoden und Penis; Behaarung.

Weibliche Genitalien

Äußere Genitalien, Behaarung, Uterus und Adnexe.

Rektalbefund

Kot, Hämorrhoiden, Form und Konsistenz der Prostata, Stellung, Mobilität und Rigidität des Steißbeines. Sphinktertonus, M. levator ani.

Lymphknoten

Allgemein, regional vergrößert.

Orthopädische Untersuchung

(s. S. 62ff). Die Inspektion ist sehr wichtig, besonders zu beachten sind:

a) Gebrauch des Körpers, der Extremitäten, Gang,
b) Hautfarbe (Akrozyanose usw.), Hautfalten, abnorme Hautmarken, Venen,
c) Narben,
d) Fisteln,
e) Längenunterschiede, Verhältnis der Extremitätenlänge zum Körper, der Ober- zur Unterlänge,
f) Atrophie der Weichteile,
g) Deformitäten,
h) genaue reproduzierbare Maße (Länge, Umfang usw.),
i) genaue Ausmaße der Gelenkbewegung, aktiv (durch Patienten allein) und passiv (durch Arzt). Schmerzen bei Bewegung, in Extremstellung, in Zwischenstellungen (s. spezielle Schemata S. 68ff),
k) funktionelle Untersuchungen, z. B. Ganguntersuchung, Haltungsbeurteilung (Sitz-, Stehhaltung), Kraftmessungen (Hand, Finger) usw.

Neurologische Untersuchung

a) *Reflexe:* – Fremdreflexe: Bauchmuskelreflex, Kremasterreflex.
 – Sehnenreflexe: (Bezeichnung $+$ = schwach, $+ +$ = lebhaft, $+ + +$ = übersteigert, K = Klonus).
 Obere Extremitäten: Bizepsreflex, Trizepsreflex, Handgelenksreflex.
 Untere Extremitäten: Patellarsehnenreflex (liegend, sitzend), Achillessehnenreflex (liegend, sitzend, kniend), Musculus-tensor-fasciae-latae-Reflex (bei Spastizität).
 – Pathologische Reflexe: Babinski-Reflex, Klonus (Patellarklonus, Achillessehnenklonus; dauernd, sich erschöpfend?).

b) *Sensibilität:* Störung entsprechend einem Dermatom oder dem Ausbreitungsgebiet eines Hautnerven?
   - Hyperästhesie, Hypästhesie,
   - Hyperalgesie, Hypalgesie,
   - Vibrationssinn,
   - Heiß- und Kaltempfindung,
   - Propriozeptivität (Stellungs- und Bewegungsempfindung),
   - Parästhesien.
c) *Tremor:* grob- oder feinschlägig?
d) *Bewegungen:* choreatisch, athetotisch, verlangsamt?
e) *Ataxie:* Romberg-Zeichen, Positionsversuche?
f) *Gang:* Hinken, Lähmung, Ataxie, Spastik?

Beurteilung und persönlicher Eindruck

Am Schluß der direkten Krankenuntersuchung ist immer eine *Vermutungs- oder Verdachtsdiagnose* zu stellen. Kommen mehrere Diagnosen in Betracht, sind sie nach ihrer Wahrscheinlichkeit und Wichtigkeit (z. B. für die vorgesehene Behandlung) zu ordnen. Bei jedem Patienten soll man zu einem diagnostischen Ergebnis kommen, bevor Labor- und weitere Untersuchungen angeordnet werden. Eine Entscheidung zu treffen (sei sie nun richtig oder so, daß sie später korrigiert werden muß), ist eine gute Übung und führt zur (Selbst-)Disziplin.

Die Aufgliederung des Befundes in verschiedene Problemkreise hat sich in mancher Hinsicht bewährt (problemorientierte Untersuchung). Die Unterscheidung von unterschiedlichen Problemen, die dem Patienten zu schaffen machen, erleichtert sowohl dem Arzt wie dem Patienten die Übersicht; manche Probleme liegen außerhalb der Wirkungsmöglichkeit des Orthopäden, beeinflussen aber die Therapie, und müssen deshalb bewußt gemacht werden. In Gutachten erleichtert die Aufschlüsselung der verschiedenen Probleme die Beurteilung.

Weitere Untersuchungen

Erst nachdem eine wahrscheinliche oder Verdachtsdiagnose gestellt ist, kann entschieden werden, welche Laborbefunde und welche Spezialuntersuchungen gemacht werden müssen. Es sind zu unterscheiden

- Untersuchungen, die zur Präzisierung und Sicherung der Diagnose notwendig sind, von
- Untersuchungen, die für die spätere Erfolgsbeurteilung nützlich oder sogar unentbehrlich sind, und von solchen, welche
- von wissenschaftlichem oder sogar nur persönlichem Wert sind!

Spezialuntersuchungen

a) Röntgen, Computertomogramm, Szintigraphie, Ultraschalluntersuchung,
b) Laboruntersuchungen,
c) physikalische, elektrische (u. a.) Untersuchungen,
d) funktionelle Untersuchungen,
e) Arthroskopie, Probebiopsie,
f) konsiliarische Untersuchung: Neurologie, Rheumatologie, Psychiatrie, innere Medizin usw.

Therapieplan

Erst wenn die Diagnose gestellt ist, kann die Therapie festgelegt werden. Auch aufgrund einer nur vermuteten Diagnose kann unter Umständen eine Therapie durchgeführt werden, die ex juvantibus die Diagnose stützt oder verwirft. Oft verstreicht bis zur genauen Abklärung viel Zeit, und die inzwischen durchgeführte, wahrscheinlich richtige Therapie hat schon zu einer weitgehenden Besserung geführt.

4. Wachstum und Reife

Das Aufstellen eines Therapieplanes für die orthopädische Behandlung erfordert oft die Berücksichtigung von Wachstum und Reife der Patienten. Neben der Feststellung von Abweichungen von der Sollkörperlänge (Minder- oder Mehrwuchs) und vom Sollgewicht (entsprechend der aktuellen Körperlänge) kommt dem Festlegen der wichtigsten Körperproportionen, z. B. für die Erkennung der enchondralen Dysostosen und der puberalen Wachstumsvarianten, Bedeutung zu. Insbesondere ist der Proportion von Wirbelsäulenlänge zu Gesamtlänge, Oberschenkel- zu Unterschenkellänge, Oberarm- zu Unterarmlänge, der Fuß- und Handlänge, der Fuß- und Handbreite, der Körperbreite, aber ebenso der Brustumfangmessung (In- und Exspiration) sowie der Atemfunktion (besonders Vitalkapazität) Aufmerksamkeit zu schenken.

Statistische Grundlagen des Normbegriffes

Der Begriff des Normalen ist der Statistik entlehnt. Wird z. B. die Körpergröße von Knaben und Mädchen eines bestimmten Alters festgestellt, so erhält man Einzelwerte, die um einen mittleren Wert streuen. Diese Einzelwerte sind nach einem bestimmten Verteilungsmodus angeordnet, z. B. der „Normalverteilung". Dann scharen sie sich ± gleichmäßig um den (arithmetischen) Mittelwert x̄ oder den arithmetischen Durchschnittswert. Eine Maßzahl für die mehr oder weniger breite Verteilung der Werte bildet die Standardabweichung oder Streuung s oder die Varianz s^2. Diese Verteilung kann durch die sogenannte Gaußsche Kurve angenähert werden. Rechnerisch läßt sich ermitteln, zwischen welchen Grenzwerten ein bestimmter Anteil aller Einzelwerte zu finden ist, ebenso läßt sich feststellen, wieviel Prozent aller Einzelwerte unter- bzw. oberhalb eines bestimmten Meßwertes liegen. Die *Perzentil*darstellung gibt diejenigen Meßwerte an, unterhalb denen ein bestimmter Prozentsatz der Einzelwerte liegt; z. B. liegen unterhalb P_{10} (Perzentil 10) 10% aller

Einzelwerte, unterhalb P_{90} aber 90%, so daß zwischen P_{10} und P_{90} demnach 80% aller Werte liegen. Diese Grenzen werden als *Bereichsgrenzen* bezeichnet. P_{50} ergibt den Durchschnittswert. Bei Untersuchung biologischer Objekte findet man immer eine mehr oder weniger große Streuung der Einzelbeobachtungen. Konventionsgemäß wird auf medizinisch-biologischem Gebiet als „Normalbereich" der Bereich zwischen $P_{2,5}$ und $P_{97,5}$ bezeichnet, der 95% aller Einzelwerte umfaßt. Der Normalbereich der Normalverteilung entspricht ungefähr den Grenzen $\bar{x} \pm 2\,s$. Aus dieser Definition geht hervor, daß der Normalbereich im allgemeinen ziemlich groß ist. Er darf nicht mit dem Begriffspaar „gesund-pathologisch" verwechselt werden!
Mit dem statistischen Normbegriff und seinen Bereichsgrenzen kann der Arzt oft nicht viel anfangen. Er kann z. B. beurteilen, ob sich ein Individuum in bezug auf Körpergröße oder dgl. innerhalb des Rahmens, der durch die Norm des Kollektivs gebildet wird, befindet oder ob es sich davon unterscheidet. Ihn interessiert aber mehr, ob dieses Individuum aus krankhaften Gründen „aus dem Rahmen fällt", und zwar aus welchen krankhaften Gründen. Das Abnormale kann demnach Ausdruck eines krankhaften Geschehens sein. Umgekehrt bedeutet aber der Umstand, daß die Meßwerte innerhalb des Normalbereichs liegen, nicht, daß das Individuum gesund ist. Es ist zweckmäßig, daß sich der Arzt über die – für seine Gesichtspunkte – beschränkte Bedeutung des Normbegriffes Rechenschaft gibt und erkennt, daß Abweichungen von der Norm wohl auf krankhaftes Geschehen hindeuten, daß aber ein Normalwert noch lange nicht „gesund" bedeutet. Hier beginnen dann die Kunst, der klinische Blick und die Erfahrung des guten Arztes.

Längenentwicklung

Die Körperlänge ist ein augenfälliges Maß der körperlichen Entwicklung und gleichzeitig dasjenige, welches wohl am einfachsten zu bestimmen ist. Die durchschnittliche Körpergröße mit den Standardabweichungen ist für Mädchen und Knaben getrennt bestimmt worden. In den Abb. 1, 2 und 4 sind die Perzentilwerte (z. B. P_5, P_{25} und P_{75}, P_{95}) angegeben. Werte außerhalb dieser Grenzen (die einer Abweichung von rund $\pm 20\%$ des Durchschnittswertes entsprechen) werden als Kleinwuchs bzw. Großwuchs bezeichnet. Erst bei Längen über oder unter $\pm 40\%$ sprechen wir von Zwerg- bzw. Riesenwuchs.

Gesamtkörperlänge

Messungen im aufrechten Stehen an der Wand, wobei die Fersen die Wand berühren, wenn möglich auch der Kopf. Nasenspitze auf Höhe des äußeren Gehörganges (Abb. 1 a, b). Bei schwerer Deformation der Wirbelsäule (Skoliose, Kyphose) ist die Körperlänge reduziert. Die Sollänge wird erhalten aus der Spannweite der Arme (von Fingerspitze zu Fingerspitze gemessen) nach der Formel

$$\text{Sollkörperlänge} = (1,03 \pm 0,02) \times \text{Spannweite.}$$

Stammlänge (= oberes Segment, HEIMENDINGER 1964)

Das beste Maß ist die Sitzhöhe, gemessen im Sitzen, z. B. auf einem ebenen, harten, 50 cm hohen Stuhl (Tab. 1, Abb. 2 a, b).

Unterlänge

Am Patienten als Symphysenhöhe bestimmt: Höhe des oberen Symphysenrandes vom Boden. Die Differenz Gesamtgröße-Sitzhöhe weicht nur wenig davon ab. Die Proportionen sind aus Abb. 3 zu ersehen. (Das Messen der Distanz zwischen Spina iliaca anterior

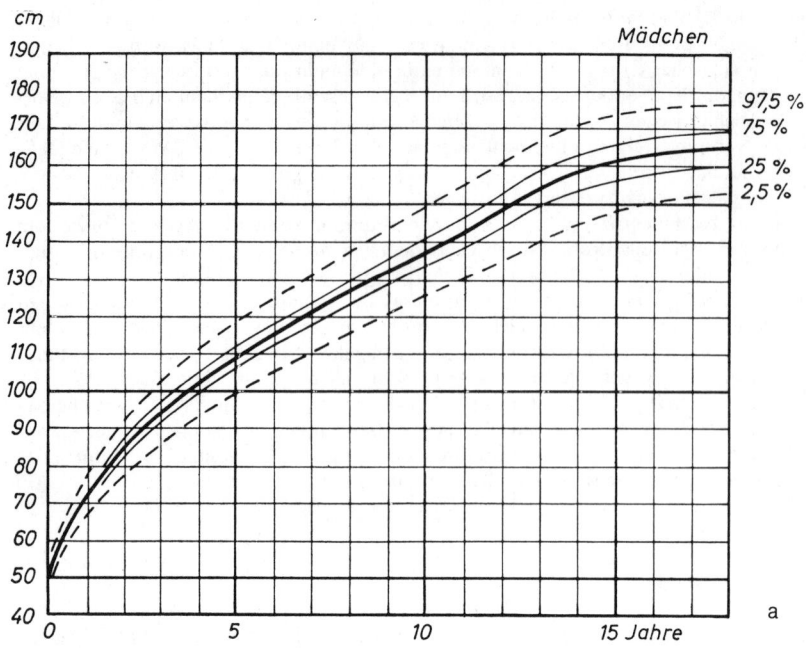

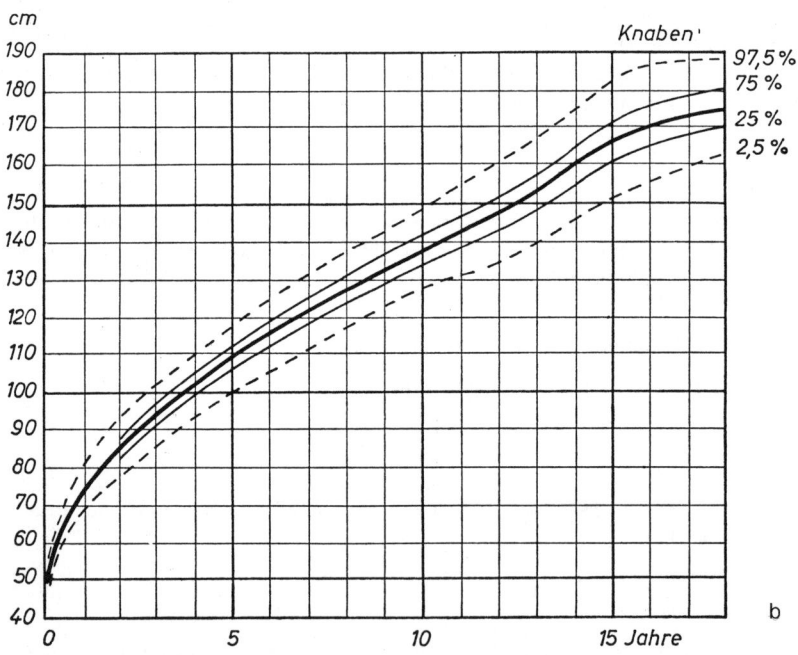

Abb. 1 a–b   Die Körperlänge bei Knaben und Mädchen. Neben dem Mittelwert sind die Perzentile 25% und 75%, bzw. 2,5% und 97,5% (gestrichelt) eingezeichnet (nach *Heimendinger*).

Tabelle 1   Abweichungen von der normalen Körperproportion

Quotient $\dfrac{\text{Sitzhöhe}}{\text{unteres Segment}}$ zu groß (infantil, zu kurze Extremitäten):
Chondrodystrophie,
Hypothyreose,
mongoloide Idiotie.

Quotient zu klein:
Eunuchoidismus,
Arachnodaktylie.

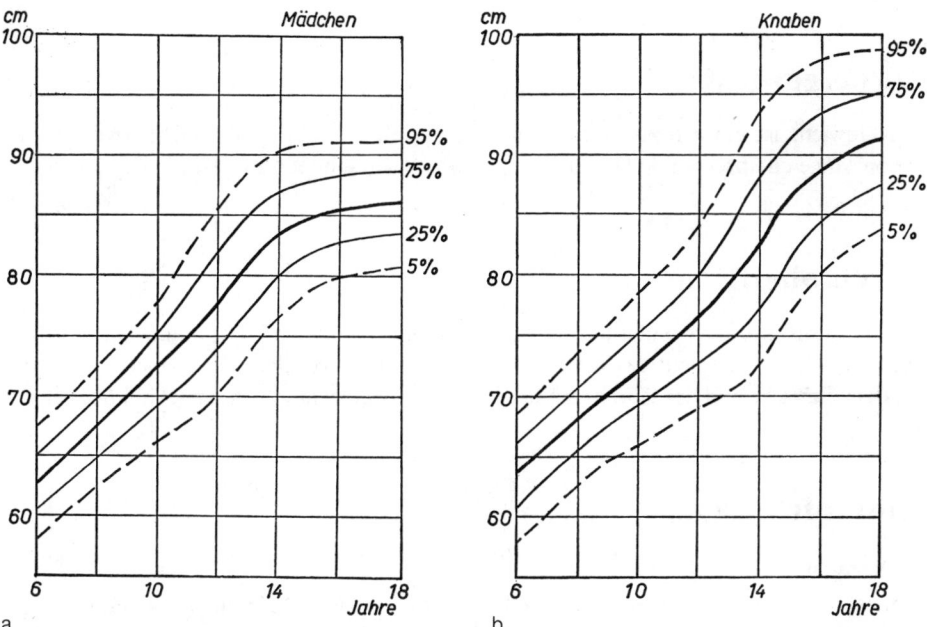

a   b

Abb. 2a–b   Sitzhöhe bei Mädchen und Knaben (nach *Andersen, Wang, Green*).

Abb. 3   Die Entwicklung der Proportion Sitzhöhe : Körperlänge. Sitzhöhe in Prozent der Körperlänge (nach *Heimendinger*).

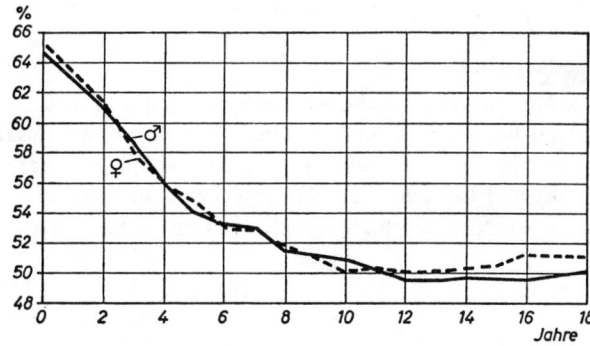

superior und Malleolus externus bzw. Nabel und Malleolus internus ergibt die akutelle bzw. scheinbare Beinlänge; für Proportionsmessungen ist dieses Maß nicht geeignet.)

Oberschenkel- und Unterschenkellänge

Für Proportionsmessungen kann die Körperlänge im Knien gemessen werden. Die Differenz zur Gesamtlänge ergibt die Unterschenkellänge; wird die Unterschenkellänge von der Unterlänge abgezogen, erhalten wir ein Maß für die Oberschenkellänge. (Die Messung der Oberschenkellänge als Distanz Trochanterspitze zum lateralen Kniegelenksspalt und der Unterschenkellänge vom lateralen Kniegelenksspalt bis zur Spitze des Malleolus lateralis wird weniger zu Proportionsbestimmungen verwendet.)

Körpergewicht

Das Gewicht ist einfach zu bestimmen (ohne Kleider!). Als Sollgewicht wird das der Körperlänge entsprechende Durchschnittsgewicht bezeichnet (Abb. 4 a, b).

Körperoberfläche

Eine ganze Reihe physiologischer Größen, wie Kalorienbedarf, Grundumsatz, Vitalkapazität usw., sind eng mit der Körperoberfläche korreliert. Die Körperoberfläche kann aus dem Gewicht und der Körpergröße approximativ errechnet werden (Abb. 6 a, b).

Lungenfunktion

Brustumfang

Gemessen oberhalb der Mamillae. Die Exspirationsbreite (Differenz zwischen Ein- und Ausatmung) gibt einen Anhaltspunkt für die Tätigkeit der Thoraxmuskulatur, z. B. bei poliomyelitischer Lähmung, oder der Elastizität des knöchernen Thorax (Morbus Bechterew, Emphysem). Eine Seitendifferenz rechts-links ist für die funktionelle Bewertung von Skoliosen wertvoll.

Vitalkapazität

Die Normalwerte lassen sich beim Kind auf die Körperoberfläche oder -größe beziehen. Abweichungen von der Norm bei Lähmungen, Wirbelsäulendeformierung usw. suchen! (Abb. 5, 7). Bei Skoliosen mit einem Skoliosenwinkel über 50 Grad (nach LIPPMANN-COBB) und bei schweren Kyphosen wird die Sollkörperlänge aus der Spannweite der Arme als Bezugsgröße für die theoretische Vitalkapazität genommen (s. S. 15).

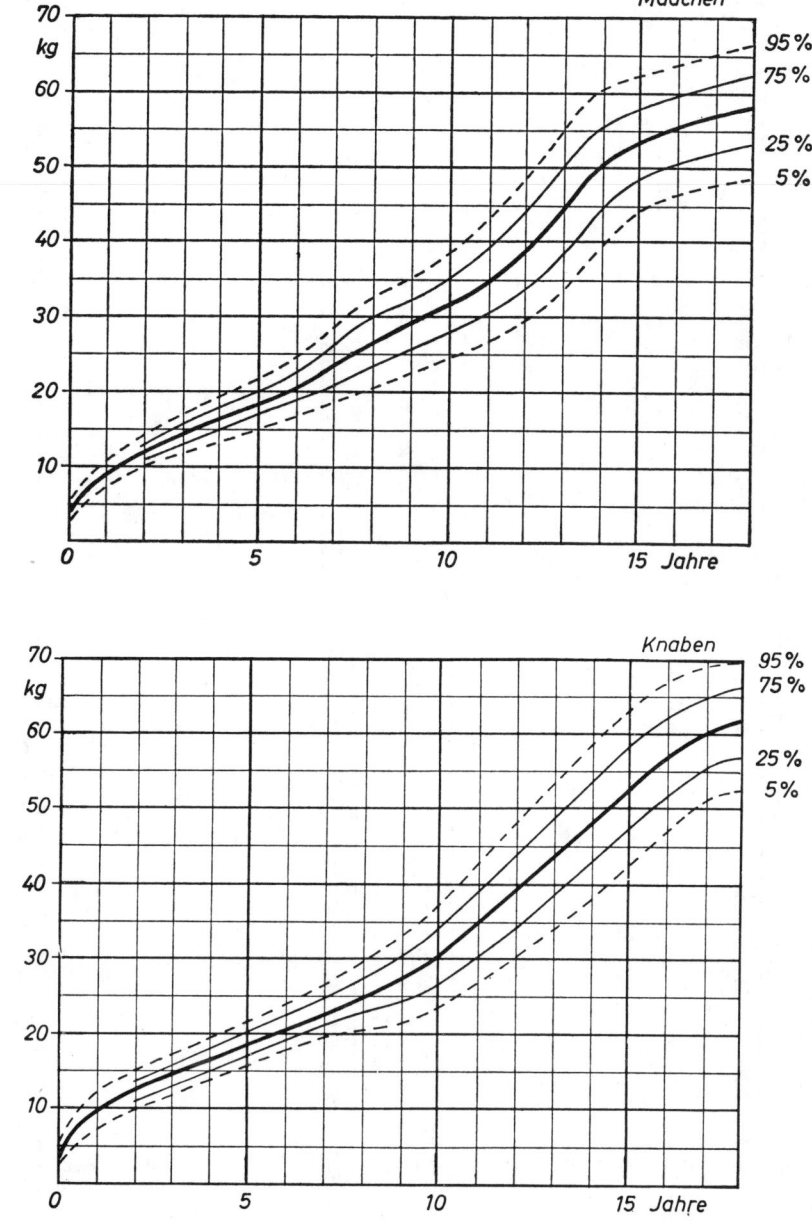

Abb. 4a–b   Das Körpergewicht während des Wachstums. Neben den Mittelwerten sind die Perzentile 25% und 75%, bzw. 5% und 95% (gestrichelt) angegeben (nach *Heimendinger*).

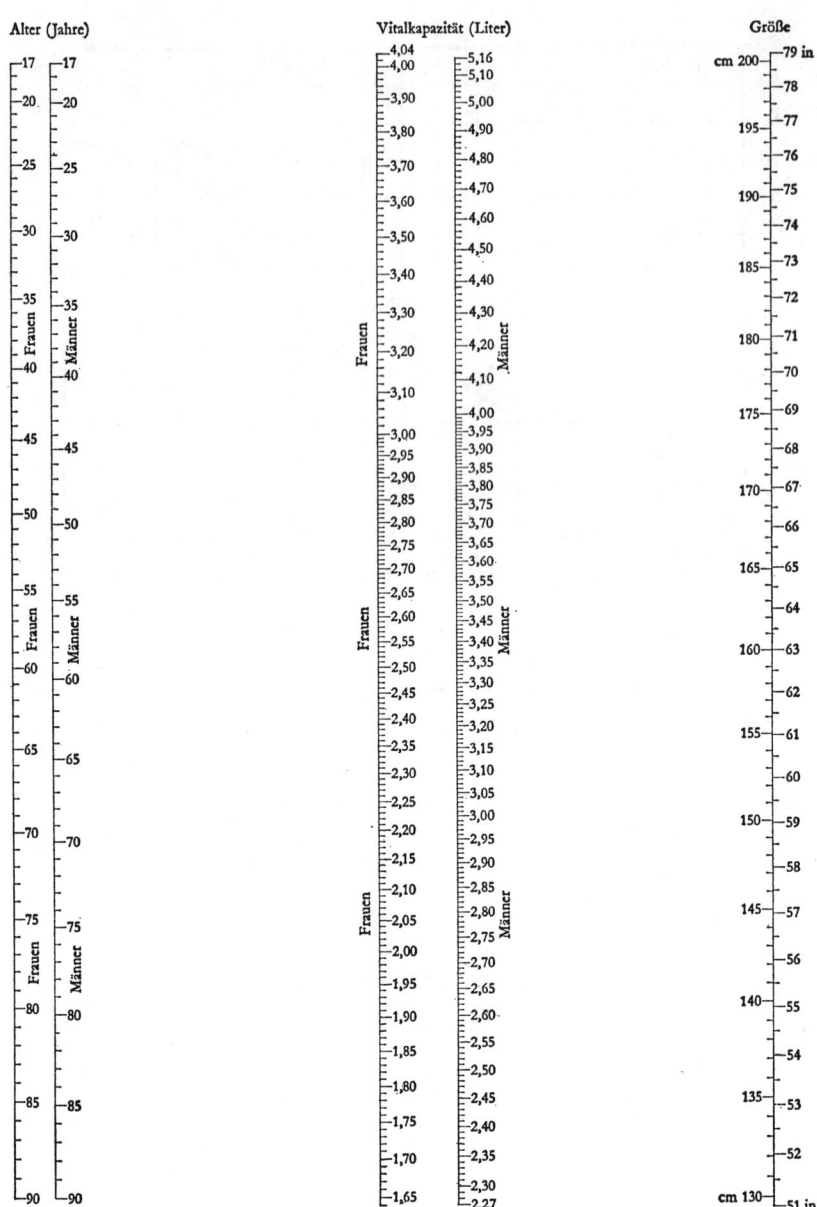

Abb. 5   Nomogramm zur Bestimmung der Vitalkapazität aus dem Alter und der Körpergröße (aus Folia medica Geigy, Basel 1960).

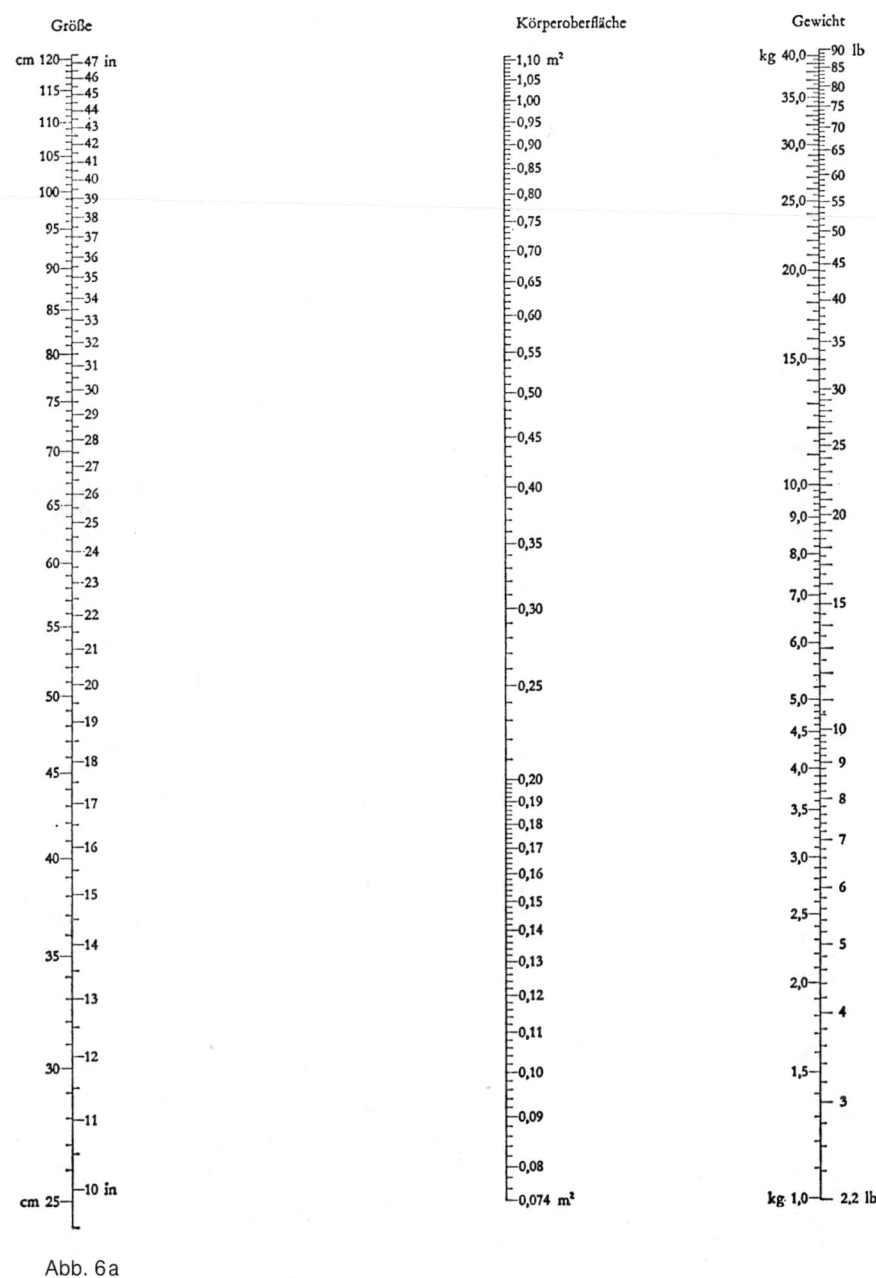

Abb. 6a

Abb. 6a–b Nomogramm zur Bestimmung der Körperoberfläche bei Kindern (Abb. 6a) und Erwachsenen (Abb. 6b). Der Schnittpunkt der Verbindungslinie zwischen Körpergröße und Gewicht mit der mittleren Geraden ergibt die Körperoberfläche (aus Folia medica, Geigy, Basel 1960).

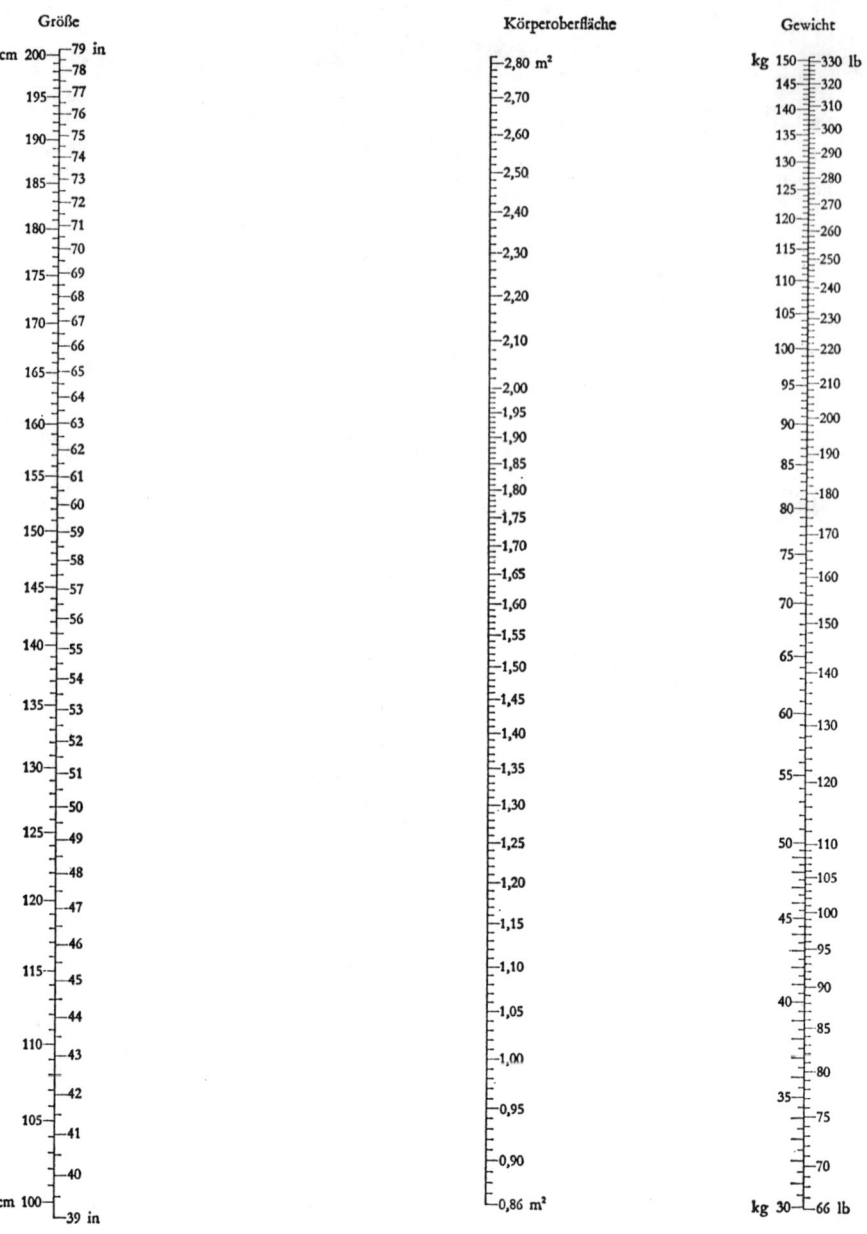

Größe   Körperoberfläche   Gewicht

Abb. 6b

Abb. 7   Vitalkapazität im Kindesalter
in Abhängigkeit von der Körpergröße
(nach *Steward* u. *Sheets*).

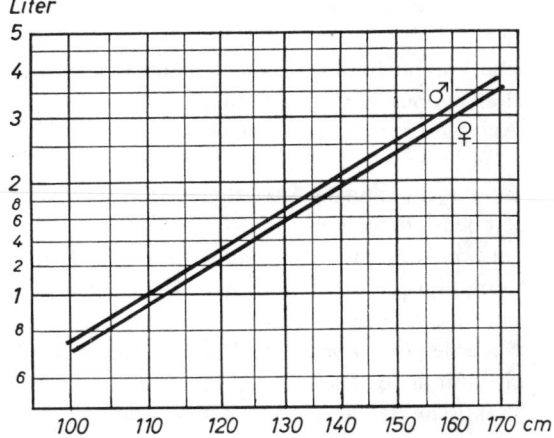

Skelettalter (Entwicklungsalter)

Das Skelett erscheint als zuverlässiger Maßstab für die Bestimmung des Entwicklungsstadiums bis zum Alter von ca. 20 Jahren. In der Prognose des Wachstums kommt ihm eine
besondere Bedeutung zu. Es sind verschiedene Kriterien zur Skelettalterbestimmung
herbeigezogen worden. Zu beachten ist, daß die Knochenentwicklung der verschiedenen
Teile des Körpers nicht unbedingt parallel geht, so daß eigentlich nur „regionale"
Altersangaben möglich sind. Aus verschiedenen Gründen hat sich die Bestimmung des
Knochenalters aufgrund der Entwicklung des linken Handskeletts eingebürgert und
bewährt. Der am weitesten verbreitete Atlas der Handskelettentwicklung ist der von
GREULICH u. PYLE (1959), auf dem auch die Voraussagen für Epiphyseodesen von GREEN
u. Mitarb. (1963), TUPMAN (1962) usw. sowie unsere Tabellen aufgebaut sind (s. a.
SCHMID u. MOLL 1960, Abb. 8). Für die Entwicklung des Fußskeletts haben HOERR, PYLE

Abb. 8   Handskelettveränderungen bei zerebralen Störungen. Bei ⅔ bis ¾ aller zere-
bral gestörten Kinder findet man Störungen,
die häufigsten sind hervorgehoben (aus
Schmidt, F., H. Moll: Atlas der normalen
pathologischen Handskelettentwicklung.
Springer, Berlin 1960).

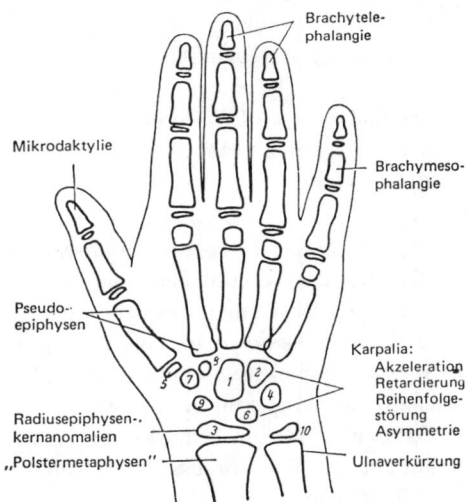

u. Francis (1962), für diejenige des Knies Pyle u. Hoerr (1969) einen Atlas veröffentlicht.

Die Verknöcherung des Skeletts beginnt im zweiten Embryonalmonat mit der Ossifikation der Klavikula und findet mit ca. 17 Jahren ($♀$) bzw. ca. 21 Jahren ($♂$) ihren Abschluß mit dem Verschmelzen der letzten Epiphysenfugen an den langen Röhrenknochen.

Beim *Fetus* kann das Skelettalter nach dem Auftreten der Knochenkerne am Gesamtskelett beurteilt werden.

Im *Säuglings-* und *Kleinkindalter* steht die Differenzierung (= Auftreten neuer Knochenkerne) für die Beurteilung der Skelettentwicklung im Vordergrund. Im *Schulalter* ist die Größe und Formentwicklung der Knochenkerne das Hauptkriterium.

Nach der *Pubertät* ist die Verschmelzung der Epiphysenlinien das wichtigste Kennzeichen für die Beurteilung des Knochenalters.

Praktische Bedeutung haben demnach:

a) Das *Auftreten der primären Ossifikationszentren:* für die Altersbestimmung von Feten verwendbar (Tab. 2).

b) Das *Auftreten der sekundären Ossifikationszentren:* Sie treten in einer gewissen Reihenfolge auf. Bis zum Alter von ca. 5 Jahren läßt sich das Skelettalter dadurch bestimmen, daß man die Knochenkerne der ganzen linken Körperseite auf dem Röntgenbild zählt. Nachteil: Der ganze Körper muß geröntgt werden (Caffey).

c) *Bestimmung des Skelettalters aufgrund des Auftretens der sekundären Ossifikationszentren und der Verschmelzung der Epiphysenlinien:* Tab. 3 gibt die notwendigen Anhaltspunkte zur Schätzung des Entwicklungsalters. Die Schätzung nach diesen Kriterien ist nicht genau.

d) *Bestimmung des Skelettalters am Röntgenbild des linken Handgelenks* an der Standardaufnahme der linken Hand: Handfläche flach auf dem Film aufliegend, Mittelfinger in der Verlängerung der Unterarmachse, Finger ganz leicht gespreizt, Daumen ca. 30 Grad abduziert. Zentraler Röntgenstrahl auf das dritte Metakarpalköpfchen zentriert, Film-Fokus-Distanz 76 cm (= 30 inches). Anhand von Standards kann das Skelettalter ziemlich genau festgelegt werden. Die Auswertung der Röntgenaufnahmen erfolgt nach dem Atlas von Greulich u. Pyle (1959). Tanner u. Mitarb. (1975) haben neue Tabellen über die Knochenreifung veröffentlicht, die einfacher zu handhaben sind (TW2-System, RUS = Radius, Ulna, short finger bones). Sie ermöglichen auch eine genauere Vorausbestimmung der Körpergröße und sind mit Vorteil zu benutzen.

e) *Voraussage des wahrscheinlichen Längenausgleichs der unteren Extremitäten bei Epiphyseodese der Tibia- und Femurepiphysen* (Abb. 9 a, b): Anhand des Skelettalters läßt sich das vermutliche Wachstum der unteren Extremitäten vorausbestimmen. Unter Berücksichtigung des verminderten Längenwuchses bei Poliogelähmten haben zunächst Green u. Andersen (1957), dann auch Tupman (1962) nach Messungen an amerikanischen bzw. englischen Kindern Tabellen aufgestellt, die die voraussichtliche Längenkorrektur bestimmen lassen. Das Skelettalter wird anhand des Atlas von Greulich-Pyle am Handskelett bestimmt. Die Werte der beiden Autoren stimmen gut überein. Die Voraussage des Längenausgleichs ist in der praktischen Anwendung befriedigend.

Tabelle 2   Auftreten der primären Ossifikationszentren beim Fetus (nach Manual of Orthopedic Surgery)

Klavikula	7.	Embryonalwoche
Humerusdiaphyse	8.	Embryonalwoche
Radiusdiaphyse	8.	Embryonalwoche
Ulnadiaphyse	8.	Embryonalwoche
Schädel	8.–10.	Embryonalwoche
Femurdiaphyse	7.– 9.	Embryonalwoche
Zervikalwirbelkörper	9.	Embryonalwoche
Thorakal-Lumbal-Wirbelkörper	10.	Embryonalwoche
Beckengürtel-Sternum	15.–30.	Embryonalwoche

Tabelle 3   Kriterien zur Bestimmung des Knochenalters von 1–20 Jahren aufgrund des Auftretens und der Verschmelzung der Epiphysenkerne (nach Manual of Orthopedic Surgery)

Geburt:	Auftreten der oberen Tibiaepiphyse, Talus, Kalkaneus, Kuboid.
1. Jahr:	Humeruskopf (6–8 Mon.), Femurkopf (4.–6. Mon.).
2. Jahr:	Patella (2.–3. Jahr), Os cuneiforme mediale und intermedium (2.–4. Jahr), distale Radius-, Tibia- und Femurepiphyse.
3. Jahr:	Kopf der Ossa metatarsalia und metacarpalia, Kopf der Fingerphalangen.
4. Jahr:	Os lunatum und Os naviculare tarsi. Trochanter major femoris.
5. Jahr:	Os scaphoideum, Os trapezium.
6. Jahr:	Radiusköpfchen, distale Ulnaepiphyse. Verschmelzung von Humeruskopf und Tuberkulum (Verschmelzung mit dem Schaft erst mit 18 J.!).
7. Jahr:	Beginn der Vereinigung von Os pubis und Os ischii, distale Ulnaepiphyse. Os trapezoideum.
8. Jahr:	Os pubis und ischii vereinigt, Auftreten der Kalkaneusapophyse
9. Jahr:	Olekranon der Ulna bei Knaben. Auftreten des Os pisiforme.
10. Jahr:	Beginn des Korakoidkernes, des oberen Pfannenrandkernes des Schultergelenkes.
11. Jahr:	Epicondylus lateralis humeri tritt auf, Os pisiforme vorhanden.
12. Jahr:	Trochanter minor femoris beginnt.
13. Jahr:	Olekranon beginnt beim Mädchen, wenn nicht schon vorhanden.
14. Jahr:	Kalkaneusapophyse verschmilzt mit Kalkaneuskörper bei Mädchen. Metakarpalköpfchen beginnen mit dem Schaft zu verwachsen (bis zum 18. Jahr).
15. Jahr:	Vereinigung von Epicondylus lateralis humeri mit Humerus. Vereinigung der Femurkopfepiphyse bei Mädchen. Akromion beginnt aufzutreten. Die diversen Apophysen des Beckens treten auf.
16. Jahr:	Azetabulum schließt sich. Verschmelzung des Olekranons.
17. Jahr:	Knaben: Vereinigung von Radiusköpfchen, Trochanter major, Femurkopfepiphyse. Mädchen: Verschmelzung der distalen Epiphysen von Radius, Tibia und Fibula.
18. Jahr:	Vereinigung von Epicondylus medialis humeri und Caput humeri mit dem Schaft. Vereinigung von Korakoid und Skapula.
19. Jahr:	Vereinigung der distalen Epiphyse von Ulna, Radius, Tibia und Fibula.
20. Jahr:	Vereinigung der distalen Femurepiphyse, Akromion, oberer Tibiaepiphyse usw.
23. Jahr:	Beckengürtel verschmilzt zu einem Knochen. Vereinigung der Rippenepiphysen zu Kopf und Tuberculum costae.
Fehler:	ca. ± 1 Jahr bis 10 Jahre, später 2–3 Jahre. Von 5–12 Jahren sind die Mädchen ca. 1 Jahr, nach 14 Jahren 2 Jahre voraus.

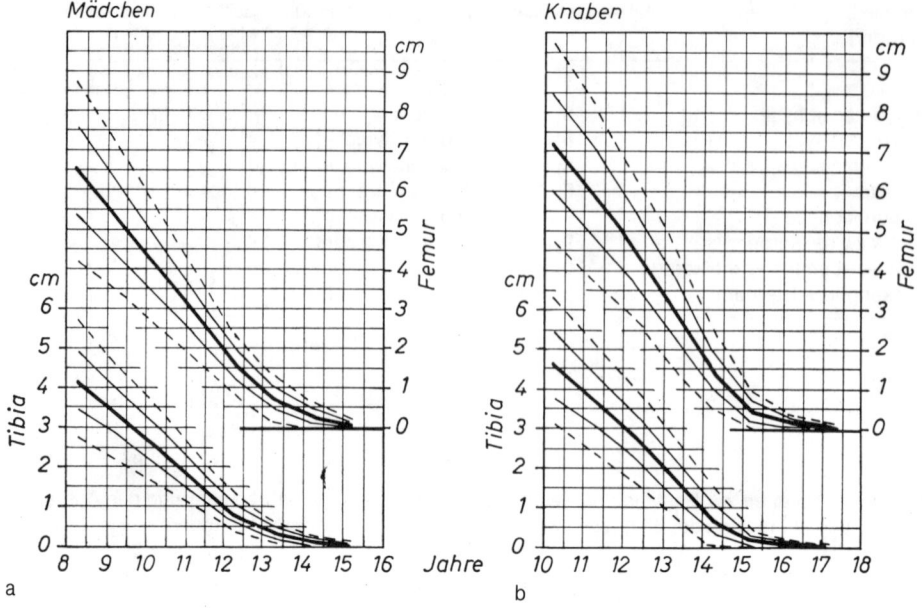

Abb. 9a–b   Restliches Wachstum der normalen knienahen Epiphysen von Tibia und Femur bei verschiedenem Entwicklungsalter (nach *Anderson, Green, Messner*).

f) *Vorausbestimmung der endgültigen Körpergröße:* Aus Längsschnittuntersuchungen haben BAYLAY u. PINAU 1952 Tabellen aufgestellt, nach denen es möglich ist, aus dem chronologischen Alter und dem Skelettalter die endgültige Größe zu errechnen. Der mittlere Fehler bei der Berechnung nach dem Skelettalter sinkt von ca. 4 cm bei 8–9jährigen auf 1 cm bei 15–17jährigen. In der graphischen Darstellung (nach TANNER, Abb. 10) sind drei Gruppen berücksichtigt: Kinder, bei denen das Skelettalter höchstens ein Jahr vom chronologischen Alter abweicht und Kinder, bei denen das Skelettalter mehr als ein Jahr nach oben oder unten vom chronologischen Alter abweicht (Vorsprung, bzw. Rückstand des Skelettalters über ein Jahr). Nach dem TW2- oder RUS-System von TANNER u. Mitarb. (1975) läßt sich die adulte Körpergröße genauer berechnen.

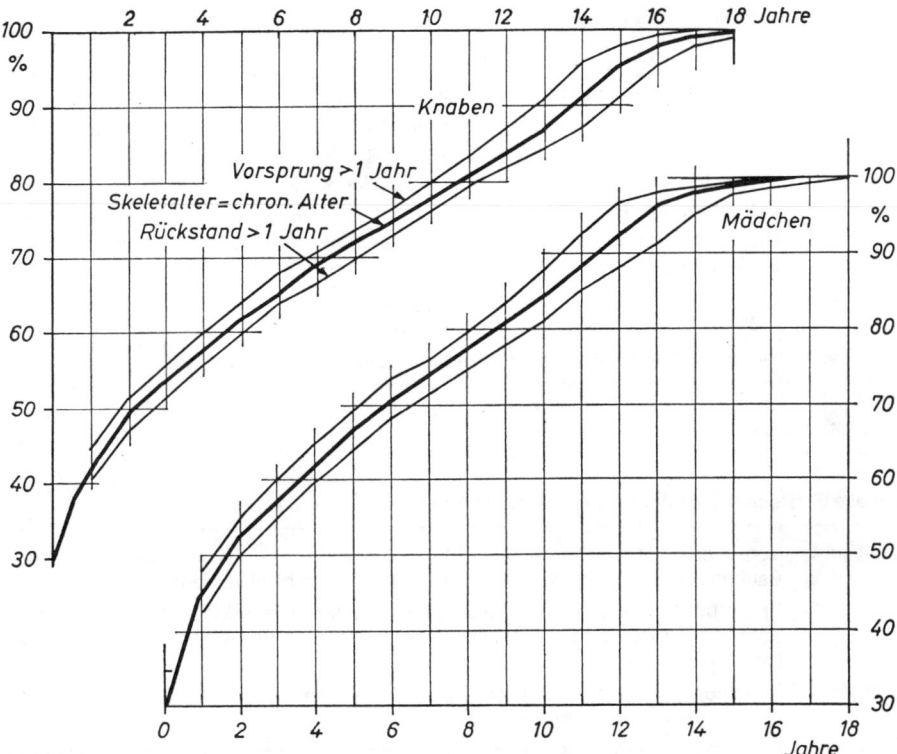

Abb. 10 Die prozentuale Körpergröße in bezug auf die Erwachsenengröße bei Knaben und Mädchen. Die zu erwartende Körpergröße kann aus der Kurve ersehen werden. Neben den Individuen mit Übereinstimmung von chronologischem und Skelettalter sind solche mit Vorsprung bzw. Verspätung der Skelettentwicklung über ein Jahr eingezeichnet. Die Fehlergrenze der Voraussage nimmt mit zunehmendem Alter ab (aus *Tanner, J. M.:* Wachstum und Reifung des Menschen. Thieme, Stuttgart 1962).

Pubertät

Vor und während der Pubertät ist das Längenwachstum beschleunigt. Für viele therapeutische Entscheidungen ist gerade diese Entwicklungsperiode wichtig, z. B. für die richtige Zeitwahl der Epiphyseodese zur Korrektur von Längenunterschieden, für die Skoliosetherapie usw. In diesem Zeitabschnitt sind weder das chronologische Alter noch die Bestimmung von Körperlänge oder Gewicht genügend charakteristisch; der wichtigste Bezugsmaßstab ist in der Pubertät das Skelettalter und die Körperreifung. Einen raschen Anhaltspunkt für die Beurteilung des Entwicklungsstadiums gibt die Geschlechtsentwicklung, die anhand einfacher Beobachtung festzustellen ist. Sie steht in einer ziemlich engen Relation zum puberalen Längenschub bei Knaben und Mädchen. Die Bestimmung der verschiedenen Stadien der Entwicklung von Skrotum, Penis, Schambehaarung und Brustentwicklung orientiert rasch über den Stand des Entwicklungszustandes (Tab. 4–6, Abb. 11–13).

Tabelle 4   Entwicklungsstadien des Genitales bei Knaben (nach *Tanner*)

Stadium 1:   Vorpubertät. Testes, Skrotum und Penis haben ungefähr die gleiche Größe und die gleichen Proportionen wie in der frühen Kindheit.

Stadium 2:   Vergrößerung von Skrotum und Testes. Die Haut des Skrotums rötet sich und verändert ihre Struktur. Keine oder geringe Vergrößerung des Penis.

Stadium 3:   Vergrößerung des Penis, zunächst häuptsächlich in der Länge. Weiteres Wachstum der Testes und des Skrotums.

Stadium 4:   Der Penis wird größer und dicker. Außerdem entwickelt sich die Glans. Weitere Vergrößerung der Testes und des Skrotums. Zunehmende Dunkelfärbung der Skrotalhaut.

Stadium 5:   Erwachsenenform und Größe des Genitales.

Dauer vom Stadium 2 bis 4: ca. 2 Jahre, von Stadium 4 bis 5 ca. 2 Jahre oder mehr.

Tabelle 5   Reifestadien der Schambehaarung für Knaben und Mädchen

Stadium 1:   Vorpubertät. Die Pubes sind nicht stärker entwickelt als die Behaarung über der Bauchhaut, das eigentliche Schamhaar ist also noch nicht vorhanden.

Stadium 2:   Spärliches Wachstum langer, leicht pigmentierter, daunenfederartiger Haare, die glatt oder leicht gelockt sind und hauptsächlich an der Peniswurzel und im Bereich der Labien erscheinen.

Stadium 3:   Behaarung beträchtlich dunkler, gröber und stärker gelockt. Das Haarfeld breitet sich spärlich über das Schamdreieck aus.

Stadium 4:   Die Behaarung ähnelt jetzt dem Erwachsenentyp, das Haarfeld ist aber noch erheblich kleiner. Keine Ausbreitung auf die mediale Fläche der Oberschenkel.

Stadium 5:   Schambehaarung wie bei Erwachsenen. Ein Haarfeld mit horizontaler oberer Begrenzung kennzeichnet den klassischen femininen Typ. Ausdehnung der Behaarung auf die mediale Fläche der Oberschenkel, aber nicht entlang der Linea alba oder über die Grundlinie des Schamdreieckes hinaus. Längere Zeit nach Erreichen des 5. Stadiums breitet sich die Schambehaarung bei 80% der Männer und 10% der Frauen weiter aus, entlang der Linea alba spitz sagittal auslaufend oder diffus.

Dauer von Stadium 2 bis 5: ca. 4 Jahre (2–6 Jahre). Ca. 2 Jahre nach Beginn des Wachstums der Schamhaare erscheint die Behaarung in der Achselhöhle (bei Stadium 4).

Tabelle 6   Entwicklungsstadien der Brust

Stadium 1:   Vorpubertät. Ausschließliches Hervortreten der Papille.

Stadium 2:   Knospenbrust: Hervortreten der Brust und der Papille als kleine halbkugelige Erhebung. Vergrößerung des Durchmessers des Warzenhofes.

Stadium 3:   Weitere Vergrößerung und Vorwölbung der Brust und des Warzenhofes ohne Trennung ihrer Konturen.

Stadium 4:   Gesonderte Vorwölbung des Warzenhofes und der Papille als eine zweite halbkugelige Erhebung über der eigentlichen Oberfläche der Brust (fehlt bei ca. ¼ der Mädchen).

Stadium 5:   Stadium der Reife. Zurückweichen des Warzenhofes in die allgemeine Kontur der Brust. Nur die Papille tritt noch besonders hervor.

Abb. 11
Entwicklungs-
stadien des
Genitales und
der Schambe-
haarung bei
Knaben (nach
Tanner und
Morscher u.
Taillard;
s. auch Tab. 4
u. 5).

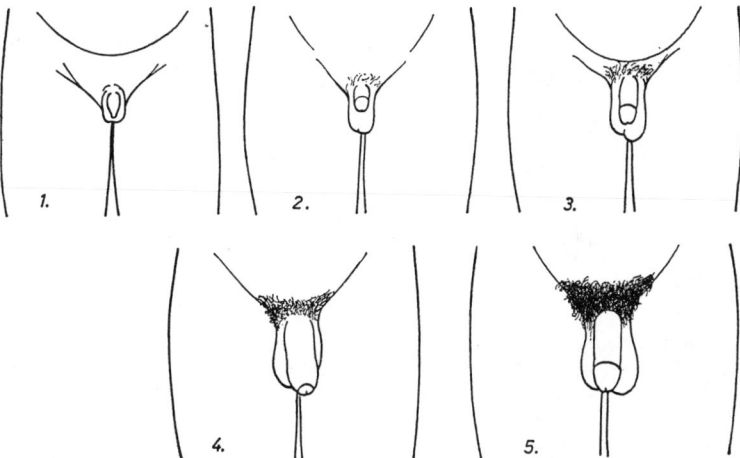

Abb. 12   Entwicklungsstadien
der Schambehaarung bei Mädchen (nach *Tanner* und *Morscher*
u. *Taillard;* s. auch Tab. 5).

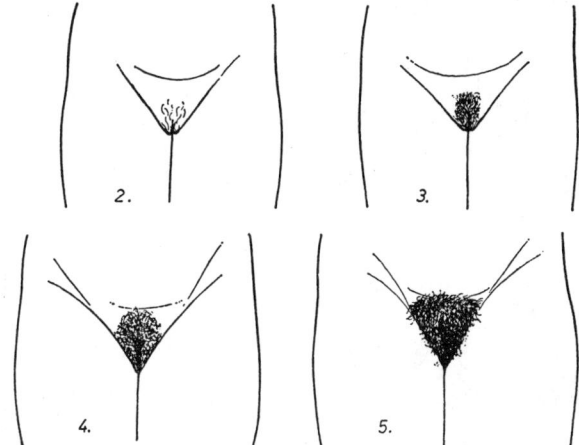

Hormonale Mechanismen der Pubertätsentwicklung

Endokrinologisch beginnt die Pubertät vor dem Gestaltwandel mit der Gonadotropinse-
kretion des Hypophysenvorderlappens, beim Knaben im 8. Jahr, beim Mädchen im 7.
Jahr (Abb. 14). Die gonadotropen Hormone stimulieren die Keimdrüsen zur Sekretion
von Steroiden (Androgen und Östrogen), die zunächst die Absonderung von Wachs-
tumshormon in der Hypophyse anregen (präpuberaler Wachstumsschub), bei höherer
Konzentration hemmen sie später die Ausschüttung des Wachstumshormons. Die erste
Pubertätsphase ist gekennzeichnet durch die beginnende morphoplastische Wirkung der
Steroidhormone (Entwicklung des Genitales, Behaarung, Muskulatur usw.) sowie durch

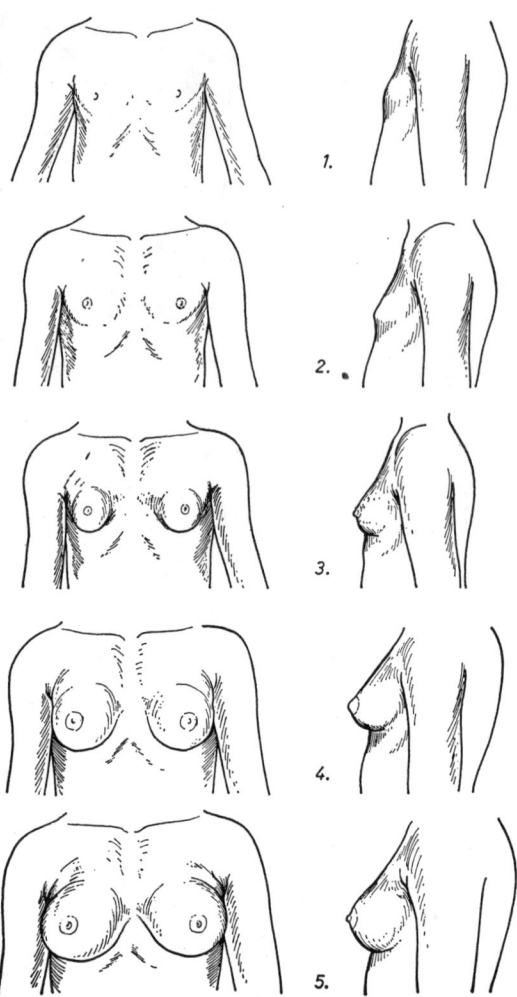

Abb. 13   Entwicklungsstadien der Brust bei Mädchen (nach *Tanner* und *Morscher* u. *Taillard*).

das vermehrte Längenwachstum, die zweite Phase durch die Verminderung des Längenwachstums und die Reifung des Skeletts sowie die Vollendung der Geschlechtsreifung. In der zweiten Pubertätsphase steigt die Steroidsekretion der Nebenniere stark an.

Varianten im Verlauf der Pubertätsentwicklung

Es handelt sich dabei nicht um pathologische Entgleisungen der Entwicklung, sondern um vorwiegend zeitliche Verschiebungen der einzelnen Entwicklungsphasen, die unterschieden werden nach

- zeitlicher Abweichung: Retardation und Akzeleration der gestaltlichen Entwicklung und
- Abweichungen der formalen gestaltlichen Entwicklung.

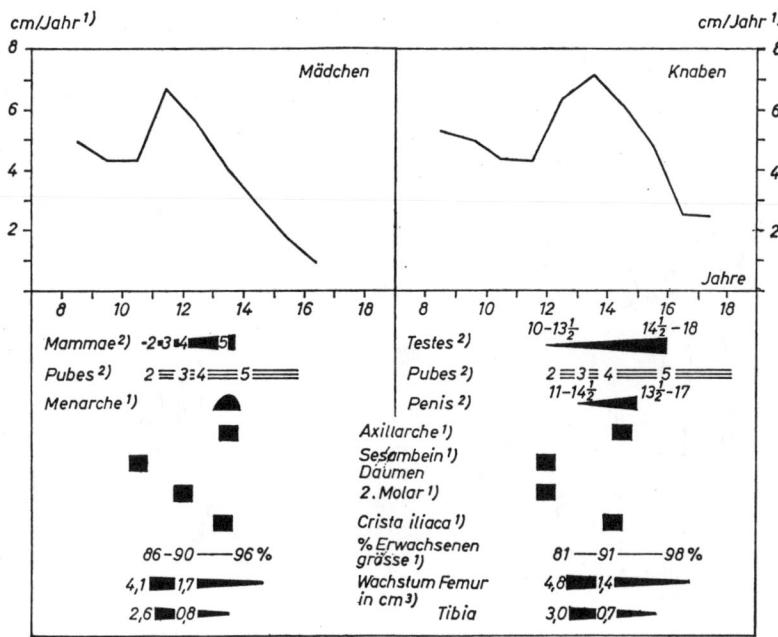

^{1}) nach *Heimendinger* ^{2}) nach *Tanner* ^{3}) nach Anderson-Green-Messner

Abb. 14   Die Beziehungen der Reifestadien (nach *Tanner*) und der durchschnittlichen Längenzunahme von Tibia und Femur zur puberalen Wachstumsgeschwindigkeit (nach *Morscher* u. *Taillard* und *Heimendinger*).

Für den Orthopäden sind besonders die folgenden Varianten wichtig (nach ZELLER 1940 und MATTHIASS 1957, Tab. 7):

Tabelle 7   Vorkommen einiger orthopädischer Affektionen (nach *Zeller* u. *Matthiass*)

Stigmatisierung	dienzephal-hypopituitär	hyperpituitär		hypogonadal
		harmonisch	disharmonisch	
Wachstum	verzögert	beschleunigt	beschleunigt	beschleunigt
Reifung	verzögert	beschleunigt	normal	verzögert
Adoleszentenkyphose	häufig			häufig
Epiphysenlösung	häufig		gelegentlich	oft
Genu valgum	häufig			
Haltungsschwäche			häufig	häufig
Geht über in den Konstitutionstypus	endomorph	mesomorph		ektomorph

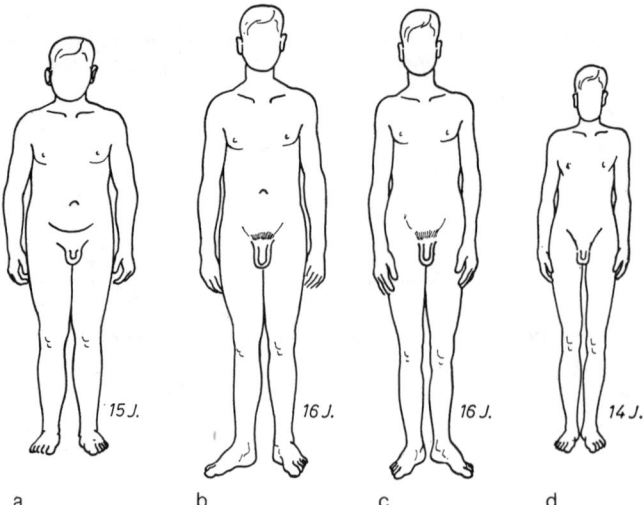

Abb. 15 Stigmatisie-
rung der Pubertätsent-
wicklung
a) dienzephal-
   hypopituitär
b) hyperpituitär
   harmonisch
c) hyperpituitär
   disharmonisch
d) hypogonadal

a   b   c   d

a) *Dienzephal-hypopituitäre Stigmatisation* (Abb. 15 a): Sämtliche Entwicklungs- und Wachstumsvorgänge sind verzögert. Die Breitenentwicklung überwiegt. Die Gestalt ist rundlich, fettreich, feminin, vor allem am Rumpf. Genitale hypoplastisch; Längenschub spät und kurz; Reifungsvorgänge spät und schnell, daher rascher ablaufend; später Epiphysenschluß, geringe Endgröße. Entspricht beim Erwachsenen dem pyknischen Typus (Abb. 16 a, b), in den diese Form oft übergeht. Häufig X-Bein, Adoleszentenkyphose, Epiphyseolysis capitis femoris.

b) *Hyperpituitäre Stigmatisation* (Abb. 15 b, c): Reifungs- und Wachstumsvorgänge beschleunigt, früh einsetzend; große Individuen, kräftiger Körperbau und kräftige Muskulatur. Große Hände und Füße. Proportionen harmonisch, wenn Wachstum und Reifung ungefähr gleich beschleunigt sind (entspricht später dem athletischen Körperbautypus). Wenn nur die Wachstumsvorgänge beschleunigt sind, die Reifung aber normal ist, sind die Proportionen disharmonisch, später zum leptosomen Typus neigend. Die disharmonische Form ist oft mit Haltungsstörungen belastet!

c) *Hypogonadale Stigmatisation* (Abb. 15 d): Längenwachstum beschleunigt und früh einsetzend, Reifung verlangsamt. Große Körperlänge, große relative Beinlänge, hypotone Muskulatur. Genitale lange hypoplastisch. Entspricht dem leptosomen Typus. Häufig Adoleszentenkyphose, Haltungsschwäche, weniger Epiphysenlösung.

d) *Hypergonadale Stigmatisation:* Frühe Reifung, eher kleiner, kräftiger Körperbau.

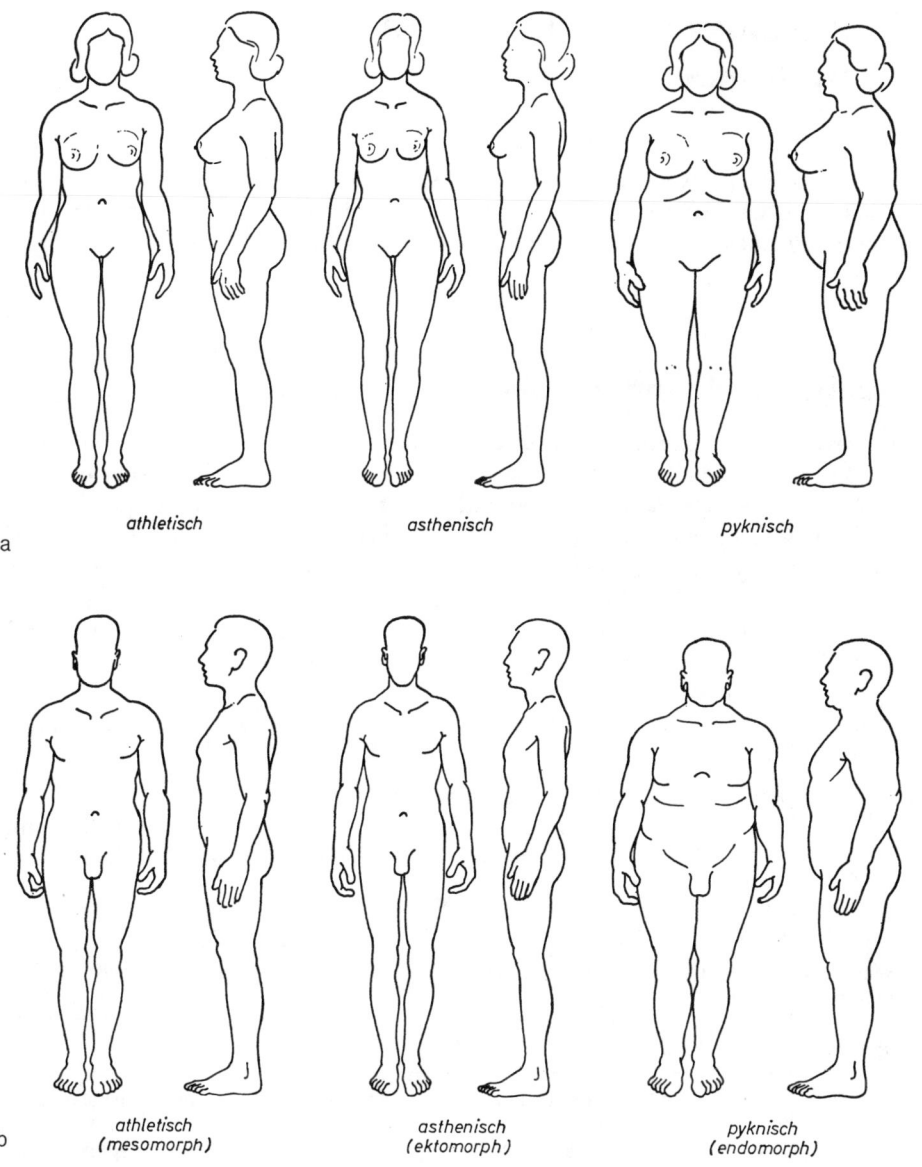

a   *athletisch*   *asthenisch*   *pyknisch*

b   *athletisch*   *asthenisch*   *pyknisch*
       (mesomorph)   *(ektomorph)*   *(endomorph)*

Abb. 16a–b Die Konstitutionstypen (aus Manual of Orthopedic Surgery Amer. Orthop. Assoc. Chicago 1953).

5. Neurologische Untersuchung in der Orthopädie

Der Orthopäde hat oft mit Erkrankungen des peripheren Nervensystems zu tun. Die Erkrankungen des Nervensystems sind klinisch nur über Funktionsstörungen erkennbar. Ziel der Untersuchung ist die Erkennung von Lokalisation und Ausdehnung der Störung.

Motilitäts- und Tonusprüfung

a) Nachweis von Störungen der motorischen Bahnen und Zentren. Prüfung von Tonus, Stärke, Ausmaß und Geschwindigkeit der Bewegung einzelner Muskeln und von Muskelgruppen. Das Vorhandensein oder Fehlen von Synergismen sowie Vorkommen abnormer Synergismen (Pyramidenbahnschädigung) ist zu beachten. Für die Prüfung der Muskelkraft bei schlaffer Lähmung (Poliomyelitis) verwenden wir das internationale Schema (Tab. 8). Bei Kontrakturen oder anderen Bewegungshindernissen muß individuell interpretiert werden. Der Orthopäde benütze jede Gelegenheit, sich in der Muskeltestung zu üben, da zur Beurteilung des Normalen eine gewisse Übung notwendig ist.

b) Abgrenzung organisch bedingter gegen psychogen entstandene Bewegungsstörungen (Tab. 9).

c) Tonusprüfung: Turgor = Konsistenz des Muskels beim Betasten,
                 Tonus = Spannungszustand des Muskels bei passiver Dehnung (*ohne* aktive, willkürliche oder unwillkürliche Innervation).

Tabelle 8 Bewertung der Muskelkraft bei schlaffen Lähmungen (nach *Daniels, Williams, Worthingham*)

Bewertung		Funktion
5	normal	Voller Bewegungsumfang gegen die Schwerkraft und mit voller Belastung.
4	gut	Voller Bewegungsumfang gegen die Schwerkraft und gegen leichten Widerstand.
3	schwach	Voller Bewegungsumfang gegen die Schwerkraft, aber ohne zusätzlichen Widerstand.
2	sehr schwach	Aktive Bewegung nur, wenn die Schwerkraft aufgehoben ist. Gegen Widerstand keine wesentliche Bewegung.
1	Spur	Fühlbare Muskelspannung ohne Bewegung im Gelenk.
0	Null	Keine Anzeichen von Kontraktilität.

Zur Beurteilung werden noch Spastizität und Kontrakturen angefügt:
    S oder SS Spastizität oder schwere Spastizität
    K oder KK Kontraktur oder schwere Kontraktur

Tabelle 9   Unterscheidung der organischen von psychogenen Bewegungsstörungen

1. *Organisch:* Ausdehnung umschrieben, charakteristisch, an bestimmten Prädilektionsstellen.
   – Mit Tonusstörungen und Reflexabweichungen verbunden.
   – Atrophie umschrieben, mit elektrischen Veränderungen bei peripherer und zentraler Läsion.
   – Haltungsanomalien bei längerem Bestehen der Läsion.
   – Bei leichten Paresen typische Ermüdungserscheinungen.

2. *Psychogen:* Ausdehnung massiv, ganze Glieder und Gliedabschnitte befallend.
   – Atrophie und Tonusveränderungen unregelmäßiger, weniger stark, keine elektrischen Veränderungen. Reflexabweichungen fehlen.
   – Keine typischen Haltungsanomalien, höchstens Vorliegen typischer psychogener Störungen (Sensibilität! Koordination!). Hysterische Reaktionsbereitschaft.
   – Mechanische Leistungen sind unter Ablenkung möglich (beim An- und Ausziehen, kein Nachgeben bei Widerstandsübungen usw.).

Sensibilitätsprüfung

Es werden immer mehrere Sensibilitätsarten geprüft, da sie nicht gleichmäßig ausfallen. Die Grenzen der Ausfälle sind festzulegen (segmentale Begrenzung, Begrenzung nach peripherer Nervenausbreitung; Abb. 17 a, b, Abb. 18 a–d) und beide Seiten vergleichend mit deutlich wahrnehmbaren Reizen zu prüfen!

Berührungsempfindung

Prüfung mit Wattebausch, Pinsel, Reizhaar: Anästhesie – Hypästhesie – Hyperästhesie.

Schmerzempfindung

Prüfung mit Nadelspitze, mehrfach aufgesetzt, oder Nadelrad: Analgesie – Hypalgesie – Hyperalgesie – verspätete Schmerzempfindung.

Temperaturempfindung

Sowohl die Kälte- als auch die Wärmeempfindung kann gestört sein. Prüfung mit Metallzylindern, von denen der eine unter fließendem warmem Wasser erwärmt wurde, oder Reagenzgläsern, gefüllt mit warmem bzw. kaltem Wasser.

Lageempfindung

Bewegungsempfindung an Gelenken.

Reizerscheinungen

Parästhesien (können als Hyperästhesie imponieren) oft auch bei Herabsetzung der Berührungsempfindlichkeit vorhanden.

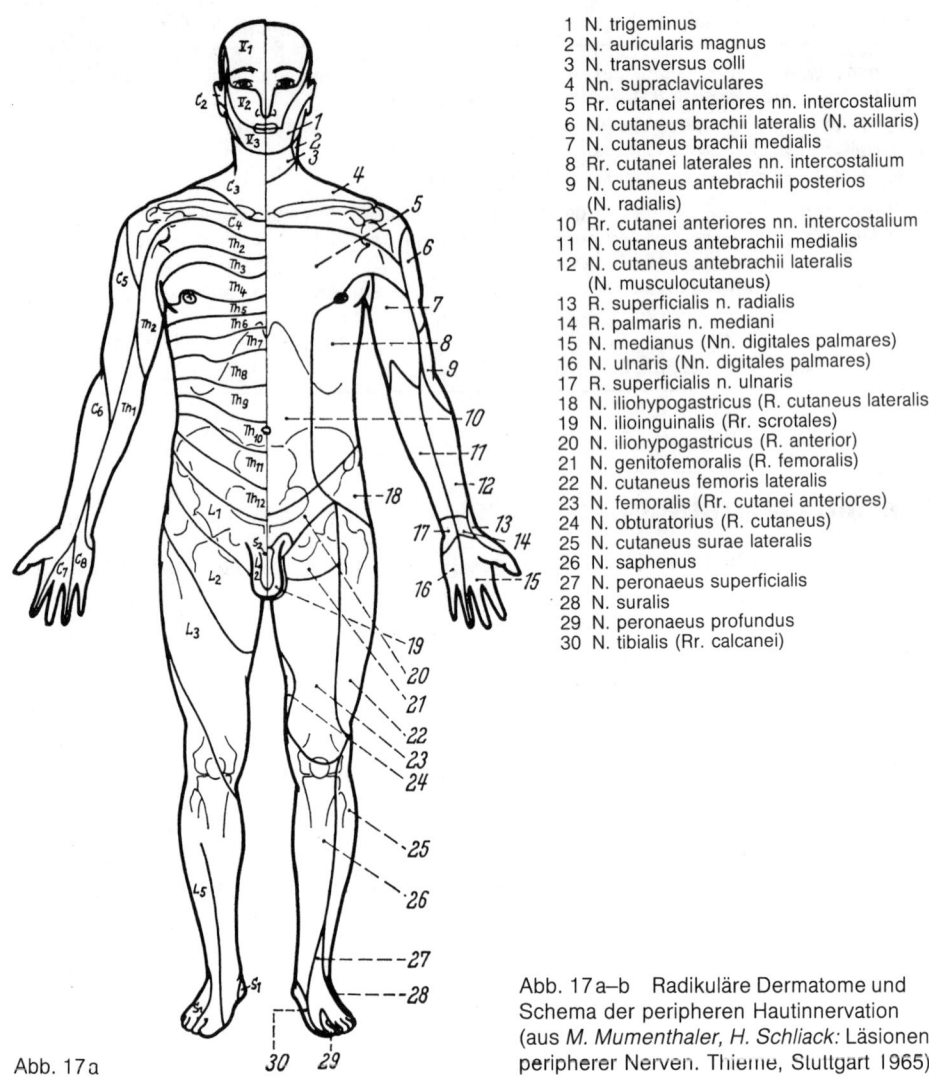

1 N. trigeminus
2 N. auricularis magnus
3 N. transversus colli
4 Nn. supraclaviculares
5 Rr. cutanei anteriores nn. intercostalium
6 N. cutaneus brachii lateralis (N. axillaris)
7 N. cutaneus brachii medialis
8 Rr. cutanei laterales nn. intercostalium
9 N. cutaneus antebrachii posterios
   (N. radialis)
10 Rr. cutanei anteriores nn. intercostalium
11 N. cutaneus antebrachii medialis
12 N. cutaneus antebrachii lateralis
   (N. musculocutaneus)
13 R. superficialis n. radialis
14 R. palmaris n. mediani
15 N. medianus (Nn. digitales palmares)
16 N. ulnaris (Nn. digitales palmares)
17 R. superficialis n. ulnaris
18 N. iliohypogastricus (R. cutanei lateralis)
19 N. ilioinguinalis (Rr. scrotales)
20 N. iliohypogastricus (R. anterior)
21 N. genitofemoralis (R. femoralis)
22 N. cutaneus femoris lateralis
23 N. femoralis (Rr. cutanei anteriores)
24 N. obturatorius (R. cutaneus)
25 N. cutaneus surae lateralis
26 N. saphenus
27 N. peronaeus superficialis
28 N. suralis
29 N. peronaeus profundus
30 N. tibialis (Rr. calcanei)

Abb. 17 a–b   Radikuläre Dermatome und
Schema der peripheren Hautinnervation
(aus *M. Mumenthaler, H. Schliack:* Läsionen
peripherer Nerven. Thieme, Stuttgart 1965).

Abb. 17 a

Nervendehnungsschmerz

Schmerzen im Plexus brachialis bei Drehung des Kopfes nach der gesunden Seite.
Lasèguesches Zeichen: Hüftbeugung bei gestrecktem Knie = Schmerz im Bereich des
N. ischiadicus. Beachte, daß der Schmerz durch Ventralextension des Fußes verstärkt
wird! Schmerzen in der Lendenwirbelsäule sind vorsichtig zu interpretieren. Eine feinere
Unterteilung ist möglich bei der Angabe, wie viele Grade der Elevation des Beines (im
Liegen) notwendig sind zur Auslösung des Schmerzes!

1 N. frontalis (V_1)
2 N. occipitalis major
3 N. occipitalis minor
4 N. auricularis magnus
5 Rr. dorsales nn. spinalium cervicalium
6 Nn. supraclaviculares
7 N. cutaneus brachii lateralis (n. axillaris)
8 Rr. dorsales nn. spinalium cervicalium, thoracalium, lumbalium
9 Rr. cutanei laterales nn. intercostalium
10 N. cutaneus brachii posterior (N. radialis)
11 N. cutaneus brachii medialis
12 N. cutaneus antebrachii posterior (N. radialis)
13 N. cutaneus antebrachii medialis
14 N. cutaneus antebrachii lateralis (N. musculocutaneus)
15 R. superficialis n. radialis (Nn. digitales dorsales)
16 R. dorsales n. ulnaris (Nn. digitales dorsales)
17 N. medianus (Nn. digitales palmares)
18 N. iliohypogastricus (R. cutaneus lateralis)
19 Nn. clunium superiores
20 Nn. clunium medii
21 Nn. clunium ruferiores
22 N. cutaneus femoris lateralis
23 N. cutaneus femoris posterior
24 N. obturatorius (R. cutaneus)
25 N. cutaneus surae lateralis
26 N. suralis
27 N. saphenus
28 N. plantaris lateralis
29 N. plantaris medialis

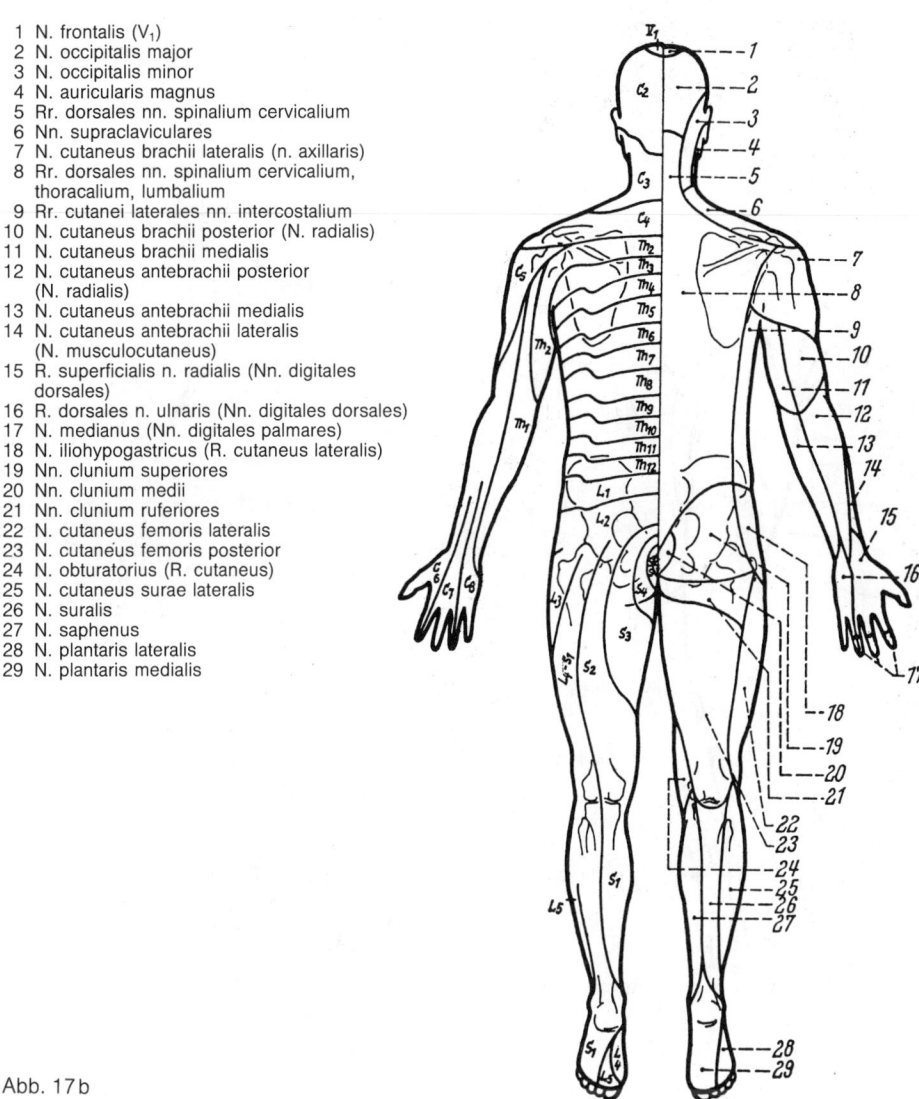

Abb. 17 b

Nervenkompressionssyndrome

Nervenkompression (Entrapement) erzeugt sensible und motorische Störungen im Versorgungsgebiet. Meist handelt es sich um eine *Neurapraxie,* eine gutartige und vollständig reversible Alteration des Nerven, vor allem mit motorischen Paresen, aber auch mit sensiblen Störungen, die sich hauptsächlich in Parästhesien und Dysästhesien äußern.

An besonderen Prädilektionsstellen kann durch akute oder chronische Druckwirkung auf den Nerven ein Kompressionssyndrom auftreten (Thoracic-outlet-Syndrom, N. me-

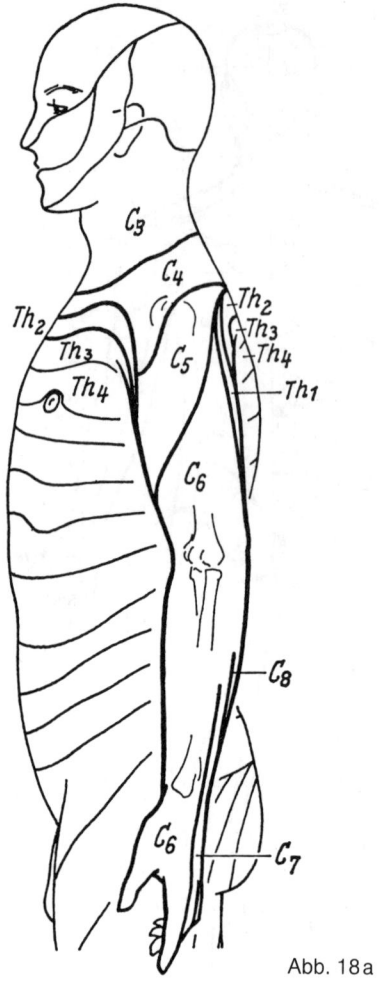

Abb. 18a

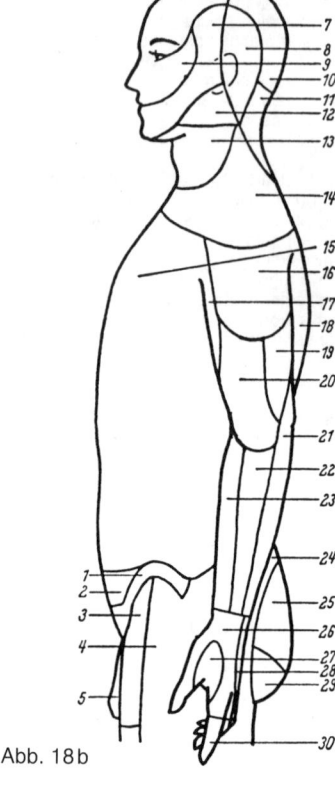

Abb. 18b

1 N. ilioinguinalis	17 Rr. cutanei laterales nn. intercostalium
2 N. iliohypogastricus	18 Rr. dorsales nn. spinalium thoracalium
3 N. genitofemoralis (R. femoralis)	19 N. cutaneus brachii posterior (n. radialis)
4 N. cutaneus femoris lateralis	20 N. cutaneus brachii lateralis (n. axillaris)
5 N. dorsalis penis (n. pudendus)	21 N. cutaneus antebrachii posterior
6 N. trigeminus/1	(n. radialis)
7 N. trigeminus/3	22 N. cutaneus antebrachii lateralis
8 N. occipitalis minor	23 N. cutaneus antebrachii medialis
9 N. trigeminus/2	24 R. cutaneus lateralis n. iliohypogastrici
10 N. occipitalis major	25 Nn. clunium superiores
11 Rr. dorsales nn. spinalium cervicalium	26 R. superficialis n. radialis
12 N. auricularis magnus	27 Autonomes Gebiet des R. superficialis u.
13 N. transversus colli	radialis
14 Nn. supraclaviculares	28 R. dorsalis n. ulnaris
15 Rr. cutanei anteriores nn. intercostalium	29 Nn. clunium inferiores
16 N. cutaneus brachii lateralis (n. axillaris)	30 N. digitalis palmaris n. mediani

Abb. 18a–d   Radikuläre Dermatome und Schema der peripheren Hautinnervation (aus *M. Mumenthaler, H. Schliack:* Läsionen peripherer Nerven. Thieme, Stuttgart 1965).

1 R. cutaneus n. obturatorii
2 N. cutaneus femoris posterior
3 N. cutaneus surae lateralis
4 N. ilioinguinalis u. R. genitalis
  n. genitofemoralis
5 Rr. cutanei anteriores n. femoralis
6 Rr. cutanei cruris mediales n. sapheni
7 N. cutaneus dorsalis medialis
  (n. peronaeus superficialis)
8 Rr. calcanei medialis n. tibialis
9 N. plantaris medialis
10 N. plantaris medialis
11 N. plantaris lateralis
12 Rr. cutanei cruris mediales n. sapheni
13 N. suralis
14 Rr. calcanei mediales n. tibialis

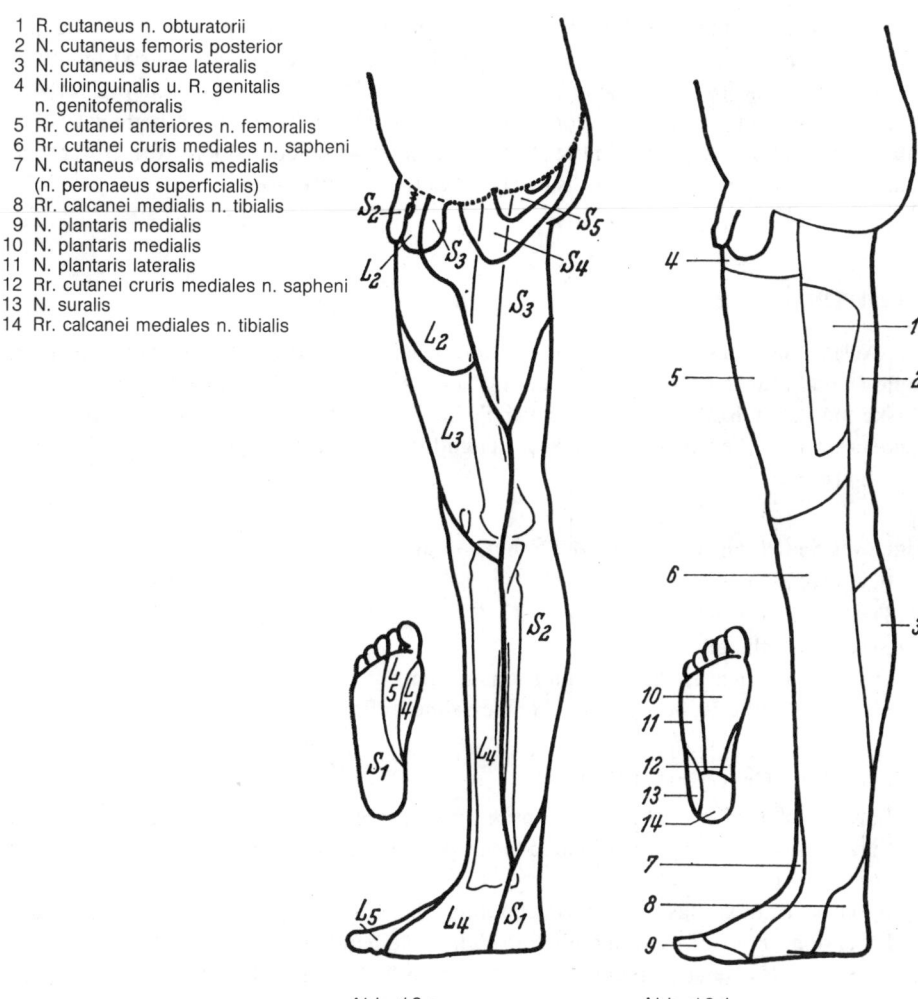

Abb. 18c   Abb. 18d

dianus im Karpaltunnel oder im Pronator-teres-Bereich, N. radialis im Supinatorkanal und im Bereich des Ellbogens, N. tibialis im Tarsaltunnel). Typisch für diese Kompressionssyndrome sind schmerzhafte Mißempfindungen im peripheren Versorgungsgebiet und mehr oder weniger stark ausgeprägte motorische Lähmungen (Atrophie und Parese beim Karpaltunnelsyndrom im Thenarbereich, beim Tarsaltunnelsyndrom im Bereich der kleinen Fußsohlenmuskeln, was nur schwer zu diagnostizieren ist). Oft werden auch nach zentral ausstrahlende Beschwerden angegeben. Es handelt sich bei diesen Kompressionssyndromen um eine Neurapraxie (gutartige, reversible Alteration), die bei mechanischer Entlastung zurückgeht.

Sensible Hautnerven der Extremitäten werden oft durch Narbengewebe umwachsen und komprimiert (Fibrose). Ursache sind sich organisierende Hämatome, Kontusionsfolgen oder Fibrosierung im Bereich von Operationsnarben. Es kommt dann zu hartnäckigen Parästhesien mit regionaler Hypästhesie, welche besonders an der unteren Extremität zu auffallenden Funktionsstörungen führen kann mit der Gefahr der psychischen Überlagerung. Dieses Kompressionssyndrom der sensiblen Hautnerven (Entrapement) ist zu unterscheiden von Neuromschmerzen (nach traumatischer oder operativer Durchtrennung), die einen viel schärfer lokalisierten Triggerpunkt aufweisen.

Reflexprüfung

Zur Auslösung eines Reflexes ist eine intakte Reflexbahn notwendig. Störungen des Reflexbogens führen zur Abschwächung bzw. Aufhebung des Reflexes; gesteigerter Muskeltonus hat Reflexverstärkung zur Folge (Pyramidenbahnschädigung). Das Vorhandensein oder Fehlen des Reflexes, Seitendifferenzen, abnorme Stärke und Klonus sind zu prüfen!

Eigenreflexe (Schlag auf Sehne oder Sehnenansatz)

a) Bizepsreflex: C_5-C_6*,
b) Trizepsreflex: C_6-C_7,
c) Brachioradialisreflex: C_7-Th_1,
d) Quadrizepsreflex: L_2-L_4 (Patellarsehnenreflex),
e) M. triceps-surae-Reflex: L_5-S_2 (Achillessehnenreflex).

Fremdreflexe (Haut-Muskel-Reflexe)

a) Bauchmuskelreflex: oben Th_{8-9}, unten Th_{10-12}; fehlt bei Schädigung der zugehörigen Pyramidenbahn und bei spinalem oder peripherem Prozeß, der den Reflexbogen durchbricht.
b) Babinski-Reflex: Bestreichen der lateralen Fußsohle führt zu isolierter, langsamer Extension der Großzehe, die übrigen Zehen bleiben ruhig oder werden fächerförmig gebeugt. (Bei Neugeborenen physiologisch bis 2.–3. Lebensjahr.) Zeichen der Pyramidenbahnschädigung.

Prüfung der Koordination

Ziel- und Richtungssicherheit (Störung = Ataxie)

a) Finger-Nasen-Versuch, Finger-Finger-Versuch,
b) Knie-Hacken-Versuch,
c) Abweichen nach einer Seite beim Gehen (Kleinhirn-, Stirnhirn-, Schläfenlappenerkrankung),
d) Hypermetrie (Bewegungen überschüssig!) bei Kleinhirnerkrankungen,
e) Adiadochokinese.

---

* Segmenthöhe

Statische Koordination

a) Rombergsches Phänomen,
b) Anomalien der Kopfhaltung (Seitwärtsneigen!), der Rumpfhaltung, des Stehens.

Haltungs- und Stellreflexe (s. S. 48ff).

Prüfung auf trophische, vasomotorische und andere vegetative Funktionsstörungen

Haut

Verminderung der Durchblutung, kühle Haut, Epidermisabschilferung, langsames Nagelwachstum, umschriebene Trockenheit, Anhidrosis, brüchige, spröde, dicke Nägel, Störungen des Haarwuchses. Die umschriebene Anhidrosis ist wichtig bei peripherer Nervenläsion und Querschnittsläsion.

Mit der Unterbrechung der Nervenleitung sind die vegetativen Funktionen ebenfalls ausgefallen. Zur Diagnostik kann der Ausfall der Schweißsekretion im Verteilungsgebiet der Hautnerven nach Durchtrennung des Nervenstammes herbeigezogen werden. Schwitzteste:

a) *Durch Aufheizen*, Trinken von Tee, Aspirin (1–2 g) usw. wird die Schweißproduktion angeregt: Im Ausbreitungsgebiet unterbrochener peripherer Nerven fehlt sie. Die Schweißproduktion wird mit der Jod-Stärke-Reaktion (nach Minor) oder mit der Ninhydrinprobe (nach Moberg) sichtbar gemacht.
b) *Messung des elektrischen Hautwiderstandes:* Feuchte Haut zeigt geringeren Widerstand als trockene.

Vasomotoren

Vasodilatation – Konstriktion.

Puls- und Kreislauflabilität

Sie wird geprüft bei Lageänderung des Kopfes (nach Hirntrauma, bei Tumoren der hinteren Schädelgrube, des Großhirns usw.).

Elektrische Prüfung der Muskulatur

Sowohl Nervenstamm als auch Muskel können elektrisch gereizt werden. Die Reizung des Muskels ist in praxi immer eine Nervenstammreizung! Degenerative Läsionen des Neurons äußern sich zuerst durch eine Änderung der Reizbarkeit, die Degeneration des Muskels selbst erfolgt später. Die elektrische Untersuchung besteht darin, derartige Veränderungen in der Erregbarkeit der Nerven festzustellen. Ätiologische Rückschlüsse ergeben sich erst aus dem klinischen Bild und der Interpretation der Ergebnisse. Mit geeigneten modernen Impulsgebern können Reizdauer (in msec = $\frac{1}{1000}$ sec), Reizstärke (mA), Pausendauer (msec) und Impulsform (Rechteckform, Sinusform, Dreieckform) variiert und somit die gesuchten Kriterien gefunden werden. Da unter klinischen Verhältnissen immer unbekannte Faktoren mitspielen, sollte bei jedem Patient neben dem pathologischen auch ein normaler Muskel (oder Nerv), möglichst der symmetrische, untersucht werden. Bei Ödemen sind die Messungen nicht immer verwertbar.

Qualitative Tests

Faradische und galvanische Reizung

Erstere ist veraltet und unzuverlässig, da nicht reproduzierbar. Bei der galvanischen Reizung ist die Kathodenschließungszuckung die effektvollste. Der normale Muskel reagiert auf direkte galvanische Reizung mit einer prompten raschen Zuckung. Eine träge verlaufende Zuckung ist das wichtigste Kennzeichen der Entartungsreaktion (EAR). Die vollständige EAR besteht neben der trägen Zuckung bei direkter galvanischer Reizung in der Aufhebung der direkten, faradischen sowie der indirekten faradischen und galvanischen Erregbarkeit des Muskels. Wenn die direkte und indirekte faradische und galvanische Erregbarkeit noch vorhanden sind, spricht man von partieller EAR.

Diagnostische Bedeutung der Entartungsreaktion (EAR)

Die EAR zeigt eine organische Läsion im peripheren motorischen Neuron an; komplette EAR eine schwere, partielle EAR eine leichtere Läsion.

Verlauf nach einer akuten Schädigung (Verletzung oder Entzündung des Vorderhorns, der Vorderwurzel, des Plexus oder der peripheren Nerven):

sofort:	Reizeffekt nur unterhalb der Verletzung, Erregbarkeit unverändert,
nach 2–3 Tagen:	Galvanische (und faradische) Erregbarkeit nimmt ab (direkt und indirekt),
nach 1–2 Wochen:	Auftreten der kompletten EAR,
keine Wiederherstellung:	nach 3–4 Monaten sinkt die galvanische Erregbarkeit weiter ab, Erlöschen nach 2–3 Jahren,
Wiederherstellung:	EAR wird partiell (noch nach 4–7 Monaten), allmähliche Erholung. Die galvanische Erregbarkeit steigt und normalisiert sich, bevor Willküraktion möglich ist.

Quantitative Tests

Moderne Reizgeräte arbeiten mit konstanter Ausgangsstromstärke. Mit ihnen können Impulse verschiedener Dauer, Form und Intensität erzeugt werden. Reizort ist bei der Elektrodiagnostik immer der untersuchte Muskel. Es wird untersucht, auf wie schwache und wie kurze Impulse der Muskel noch anspricht.

Elektrodentechnik

a) *Bipolare Technik:* 2 Elektroden mittlerer Größe werden auf den Muskel (nicht auf die Sehne) aufgesetzt mit einer Unterlage von ca. 1 cm angefeuchtetem Frotteestoff oder Schaumgummi, die Kathode distal, die Anode proximal.

b) *Monopolare Technik:* Die Anode kommt als indifferente große Elektrode proximal zu liegen, die differente Elektrode (Kathode mittlerer bis geringer Größe) über dem typischen Reizpunkt des Muskels. Wenn möglich wende man die bipolare Technik an.

Graphische Darstellung

Empfehlenswert ist eine graphische Darstellung der Untersuchungsergebnisse in der Form, daß die Reizzeit als Funktion der Reizstärke aufgezeichnet wird. Die doppelte logarithmische Darstellung ist günstig. Es resultiert die *Reizstärke-Reizzeit-Kurve* (i/t-Kurve; Abb. 19), aus der alle gewünschten Angaben abgelesen werden können. Man beginnt die Untersuchung mit rechteckigen Impulsen von 1000 msec Dauer, die Stromstärke wird von 0 mA an gesteigert. Bei geringem Reizerfolg (der am besten palpiert werden kann), wird die sogenannte *Schwellenstromstärke* in mA abgelesen und eingezeichnet. Die Impulsdauer wird dann in geometrischer Reihe verkürzt und die entsprechenden Schwellenwerte werden abgelesen. Mit dreieckförmigen Impulsen kann die Reihe der Reizzeiten aufwärts wiederholt werden, woraus sich weitere Aufschlüsse ergeben.

Aus der i/t-Kurve lassen sich folgende wichtige Größen ablesen:

a) *Rheobase in mA:* Schwellenstromstärke bei zeitlich begrenzten, aber langen galvanischen Reizen, praktisch bei einer Impulsdauer von 1000 msec (Rechteckimpulse).

b) *Chronaxie in msec:* Kürzeste Impulsdauer für eine Schwellenstromstärke, die der doppelten Rheobase entspricht.

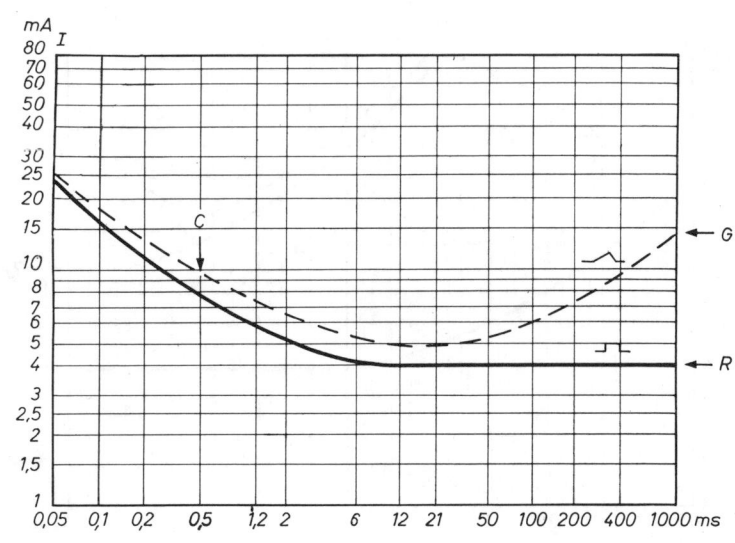

Abb. 19
Die i/t-Kurve
des normalen
Muskels: Rheo-
base R, Chronaxie
C (normal
0,08–0,7 msec),
Galvanotetanus-
schwelle G. Nor-
malerweise ist G
ca. 3- bis 6mal
größer als R. Die
Kurve der Stimu-
lation mit dreieck-
förmigen Impul-
sen verläuft höher
als diejenige der
rechteckförmigen
Impulse.

c) *Galvanotetanusschwelle in mA:* Bei Gleichstromreizung kann der normale Muskel mit einer 4- bis 5mal größeren Stromstärke als der Rheobase zu einem Dauertetanus gereizt werden. Um die Schließungszuckung auszuschalten, muß der Impuls langsam ansteigen. Praktisch nimmt man langsam ansteigende dreieckige Impulse von 1000–2000 msec; die geringste Stromstärke mit Reizerfolg ist die *Galvanotetanusschwelle.*

d) *Akkommodabilität α:* Bei langsam ansteigendem Reizstrom ist die Anpassungsfähigkeit der Nerven groß. Die Akkommodabilität wird als

$$\alpha = \frac{\text{Galvanotetanusschwelle}}{\text{Rheobase}} \text{ berechnet.}$$

Interpretation der Ergebnisse

a) *Normaler Muskel:* Rheobase ca. 2–8 mA, Chronaxie ca. 0,1 bis 0,7 msec, Akkommodabilität 3–6. Die i/t-Kurve (s. Abb. 19) verläuft von 1000 msec bis ca. 10 msec flach, steigt dann gegen 1 msec bis auf das 2- bis 4fache an. Die Dreieckimpulskurve verläuft etwas höher, steigt aber von ca. 200 msec bis 1000 msec auf den 3- bis 6fachen Wert der Rheobase an.

b) *Totale Denervation* (Abb. 20): Die Rheobase fällt zunächst etwas, steigt dann mit der Fibrose des Muskels in einigen Wochen an. Die Chronaxie wird länger (ihre Werte können nicht als charakteristisch angesehen werden!). Mit dem Ansteigen der Rheobase nimmt die Akkommodabilität bis 1–2 ab (typische Werte!). Die Rechteck-i/t-Kurve verschiebt sich stark nach rechts oben. Die Dreieck-i/t-Kurve verschiebt sich ebenfalls, jedoch mehr nach rechts als nach oben. Die Kontraktion ist träge.

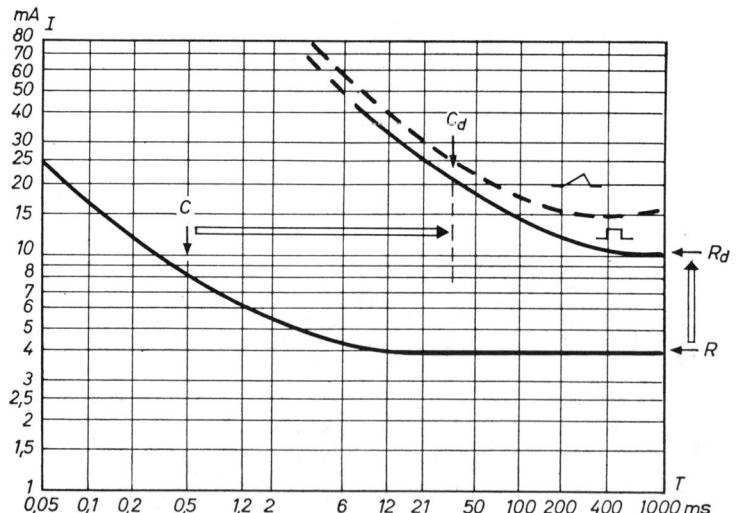

Abb. 20
Die Verschiebung der i/t-Kurve bei Degeneration: Verschiebung nach rechts und nach oben. Beachte die Vergrößerung der Chronaxie (C_d) und der Rheobase (R_d)!

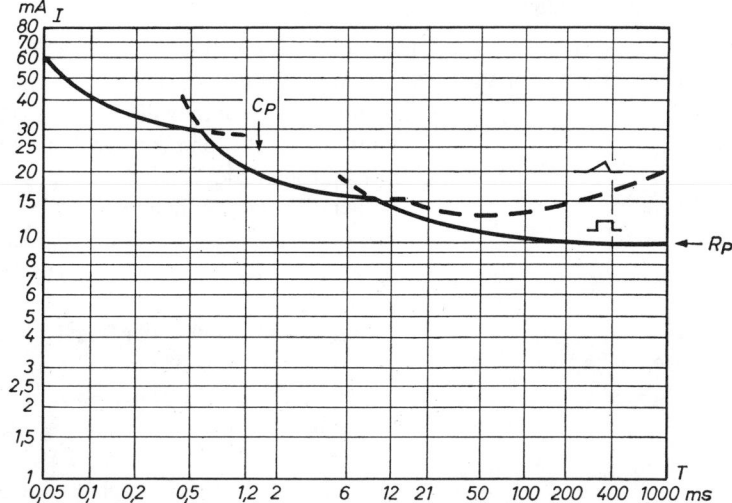

Abb. 21
Bei partieller Degeneration entsteht eine unregelmäßige i/t-Kurve durch Superposition einzelner Kurvenabschnitte, die man sich als verschieden stark geschädigten Muskelgebieten zugehörig denken kann. Die Chronaxie (C_p) ist oft nur schwer zu bestimmen.

c) *Partielle Denervation* (Abb. 21): Die i/t-Kurve wird unregelmäßig; sie setzt sich aus verschiedenen girlandenförmigen Teilstücken zusammen. Die Kontraktionen sind gemischt rasch und träge. Die Rheobase ist wenig erhöht, die Chronaxie unsicher, die Akkommodabilität zwischen 2,5 und 3,5.

d) *Reinnervation:* Zur Beurteilung ist der Verlauf über längere Zeit notwendig; aus einer einzigen Untersuchung kann man noch nichts aussagen! Wiederholte Untersuchungen zeigen, daß die erhöhte Rheobase sinkt, daß sich die Chronaxie normalisiert; der empfindlichste Indikator ist die Akkommodabilität, die wieder ansteigt. Diese Veränderungen treten auf, bevor klinisch eine Änderung erkennbar ist; nach weitgehender Denervation läßt sich schon früh eine richtige Prognose stellen.

Untersuchung des Liquor cerebrospinalis mittels Lumbal- oder Zisternenpunktion

Indikation

a) Verdacht auf Lues des ZNS,
b) akut entzündliche Erkrankung des ZNS,
c) chronisch-meningitische Reizzustände,
d) als obligatorische Begleituntersuchung bei der Myelopathie.

Kontraindikation

Nichtmeningitischer Hirndruck: Tumoren und Stauungspapille.

Beurteilung des Liquors (Tab. 10)

a) Druckmessung (im Liegen!):	abnorm unter 50 mm und über 200 mm Wassersäule.
Queckenstedtscher Versuch:	Kompression der Vv. jugulares ergibt Druckerhöhung, wenn der Spinalkanal durchgängig ist.
b) Blutgehalt:	oft artifiziell; wenn vor der Punktion vorhanden: xanthochromer Liquor.
c) Trübung:	über 400–600/3 Zellen.
d) Zellgehalt:	oberster normaler Grenzwert 8/3 Zellen in 1 mm^3; über 12/3 Zellen: Verdacht auf organische Erkrankung des ZNS; über 100/3 Zellen: in der Regel entzündlich.
e) Eiweißgehalt:	Gesamteiweiß 20–30 mg%. (Je nach Bestimmungsmethode können die Normalwerte verschieden sein.) Erhöhung ohne Zellvermehrung: Verdacht auf Tumor des ZNS. Bei Diskushernie: Bei Eiweißgehalt über 45 mg% ist die Myelographie angezeigt!
f) Eiweißrelation (nach Kafka):	Eiweißquotient = Verhältnis von Globulin- : Albumingehalt; erhöht bei Lues, multipler Sklerose; stark erhöht bei unbehandelter progressiver Paralyse, Meningitis.
g) Kolloidreaktionen.	
h) Liquorzuckergehalt:	45–75%, vermindert bei Meningitis, vermehrt bei Enzephalitis.

Tabelle 10   Normale Werte im Liquor cerebrospinalis

Gesamteiweiß (nach Kafka)	20–35 mg%
Globuline (nach Kafka)	2,5–6 mg%
Zucker	45–75 mg%
Chlorid (NaCl)	720–750 mg%
Zellgehalt pro mm^3	bis 8/3 Zellen

Elektroenzephalographie (EEG)

Elektroenzephalographie ist indiziert

- zum Nachweis pathologischer Funktionsstörungen des ZNS (allgemein oder lokal);
- zum Nachweis von Herderkrankungen des ZNS;
- bei Anfallserkrankungen kann oft die organische Natur (Epilepsie) auch ohne Anfallbeobachtung gesichert werden;
- zur Kontrolle der Wirksamkeit der Medikation bei Anfallsleiden.

Echoenzephalographie

Nach dem Prinzip des Echolots werden mittels Ultraschallimpulsen die Grenzflächen im Schädelinnern (Ventrikel) festgestellt und Abweichungen von der Norm registriert (kann evtl. Luftenzephalogramm ersetzen).

Elektromyographie (EMG) und Elektroneurographie (ENG)

Die Elektromyographie erlaubt die Registrierung von Potentialschwankungen des Skelettmuskels bei Ruhe und Willkürinnervation. Die Prüfung der einzelnen Muskelfaserpotentiale erfolgt mittels direkter Ableitung mit Nadelelektroden. Für spezielle Untersuchungszwecke sind auch Oberflächenelektroden geeignet. Das Oberflächen-EMG ergibt keinen Aufschluß über die Einzelpotentiale, sondern orientiert über Aktion oder Ruhe des untersuchten Muskels. Mit Oberflächenelektroden kann das EMG auch während der Bewegung ohne Gefahr abgeleitet werden.
Die Möglichkeiten der Elektromyographie sind

- Differenzierung neurogene – myogene Lähmung;
- Lokalisation der Störung innerhalb des peripheren, motorischen Neurons (Vorderhorn, Wurzel, peripherer Nerv);
- Unterscheidung zwischen Läsion des 1. und 2. Neurons;
- Prognose traumatischer Nervenläsionen sowie von Neuritiden und Polyneuritiden;
- Differenzierung zwischen pyramidaler und extrapyramidaler Tonusvermehrung (Spastizität-Rigor);
- Tremoranalyse;
- Erkennung und quantitative Erfassung myasthenischer und myotoner Störungen;
- Erfolgsbeurteilung der Medikation bei Spastizität, Rigor, Tremor, Myasthenie, Myotonie usw.;
- Abgrenzung organischer Lähmungen von psychogenen Reaktionen;
- Beurteilung der Aktivität der Muskeln bei Bewegungen;
- Häufig wird zur exakten Beurteilung von Nervenkompressionszuständen das EMG der für das betroffene Segment charakteristischen Kennmuskeln verlangt (radikuläres Lumbovertebral- und Zervikobrachialsyndrom, Karpal- und Tarsaltunnelsyndrom). Für die peripheren Kompressionssyndrome ist die Herabsetzung der Nervenleitgeschwindigkeit typisch (Neurographie).

Regulation der Motorik und ihre Untersuchung

Physiologische Grundlagen

Die motorische Einheit besteht aus dem Motoneuron und der von ihm innervierten Muskelfaser. Das *Innervationsverhältnis* ist für *kinetische* Leistungen groß (z. B. 1 Neuron für 3 Muskelfasern am Augenmuskel), für *tonische* (Halte-)Funktion klein (z. B. 1 Neuron für 2000 Muskelfasern im M. gastrocnemius, 600 Muskelfasern pro Neuron im M. tibialis anterior). Bei vielen Tieren sind die entsprechenden Muskelfasern morphologisch unterscheidbar: *a)* helle, myoglobinarme Fasern für kinetische Leistungen, mit raschem Kontraktionsablauf und rascher Ermüdbarkeit bei voller Muskelaktivität, *b)* rote, myoglobinreiche Fasern für tonische Funktionen, mit langsamerem Kontraktionsablauf und geringerer Ermüdbarkeit bei voller Aktivität. Beim Menschen lassen sich die beiden Faserarten durch geeignete histologische Färbungen unterscheiden.
Die Regulation der Motorik beruht auf einer komplizierten Automatik des Systems Motoneuron – Muskelfaser. Grundlegende Bedeutung kommt der Propriozeptivität zu, die Stellungsänderungen von der Peripherie zum ZNS zurückmeldet und damit die „Regelung" von Bewegungen erst möglich macht. Die technische Automation benützt ähnliche Regelsysteme, wie sie für die biologische Regelung von Bewegungen realisiert sind.

Für die Regulation der Motorik sind die folgenden Einrichtungen wichtig:

– Der *Eigenreflex* des Muskels, ausgelöst durch rasche Dehnung des Muskels, löst eine rasche Kontraktion aus. Er ist besonders stark ausgeprägt in Muskeln, die für die Haltung wichtig sind, und in den Extensoren. Neben dem exzitatorischen monosynaptischen Reflex auf Agonist und Synergisten erzeugt die Muskeldehnung einen inhibitorischen, disynaptischen Reflex auf die Antagonisten.

– Das System der γ-*Fasern* reguliert die Spannung der Muskelspindeln und beeinflußt damit den Muskeltonus und die Muskelspannung. Mit Hilfe des γ-Systems kann die Motorik beeinflußt werden, indem die Empfindlichkeit der Eigenrezeptoren verändert wird: Die *Aktivierung* erfolgt vor allem über das absteigende Retikularissystem, die *Hemmung* über ein Hemmungszentrum im kaudalen, bulbären Retikularissystem, das seinerseits durch Einwirkungen aus Kortex, Nucleus caudatus und Zerebellum beeinflußt wird. Die Ausschaltung der hemmenden Zentren ergibt eine Enthemmung des Muskeltonus, eine spastische Starre. Passives γ-System ergibt eine spastische Hypertonie, hyperaktives γ-System die plastische Hypertonie (z. B. bei Parkinson-Rigor).

Das γ-System ist für Übungs- und Lernvorgänge bei der Einübung automatischer Bewegungen von großer Bedeutung. Durch Beeinflussung der Eigenreflexe über das γ-System können aufgrund zerebraler Tätigkeit bestimmte Bewegungsabläufe gebahnt werden, so daß ihr automatischer Ablauf erleichtert wird. Für das Verständnis der Automatik des Gehaktes, der zerebralen spastischen Lähmungen u. a. sind diese Verhältnisse von grundlegender Bedeutung.

Die Reflexe in den ersten Lebensjahren

Der neugeborene Säugling ist ein subkortikales Wesen. Die Bewegungen werden von Zentren des Hirnstammes dirigiert, die übergeordneten Zentren arbeiten noch nicht. Die Motorik ist beherrscht von den *tonischen Reflexen,* die in den ersten Lebensmonaten vorherrschend wirken: Das Neugeborene zeigt ein Überwiegen des Tonus der Flexoren. In der zweiten Hälfte des ersten Jahres verschwinden die tonischen Reflexe und werden abgelöst durch die *Stellreflexe* und *Gleichgewichtsreaktionen,* die ihrerseits zwischen dem ersten und zweiten Jahr unterdrückt oder abgeändert und in die Willkürmotorik eingebaut werden.

Spinale Reflexe

Sie sind nur bei Frühgeburten nachweisbar.

a) *Fluchtreflex:* Schmerzreiz an der Fußsohle bewirkt sofortiges Zurückziehen des Beines mit Flexion aller Gelenke.

b) *Extensorstoß:* Plötzlicher Druck auf die Fußsohle bewirkt Streckung aller Gelenke des Beines.

Tonische Reflexe

Sie rufen Muskelkontraktionen hervor, die so lange andauern als die Stellung des *Kopfes* dieselbe bleibt. Sie werden ausgelöst durch Änderung der Stellung von Kopf zu Rumpf (tonische Halsreflexe) oder bei Änderung von Kopf- und Körperstellung im Raum (tonische Labyrinthreflexe). Tonische Reflexe sind in den ersten Monaten aktiv und nie so stark, daß sie dem Säugling nicht auch andere Stellungen erlauben. Sie wirken meist zusammen, so daß eine Reaktion des Säuglings nicht einem einzelnen Reflex zugeschrieben werden kann.

a) *Asymmetrischer tonischer Halsreflex:* Seitwärtsdrehen des Kopfes bewirkt Streckung mit Tonuserhöhung desjenigen Armes, dem das Gesicht zugewendet wird, gleichzeitig Beugen- und Tonusverminderung des anderen Armes. Oft wirkt der Reflex auch auf die unteren Extremitäten im gleichen Sinne sowie auf die Haltung der Wirbelsäule (Säuglingsskoliose!).

b) *Symmetrischer tonischer Halsreflex:* Rückwärtsbeugen des Kopfes führt zur Streckung der oberen Extremitäten mit Tonuserhöhung und zu Beugen der unteren Extremitäten mit Tonusverminderung, Vorwärtsbeugen des Kopfes führt zu Beugen der oberen Extremitäten mit Tonusverminderung und Strecken der unteren Extremitäten mit Tonuserhöhung.

c) *Tonische Labyrinthreflexe* bewirken Tonusveränderungen an allen Extremitäten bei Änderung der Kopfstellung im Raum: Rückenlage bewirkt maximalen Extensortonus, Bauchlage maximalen Flexortonus.

Stehbereitschaft

Berührt der Fußballen die Unterlage, streckt sich das Bein in allen Gelenken.

Stellreflexe

Automatische Reaktionen zur Erhaltung der Normalstellung des Kopfes im Raum und der normalen gegenseitigen Haltung von Kopf-Rumpf und Extremitäten. Am stärksten im zweiten Lebenshalbjahr. Sie ermöglichen das Kopfheben, Rumpfdrehen, Aufsitzen und Aufstehen.

a) *Halsstellreflexe:* Bei Seitwärtsdrehen des Kopfes folgt der Körper im ganzen in der gleichen Richtung (schon bei der Geburt vorhanden!).

b) *Labyrinthstellreflex* bewirkt die automatisch richtige Kopfstellung sowie das Kopfheben in Bauchlage (mit 2 Monaten) und in Rückenlage (mit 4–6 Monaten).

c) *Körperstellreflex* bewirkt Schraubenbewegung des Körpers beim Drehen: Schultergürtel folgt nach dem Kopf, Beckengürtel folgt nach dem Schultergürtel. Infolge dieses Reflexes drehen sich Kleinkinder beim Aufsitzen zuerst auf den Bauch.

Moro-Reflex

Lärm, Bewegung der Unterlage, plötzliches Hochheben der Beine bewirken Abduktion und Streckung der Arme; in den ersten drei Monaten vorhanden, verschwindet bis zum sechsten Monat.

Sprungbereitschaft („protective extension")

Bei raschem Annähern des in Bauchlage gehobenen Säuglings an die Unterlage, erfolgt Aufstützen auf die gestreckten Arme. Von sechs Monaten bis Erwachsenenalter.

Weitere Reflexe

Beim gesunden Säugling findet sich neben den normalen Eigen- und Fremdreflexen der *Greifreflex* (bis 3.–4. Monat) sowie der *Saug-* oder *Lutschreflex* (bis 11.–12. Monat).

Beim Bestreichen der Fußsohle des Säuglings und Kleinkindes führt die Großzehe eine Extensionsbewegung aus. Ob es sich dabei um ein Babinski-Phänomen (Pyramidenbahnschaden) handelt, ist oft schwer zu entscheiden.

Normale Entwicklung der Motorik

Frühgeburt

Vorherrschen des Flexortonus: Beine abduziert, Füße ventralextendiert, Knie und Hüften gebeugt.

Neugeborenes

In Rückenlage wird der Kopf zur Seite gehalten (asymmetrischer tonischer Halsreflex); Beine sind gebeugt (Flexortonus!), semiadduziert, Füße plantarflektiert; Halsstellreflex wirksam.
Bauchlage: Flexortonus so stark (tonischer Labyrinthreflex), daß Beine in Kriechstellung bleiben. Kopfheben unmöglich.

Kleinkind

2 *Monate:* Extensortonus nimmt zu, Kopf wird in Bauchlage gehoben (Labyrinthreflex und symmetrischer tonischer Halsreflex).
6 *Monate:* Extensortonus stark. Stützen auf die gestreckten Arme. Sprungbereitschaft vorhanden.
7–8 *Monate:* Kann sich in Schraubenbewegung auf den Bauch drehen (Körperstellreflex).
9–10 *Monate:* Stellreflex am stärksten ausgeprägt.
Gleichgewichtsreaktionen: Ermöglichen die Aufrechterhaltung des Gleichgewichtes (im Liegen mit 6 Monaten, im Sitzen mit 10 Monaten, im Stehen mit 15 Monaten, im Gehen mit 24 Monaten). Höher organisierte, *selektive Bewegungen* werden mit der Ausreifung des ZNS möglich, auch komplizierte automatische Reaktionen (z. B. Erhaltung des Gleichgewichtes) können erlernt werden. Der Körper bewegt sich nicht mehr als Ganzes, überflüssige Bewegungen werden allmählich gehemmt. Greifen erfolgt nicht mehr mit der ganzen Hand, sondern mit Daumen und Zeigefinger; beim Gehen wird der Fuß bei jedem Schritt plantarflektiert, wenn Knie und Hüfte gestreckt sind (am Schluß der Standphase). Mit 4–5 Jahren sind alle grundlegenden Bewegungsmöglichkeiten vorhanden, sie werden mit *Geschicklichkeit* ausgebaut. *Willkürliche Bewegungen* entwickeln sich vom 5. Monat an.
Normale motorische Entwicklung des Säuglings: VOJTA überprüft die normale motorische Entwicklung des Säuglings anhand von 7 Lagereaktionen (Tab. 11). Abnorme Gestaltung dieser Lagereaktionen deutet auf eine zentrale Koordinationsstörung hin. Die Kenntnis dieser Lagereaktionen ist für die Orthopädie der Mißbildungen ebenso vorteilhaft wie für die Früherkennung infantiler Zerebralparesen.

Tabelle 11 Die Prüfung der Lagereflexe beim Säugling (nach Vojta) (aus Thom: Die infantilen Zerebralparesen. Thieme, 1982)

Reaktion	Auslösung	Antwort	Zeitraum
Vojta-Reflex	Rasches Seitwärtskippen des Kindes aus vertikaler in horizontale Seitenlage; Kind wird am Rumpf gehalten, Rücken zum Untersucher	1. Neonatale Reaktion 2. Aktive Beugebewegung der Extremitäten 3. Abstrecken der freien Extremitäten	0–10. Wo. 4.–7. Mon. 8.–12./14. Mon.
Traktionsversuch	Kind wird aus Rückenlage an den Unterarmen langsam zum Sitzen hochgezogen; die Bewegungsantwort an Kopf und Beinen ist zu beachten	1. Kopf hängt, Beine passiv gebeugt 2. Beginnt Kopf u. Beine anzuziehen 3. Kopf, Rumpf u. Beine werden aktiv angezogen 4. Rumpf angezogen, Beine gestreckt u. abduziert	0–6. Wo. 7. Wo.–6. Mon. 7.–8./9. Mon. 10.–14. Mon.
Kopfabhangversuch n. Peiper u. Isbert	Aus Rückenlage (Kopf in Mittelstellung, Hände geöffnet) wird das Kind an den Knien gefaßt und plötzlich (mit dem Kopf nach unten) in die Vertikale gebracht	1. „Umklammerungsphase"; dann ausfahrende Seitstreckung d. Arme, Nacken gestreckt, Becken gebeugt 2. Arme seitl. halbhoch gestreckt, Hände geöffnet 3. Arme gestreckt, symmetr. Nacken- u. Rumpfstreckung bis z. lumbosakr. Übergang 4. Versucht sich akt. festzuhalten u. hochzuziehen	0–3. Mon. 4.–5./6. Mon. 7.–9./12. Mon. ab 9. Mon.
Kopfabhangversuch n. Collis (vertikal)	Aus Rückenlage wird das Kind an einem Knie gehalten und plötzlich (mit dem Kopf nach unten) in die Vertikale gebracht	1. Freigelassenes Bein in Beugehaltung 2. Lockere Streckhaltung im Knie, Beugung im Hüftgelenk	0–6./7. Mon. ab 7. Mon.
Horizontalabhangversuch n. Collis	Kind wird am Oberarm und am gleichseitigen Oberschenkel in der horizontalen Seitenlage frei gehalten; die (provozierte) Bewegungsantwort an den freien Extremitäten wird beachtet	1. Beugehaltung der Extremitäten 2. Bein gebeugt; beginnt Arm zu stützen 3. Stützt mit Hand und Fuß	0–3./4. Mon. 4.–7. Mon. 8.–12./14. Mon
Landau-Reflex	Kind wird unter dem Bauch auf der flachen Hand streng in der horizontalen Lage gehalten	1. Kopf gesenkt, Rumpf u. Extremitäten gebeugt 2. Symmetr. Nackenstreckung bis Schulterlinie 3. Rumpfstreckung, Beine leicht gestreckt	0–6. Wo. 7. Wo.–3./4. Mon. ab 6. Mon.
Axillarhängeversuch	Kind wird am Rumpf gehalten, Kopf nach oben, Rücken zum Untersucher	1. Beine gebeugt 2. Beine gestreckt	0–7. Mon. ab 7. Mon.

Infantile Zerebralparesen, Cerebral palsy (C. P.)

Die C. P. ist ein *Symptomenkomplex*. Die primäre Hirnläsion stört Systeme, welche für die Automatik der motorischen Funktionen notwendig sind, daneben auch sensorische Systeme. Infolge Interferenz der normalen Haltungsreflexe mit den Störungen resultieren abnorme Koordination der Motorik und die Unmöglichkeit, normale Haltung und Gleichgewicht zu bewahren und normale Bewegungen auszuführen.

Wenn nicht ausgeprägte Störungen vorliegen, kann die *Diagnose* einer spastischen Form infantiler Zerebralparese erst mit 12 bis 18 Monaten, einer athetotischen Form erst mit 18 bis 24 Monaten einigermaßen sicher gestellt werden. Schon früher ergeben aber *Risikofaktoren* (Tab. 12) und abnorme Lagereflexe den *Verdacht* einer Abweichung vom normalen Entwicklungsverlauf und die Indikation zur frühzeitigen therapeutischen Beeinflussung.

Die hauptsächlichsten *Symptome* der C. P. sind:

Tabelle 12   Risikofaktoren, die Verdacht auf eine Abweichung von der normalen Entwicklung erwecken (aus *Thom:* Die infantilen Zerebralparesen. Thieme 1982)

I. Familie (Erbkrankheiten)
   1. Genetisch bedingte Taubheit oder Blindheit
   2. Erbliche neurologische Krankheiten
   3. Genetisch bedingte Stoffwechselstörungen

II. Schwangerschaft
   1. Unregelmäßige oder fehlende Schwangerenvorsorge
   2. Infektionskrankheiten während der Schwangerschaft
   3. Andere Krankheiten der Mutter (Diabetes, Hyperthyreose, Nephropathie, kardiopulmonale Insuffizienz usw.)
   4. Chemotherapeutika, radioaktive Bestrahlung, Operationen während der Schwangerschaft
   5. Blutgruppenunverträglichkeit (Rhesus-, ABO-System)
   6. Uterusblutungen während der Schwangerschaft
   7. Hydramnion
   8. Anhalt für rezidivierende Gestationsstörungen
   9. Mehrlingsschwangerschaft
   10. Abnorm kurze (<37 Wochen) oder abnorm lange (>42 Wochen) Schwangerschaft
   11. Intrauterine Mangelernährung und Plazentainsuffizienz (hypotrophe Neugeborene oder small for date infants)

III. Geburt
   1. Verdacht auf intrauterine Hypoxie
   2. Plazenta- und Nabelschnuranomalien
   3. Abnorme Wehentätigkeit (Wehenschwäche, Sturzgeburt)
   4. Verengungen des Geburtskanals
   5. Lageanomalien
   6. Instrumentelle und operative Entbindungen (mit Ausnahme der unkomplizierten Beckenausgangszange)
   7. Mehrlingsgeburt

IV. Neugeborenenperiode
   1. Asphyxie – mehr als 2 Min. Dauer bis zum ersten Atemzug oder mehr als 10 Min. Dauer bis zu normaler Atemtätigkeit; niedrige Apgarnoten (<7)
   2. Abnormer neurologischer Befund und abnormes Verhalten unmittelbar postnatal
   3. Icterus gravis, Hypoglykämie, schwere oder langdauernde Azidose
   4. Jede ernsthafte Erkrankung oder Infektion in der Neugeborenenperiode, insbesondere Meningoenzephalitiden

a) Spastizität: Erhöhung des Muskeltonus, Bewegungen steif, langsam. Starke Kontraktionen von Agonisten und Antagonisten.

b) Athetose: schwankender Muskeltonus, plötzliche intermittierende Spasmen. Bewegungen in Extremen, plötzliche totale Hemmung der Antagonisten. Hypermetrie.

c) Der Muskeltonus ist immer gestört, entweder hyperton, hypoton oder wechselnd.

d) Enthemmung spinaler und kortikaler Reflexe und Reaktionen.

e) Intelligenzstörungen können immer vorliegen. Bei niedrigem Intelligenzquotienten sind die Erfolge der Therapie schlechter als bei normaler Intelligenz.

f) Sprachstörungen (spastische Lähmung von Zungen- und Schlundmuskulatur), Hörstörungen und Sehstörungen sind häufig.

Die *Klassifizierung* der C. P. ist nicht leicht, Überschneidungen kommen bei jeder Einteilung vor. Die Klassifizierung nach Phelps teilt ein nach: a) Spastizität, b) Athetose, c) Rigidität, d) Ataxie, e) Tremor. Jeder Fall ist aber eine Mischung dieser Faktoren. Besser ist die Einteilung nach klinischen Syndromen (Tab. 13).

Tabelle 13   Die klinischen Syndrome der infantilen Zerebralparese (aus *Thom:* Die infantilen Zerebralparesen. Thieme, 1982)

I. Spastische Hemiplegiesyndrome

Spastische Halbseitenlähmung mit entsprechenden Symptomen, mitunter leicht dyskinetischer Charakter, nicht selten unterschiedlich starke Ausprägung an oberer und unterer Extremität.

II. Spastische Diplegiesyndrome

Mehr oder weniger symmetrische Diparesen, Beine und Füße stärker betroffen als Arme und Hände. Bei Paraplegie nach sorgfältiger Untersuchung fast immer auch leichte Dysfunktion der Hände, mitunter hochgradige Behinderung an allen Extremitäten, Arme jedoch immer etwas weniger betroffen als Beine.

III. Spastische Tetraplegie (bilaterale Hemiplegie)

Spastische Paresen an den oberen Extremitäten ebenso oder stärker ausgeprägt als an den unteren, hochgradige geistige Behinderung, oft auch Epilepsie, vielfach Beugekontrakturen, schwere Sprachstörungen, Schluckstörung (Pseudobulbärparese).

IV. Dyskinetische Syndrome (Syndrom des Tonuswechsels)

Schwere Tetraplegie, motorische Entwicklung auf neonataler oder frühkindlicher Stufe, abnormer Wechsel des Muskeltonus („Dystonie oder veränderliche Rigidität"), Bestehenbleiben ausgeprägter neonataler oder frühkindlicher Reflexmuster, athetotische Hyperkinesie, jedoch nicht in allen Fällen, häufig keine abnormen Pyramidenbahnzeichen.

V. Kongenitale Ataxiesyndrome

Kongenitale zerebelläre Ataxie: Unfähigkeit, Willkürbewegungen zu koordinieren (Dyssynergie) mit Gangunsicherheit, Dysmetrie, Intensionstremor.

Ataktische Diplegie: Dyssynergiesymptome hauptsächlich in den oberen Extremitäten, spastische Zeichen an den unteren Extremitäten.

Syndrome mit Gleichgewichtsstörung („Dysäquilibriumsyndrom"): Schwierigkeiten im Beibehalten der aufrechten Körperposition und bei der Lageempfindung des Körpers im Raum.

VI. Hypotoniesyndrome

Allgemeine Muskelhypotonie mit meist normalen oder lebhaften Muskeleigenreflexen, verzögerter statomotorischer und geistiger Entwicklung, häufig kombiniert mit ataktischen Symptomen.

Atonisch-astatisches Syndrom *(Foerster)* mit geistiger Behinderung; gelegentlich zerebrale Anfälle.

Die *Diagnose* der zerebralen Lähmung ist nicht schwierig bei fortgeschrittenen Fällen. Immerhin kann eine spastische Lähmung leichten Grades übersehen werden! Die *Frühdiagnose* stützt sich auf folgende Befunde:
- Jedes Kind mit Tonusanomalien (Hypotonie, wechselnder Tonus, Hypertonie) ist verdächtig auf C. P.
- Rückstand in der motorischen Entwicklung ist verdächtig auf C. P. Die tonischen Reflexe bleiben bei der C. P. über den 6. Monat hinaus bestehen und unterdrücken die Entwicklung der Stellreflexe und Gleichgewichtsreaktionen, die normalerweise nach dem 6. Monat auftreten.
- Die eigentliche Spastizität entwickelt sich erst nach dem 1. bis 2. Lebensjahr und kann für die Frühdiagnose meist nicht verwendet werden.

Differentialdiagnose: Hirntumor, heredodegenerative Erkrankungen, Myatonia congenita Oppenheim, Arthrogryposis. Bei Hypertonus der Hüftmuskulatur: Dysplasia coxae congenita. Säuglingsskoliose.

6. Untersuchung der peripheren Gefäße

Arterielle und venöse Durchblutungsstörungen sind häufige Begleiterscheinungen von Erkrankungen der Extremitäten, besonders von sog. statischen Beschwerden. Sie verlangen vom Orthopäden eine sorgfältige Untersuchung (Tab. 14). Durchblutungsstörungen können unter Umständen die Indikation zu operativen Eingriffen und deren Prognose sehr weitgehend beeinflussen (Tab. 15).

Inspektion

Hautfarbe, Hauttemperatur

Bei arteriellen Durchblutungsstörungen: blaß, kühl bei Hochlagerung; tiefrot, kühl beim Hängenlassen der Extremität und beim Stehen.

Zyanotische, kühle Haut bei venöser Stase infolge postthrombotischen Syndroms, Akrozyanose, Raynaud-Anfall im Abklingen, selten bei arterieller Verschlußkrankheit.

Zyanotische, warme Haut bei lokalvenösen Stauungszuständen, kardiale und pulmonale Ödeme müssen ausgeschlossen werden!

Tiefrote, warme Haut bei Erythromelalgie und Entzündung.

Für die orientierende Untersuchung der Hauttemperatur genügt die Schätzung mit der Hand (der Handrücken ist empfindlicher!), Hautthermometrie mit elektronischem Thermometer bei besonderen Fragestellungen.

Trophische Störungen

Bei arteriellen Verschlußkrankheiten: Haut atrophisch, Trugor vermindert, Behaarung einseitig vermindert, Zehennägel dick, deformiert, Hautnekrosen (interdigital, periungual), Gangrän.

Tabelle 14   Angiologisches Untersuchungsschema (nach *Kappert*)

1. Anamnese
   a) Familienanamnese
   b) Frühere Krankheiten, Beruf, besondere Beschäftigung, Abusus (v. a. Nikotin)
   c) Jetziges Leiden
      – Allgemeine Gesichtspunkte: Alter, Geschlecht, Rasse
      – Spezielle Symptome: Schmerz, andere subjektive Symptome
2. Inspektion
   a) Hautfarbe
   b) Trophische Störungen
   c) Hauttemperatur
   d) Weitere Befunde: Ödeme, Varizen, Indurationen, Knochenveränderungen, Kontrakturen usw.
3. Palpation der Arterienpulse
4. Auskultation der Arterien (evtl. Phonoangiographie)
5. Funktionelle Prüfung
6. Oszillometrie, Oszillographie, Sphygmographie, Plethysmographie, Rheographie
7. Hautthermometrie, Thermographie
8. a) Funktionsprüfung
      – Perkussionsversuch, Tourniquettests
      – Plethysmographische Venenfunktionsprüfung
      – Venendruckmessung
   b) Untersuchung der venösen Strömung
      – Venenauskultation
      – Infrarotfotografie
9. Untersuchung und Funktionsprüfung der Kapillaren
10. Untersuchung und Funktionsprüfung der Lymphgefäße
11. Röntgenuntersuchung der Gefäße

Tabelle 15   Stadien der arteriellen Verschlußkrankheit der Extremitäten (nach *Widmer-Waibel*)

1. *Symptomfreiheit* (bei ⅔ der Verschlußkranken)
2. *Claudicatio intermittens*
   Die Schmerzen treten beim Gehen auf, und zwar 1. nach einer oder mehr oder weniger langen Latenzzeit, 2. nur bei funktioneller Belastung. Nach der Belastung verschwinden sie innerhalb von Minuten. Die Latenzzeit wird bei zunehmender Belastung kürzer.
   Lokalisation der Schmerzen:
   a) Fußsohle, Rist, oft mit Parästhesien (Verschluß der Unterschenkelarterien)
   b) Wade (Verschluß der A. femoralis)
   c) Wade, Oberschenkel, Hüftgelenk, evtl. Gesäß (A. iliaca, Aorta)
   d) Ober- und Unterarm (A. subclavia beziehungsweise A. brachialis)
3. *Ruheschmerz*
   a) Parästhesien, v. a. einseitig (verminderte akrale Durchblutung)
   b) Ruheschmerz, sehr intensiv, in Fuß und Zehen, v. a. beim Liegen
   c) Pränekrose, akrale Unterkühlung, Fehlen mehrerer Pulse.
4. *Nekrose*
   Akrale Läsionen, wie Ulzera, Paronychien, Nekrosen, Osteomyelitiden; dazu Ruheschmerz.

Bei funktionellen Arterienerkrankungen: Sklerödem (teigige Schwellung), Skleroderm (derbe Verdickung), Sklerodermie (harte Atrophie), Fingerkuppennekrosen. Venöse Stase, venöser Symptomenkomplex: Ekzem, Dermopathia cyanotica, Parakeratose, Hyperpigmentierung, Ulzera.
Chronisches Lymphödem: Haut hypertrophisch, derb.

Weitere Befunde

a) Ödem: weich eindrückbar: venöse Stauungszustände.
   Auf den Fuß beschränkt: chronische arterielle Verschlußkrankheit.
   Derb mit Hauthypertrophie: lymphatische Stase.
   Chronische venöse Stauung bei Frauen oft mit Arthrose des Knies und Fußdeformitäten verbunden (phleboarthrotischer Symptomenkomplex).
b) Varizen: Primäre Stammvarikose der V. saphena magna oder parva, sekundäre Varizen bei mechanischer Behinderung des tiefen Venenabflusses (z. B. postthrombotisch), bei arteriovenöser Fistel usw.
c) Indurationen der Haut, Entzündungen (Zellulitis, Phlebitis migrans, Varikophlebitis, Erysipel, Gicht usw).
d) Trophische Knochenveränderungen: Dekalzifizierung, periostale Auflagerungen. Bei arteriovenösen Fisteln vor Abschluß des Wachstums Hypertrophie der ganzen Gliedmaßen.

Palpation des Arterienpulses

Im warmen Raum werden routinemäßig die folgenden Stellen palpiert:
A. axillaris in der Axilla,
A. brachialis in der Ellenbeuge,
A. radialis: radial neben den Beugesehnen.

a) Adson-Test bei Scalenus-anterior- und Halsrippen-Syndrom: Im Sitzen werden die Arme an den Thorax gelegt, der Kopf nach hinten gebeugt. Bei tiefer Inspiration wird der Kopf nach der kranken Seite gedreht: bei positivem Ausfall Abschwächung des Radialispulses, evtl. Parästhesien im Arm.
b) Prüfung des Kostoklavikulärsyndromes: Die Schultern werden bei hängenden Armen gesenkt und nach hinten zurückgenommen: positiver Ausfall wie beim Adson-Test.

A. ulnaris: ulnar der Beugesehnen.
Aorta: links vom Nabel.
A. femoralis: unterhalb des Leistenbandes, etwas medial der Mitte.
A. poplitea: in der Poplitea, etwas gegen den tibialen Gastroknemiuskopf hin palpieren!
A. dorsalis pedis: über dem Os metatarsale II, dicht neben der Sehne des M. extensor hallucis longus.
A. tibialis posterior: fingerbreit hinter und unterhalb des Innenknöchels.

Auskultation der Arterien

Im Verlauf der A. femoralis, der Aorta, der A. brachialis und A. subclavia hört man, besonders nach Anstrengungen, Stenosegeräusche synchron mit der Pulswelle.

Funktionelle Prüfung

Diese Prüfungen ergeben einen Anhaltspunkt für die Leistungsfähigkeit der noch erhaltenen Strombahnen.

Lagerungsprobe (nach Ratschow)

Der Patient hebt in Rückenlage 2 Minuten lang die Beine hoch, bewegt dabei in den Sprunggelenken 30mal pro Minute: Die Haut zeigt normalerweise keine Veränderungen, bei arteriellen Durchblutungsstörungen dagegen fleckenförmige oder diffuse Abblassung. Nach 2 Minuten werden die Füße im Sitzen hängen gelassen: Innerhalb 5 Sekunden rötet sich die Haut, in 5–12 Sekunden füllen sich die kollabierten Venen, nach 20–60 Sekunden tritt eine reaktive Hyperämie auf (Tab. 16).

Faustschlußprobe

Bei hochgehaltenen Armen öffnet und schließt der Patient die Faust 60mal in der Minute, während die arterielle Zufuhr durch Umfassen des Handgelenkes unterbrochen wird. Nach 1 Minute öffnet der Patient die Hand, die Blutzufuhr wird freigegeben. In wenigen Sekunden röten sich Hand und Finger. Langsame und fleckenförmige Rötung deutet auf arteriellen Verschluß.

Gehprobe

Der Patient geht bis 3 Minuten mit 120 Schritten pro Minute auf einem langen Flur. Es wird beobachtet, wann und wo Schmerzen auftreten, wann der Patient schont, wann er stillsteht, wann er wieder gehen kann. Die Muskeldurchblutung ist schwer gestört, wenn innerhalb 60 Sekunden angehalten wird, mittelschwer, wenn die Anhaltezeit 60–180 Sekunden beträgt, leicht, wenn das Gehen länger als 3 Minuten möglich ist. Die Gehleistung wird auch durch Angina pectoris, kardiale und pulmonale Insuffizienz sowie durch Schmerzen behindert!

Tabelle 16   Beurteilung der Lagerungsprobe nach Ratschow (nach *Widmer-Waibel*)

Durchblutungs- störung	Abblassen sec	Rötung sec	Venenfüllung sec	Nachrötung
fehlt	∅	5	−15	∅
leicht	>60	10–30	20–30	+
mittel	<60	30–60	30–60	++
schwer	in Horizontal- lage	>60	>60	+++

Oszillometrie, Oszillographie

Die Oszillometrie ergibt eine grobe Orientierung, die Oszillographie läßt Rückschlüsse auf die Durchgängigkeit der Arterien und die Stenosestelle zu.

Oszillometrie

Die Manschette nach Recklinghausen wird aufgebläht, auf der Scala alternans liest man die Höhe der Ausschläge bei je um 20 mm vermindertem Druck ab. Um Fehler nach Möglichkeit auszuschalten, untersucht man den symmetrischen Körperteil in gleicher Weise.

Einseitiger Verschluß oder Stenose ist wahrscheinlich, wenn distal einer bestimmten Stelle die Ausschläge kleiner sind und die größte Amplitude (= oszillometrischer Index) bei tieferem Manschettendruck liegt als auf der Gegenseite. Die Normalwerte schwanken in weiten Grenzen.

Oszillographie (mechanisch oder besser elektronisch)

Die akrale Oszillographie (an Daumen und Großzehe) ergibt Kurven, die in bezug auf Amplitudengröße, Form und zeitlichen Verlauf (Pulswellenlaufzeit, Gipfelzeit usw.) ausgewertet werden können. Die Unterscheidung zwischen funktioneller und organischer Arterienerkrankung ist möglich. Die Oszillographie entscheidet, ob eine Arteriographie notwendig ist oder nicht. Die Manschettenoszillographie ergibt eine genauere Lokalisation des Arterienverschlusses.

Die Belastungsoszillographie nach einer Leistung läßt die Beurteilung der funktionellen Anpassungsfähigkeit zu.

Messung der Strömungsgeschwindigkeit

Die Strömungsmessung mit dem Ultraschall-Doppler-Verfahren wurde in den letzten Jahren ausgebaut. Die Messung der arteriellen Blutversorgung mit dieser Methode wird zur Festlegung der Amputationshöhe bei der Verschlußkrankheit eingesetzt.

Funktionsprüfung der Venen

Die klinische Funktionsprüfung hat die Bedeutung einer orientierenden Voruntersuchung. Die Ergebnisse sind nicht immer eindeutig. Geprüft werden die Venenklappen der V. saphena magna in der Inguina, der V. saphena parva in der Kniekehle und diejenigen des tiefen Venensystems sowie der Vv. communicantes.

Perkussionsversuch

Am stehenden Patienten werden die Varizen mit den Fingerspitzen auf Höhe der Wade palpiert. Beklopft man die Varizen am Oberschenkel, pflanzt sich die Klopfwelle nur dann nach unten fort, wenn die Klappen insuffizient sind.

Perthes-Versuch

Am stehenden Patienten werden die Venen unterhalb des Kniegelenkes mit einem Stauschlauch abgeschnürt. Der Patient geht rasch herum und macht einige Kniebeugen: Wenn sich die vorher gefüllten Varizen am Unterschenkel entleeren, sind die tiefen Venen durchgängig und die Vv. communicantes intakt.

Trendelenburg-Versuch

In horizontaler Lage werden die Varizen der V. saphena magna ausgestrichen, dann proximal durch Fingerdruck oder Staubinde komprimiert. Der Patient steht jetzt mit unverrückter Kompression auf. Füllt sich die V. saphena magna in 30 Sekunden nicht oder nur sehr langsam, sind die peripheren Vv. communicantes intakt. Füllt sich die V. saphena magna nach Aufheben der Kompression rasch von oben her, sind die Klappen dieses Venenabschnittes insuffizient (Versuch positiv). Ausbleiben der Füllung spricht für intakte Venenklappen. An der V. saphena parva kann man gleich vorgehen.

Pratt-Versuch

Am hochgehaltenen Bein wird von den Zehen her bis zum oberen Drittel des Oberschenkels mit elastischer Binde ausgewickelt. Direkt oberhalb der Binde legt man einen Stauschlauch an. Die Binde wird nun schrittweise abgerollt, während eine zweite Binde von oben her nach distal so gewickelt wird, daß immer ein Zwischenraum von ca. 5 cm frei bleibt. Wo sich in diesem Zwischenraum eine Varize füllt, ist eine V. communicans insuffizient.

Mahorner-Ochsner-Versuch

Wie Pratt-Versuch, aber unter Verwendung mehrerer Stauschläuche. Wo zwischen 2 Stauschläuchen sich eine Varize füllt, ist eine V. communicans insuffizient.

Röntgenuntersuchung der Blutgefäße

Für die genaue Abklärung und Operationsindikation ist die Röntgendarstellung der Gefäße notwendig. Diese Untersuchungen erfordern zu richtiger Durchführung und Interpretation der Ergebnisse große Erfahrungen und werden an besonderen Zentren durchgeführt (Tab. 17).

Tabelle 17   Röntgenuntersuchung der Gefäße

1. Weichteilaufnahmen der Gefäße
2. Kontrastmitteldarstellung der Gefäße
    a) Aortographie
    b) zerebrale Angiographie
    c) Arteriographie und Serienarteriographie
    d) Phlebographie
    e) Lymphographie

Apparative Untersuchung der Gefäße

Vor allem bei der chronisch-venösen Insuffizienz (postthrombotisches Syndrom) werden zusätzlich nichtinvasive Untersuchungsmethoden angewandt, um die funktionelle Wertigkeit des Kreislaufs zu beurteilen:

- Doppler-Ultrasonographie,
- Plethysmographie und Belastungsplethysmographie,
- dynamische Venendruckmessung,
- Intravitalmikroskopie.

Spezieller Teil

7. Spezielle orthopädische Untersuchung

Das Ziel der orthopädischen Untersuchung ist ein zweifaches: Wir wollen den aktuellen Zustand des Patienten kennenlernen (und dokumentieren) sowie eine Diagnose stellen. In den meisten Fällen ergibt die körperliche Untersuchung mit großer Wahrscheinlichkeit eine Verdachtsdiagnose. Aufgrund der Verdachtsdiagnose können dann die zusätzlichen Untersuchungen angeordnet werden (Röntgenaufnahmen, Laboruntersuchungen usw.).

Messung und Gelenkbeweglichkeit nach der Neutral-0-Methode

Die Messung der Gelenkbeweglichkeit ergibt richtige Ergebnisse, wenn

– die Gelenkachse genau festgelegt ist, um die das Gelenk sich bewegt,
– der Drehpunkt des Winkelmessers auf der Drehachse des Gelenkes liegt,
– die Ebene, in der die Bewegung stattfindet, eindeutig bestimmt ist (es wird im allgemeinen die Sagittal-, Frontal- oder Transversalebene gewählt).

Für die Gelenkmessung müssen, wenn dies möglich ist, eindeutig gekennzeichnete Körperstellen als *Bezugspunkte* gewählt werden, d. h. prominente, durch die Haut gut tastbare Knochenvorsprünge. An den Extremitäten muß oft die virtuelle *Gliedmaßenlängsachse* benützt werden, die am besten durch freies Visieren aus einer gewissen Distanz zu bestimmen ist. Die unsymmetrische Verteilung der Muskulatur ist dabei zu beachten.

Sofern eine eindeutige Winkelmessung nach diesen Richtlinien nicht möglich ist, kann die gegenseitige Verschiebung von geeignet gewählten Knochenpunkten gemessen werden („funktionelle Messung" nach Russe u. Mitarb. 1972): an der Wirbelsäule, bei der Fingerbeugung, bei der In- und Eversion usw. Mit dieser „funktionellen Messung" erhält man ebenfalls eindeutige und reproduzierbare Resultate.

Bei der Gelenkmessung nach der Neutral-0-Methode werden alle Bewegungen eines Gelenkes von einer einheitlich definierten *Neutral-* oder *Nullstellung* aus gemessen. Der abgelesene Winkelwert ergibt den Bewegungsausschlag von der Nullstellung aus.

Die Nullstellung bezieht sich auf die *„anatomische Normalstellung"* (Abb. 22 a–c): aufrecht stehend, mit hängenden Armen, nach vorne gerichteten Daumen, geschlossen und parallel gehaltenen Füßen, Blick nach vorne gerichtet. Diese anatomische Normalstellung wird als Null- oder Ausgangsstellung für die Gelenkmessung definiert. Für die Untersuchung ist sie nach Möglichkeit zu reproduzieren, auch am liegenden Patienten.

Die *Stellung* der gelenkbildenden Körperteile am Ende der Bewegung ist von der *Bewegung an sich* zu unterscheiden. So ist die Bewegung zwischen einer Flexionsstellung von 10 Grad und einer solchen von 50 Grad eine Beugebewegung, die Rückführung in die alte Stellung ist hingegen eine Streckbewegung, auch wenn sie die Neutral-0-Stellung nicht erreicht.

Abb. 22a–c   Anatomische Normalstellung
als Ausgangsstellung für die Gelenkmessung nach der Neutral-0-Methode.

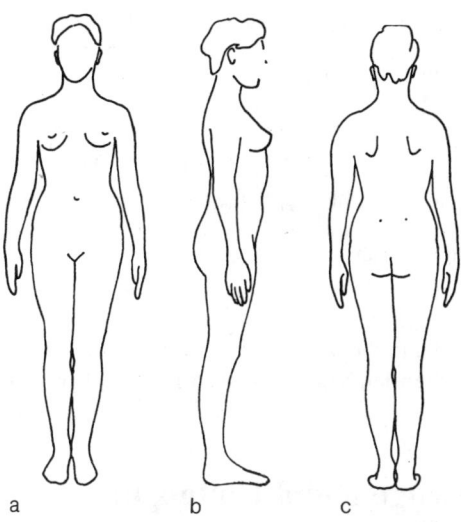

a   b   c

Die vergleichende Untersuchung paariger Gelenke ist die Voraussetzung für genaue
Messungen. Unpaarige Gelenke (auch bei einseitiger Amputation) werden in Beziehung
zu den Standardwerten bei gleichem Alter und gleichem Körperbau gesetzt.

Grundsätzlich werden die vom Patienten selbst *aktiv* (selbsttätig) ausgeführten Bewegungsausschläge gemessen. Abweichungen von dieser Regel (d. h. Messung der *passiven*
Bewegungsausschläge) müssen im Protokoll als solche vermerkt werden.

Für die *Messung* ist die Benützung eines genauen Winkelmessers Voraussetzung. Oft
genügt auch das freihändige Abschätzen der Gelenkstellung. Diese *Schätzung* kann in
der Hand des Erfahrenen befriedigende Näherungswerte ergeben. Für Gutachtenbe-
funde empfiehlt sich immer die Messung. Die Winkelwerte werden möglichst genau
abgelesen. Für die *Protokollierung* genügt meist eine Genauigkeit von 2–5 Grad. Bei
wiederholter Messung ergibt sich je nach Gelenk eine Streuung von 5–10 Grad.

Auf den Abbildungen des Bewegungsumfanges in diesem Buch sind die *durchschnittlichen Bewegungsbereiche* eingetragen. Es handelt sich dabei um Werte, die bei gesunden
Erwachsenen in der Regel zu finden sind.

Die *Protokollierung* der Messungen erfolgt besonders einfach und übersichtlich nach der
Neutral-0-Durchgangsmethode. Das Protokoll ist dreispaltig: In der ersten Spalte
bezeichnet die Legende die auf dieser Zeile notierten Bewegungsrichtungen, in der
zweiten Spalte werden die Meßwerte für die rechte, in der dritten diejenigen für die linke
Körperseite aufgezeichnet, indem hintereinander die Werte für die in der Legende
angeführten Endstellungen (in der gleichen Reihenfolge) gesetzt werden, dazu die 0-
Stellung in der angemessenen Reihenfolge: passiert das Gelenk die 0-Stellung, kommt

Anmerkung

Bei der Beurteilung von Gutachten betrachtet die Schweizerische Unfallversicherungsgesellschaft
(SUVA) einen Unterschied von 5–10 Grad (oder 5–10 mm) bei aufeinanderfolgenden Messungen
als erhebliche Änderung. Um glaubwürdig zu wirken, sollte deshalb angestrebt werden, die
Meßwerte möglichst genau wiederzugeben.

Tabelle 18   Beispiel eines Protokolles für die Hüft- und Kniegelenke

Hüftgelenk:	Flex./Ext.	re. 130°/0/10°	li. 100°/20°/0
	Abd./Add.	50°/0/40°	10°/ 0/20°
	IRot./ARot.	50°/0/50°	0/5°/25°
Kniegelenk:	Flex./Ext.	140°/0/ 5°	140°/ 0/ 5°

Das linke Hüftgelenk zeigt einen Streckausfall von 20 Grad, eine Einschränkung der Beugung gegenüber rechts von 30 Grad, eine Verminderung der Ab-/Adduktion sowie eine eingeschränkte Rotationsfähigkeit, die zwischen einer Außenrotationsstellung von 5 Grad und 25 Grad stattfindet.

die 0 in die Mitte, wird die 0-Stellung nicht passiert, erscheint die 0 sinngemäß vor oder hinter den beiden anderen Zahlen (Tab. 18).

Längen- und Umfangmessung

*Längen*messungen sind nur zwischen gut definierten, festen, meist knöchernen Bezugs-punkten möglich. Die *Bezugspunkte* sollen exakt bestimmbar und von den verschiedenen Untersuchern reproduzierbar aufzufinden sein.

Der *Umfang* ist an eindeutig gekennzeichneten Stellen zu messen, die am besten im Abstand von 10, 20 oder 30 cm von einem festgelegten Bezugspunkt zu wählen sind. Üblich ist auch die Messung des Maximal- und Minimalumfanges eines Gliedabschnittes. Auch für Längen- und Umfangmessungen gilt, daß sie, wenn immer möglich, *in der Normalstellung* erfolgen sollen, um vergleichbare Werte zu erhalten. Längen- und Umfangmaße müssen immer mit der Gegenseite verglichen werden.

Meßinstrumente

Eine Messung ist immer ein Vergleich des Meßobjektes mit einem Maßstab. Geeignet sind einfache, universell anwendbare Maßstäbe und Winkelmesser aus Holz, Metall oder Kunststoff, die eine gute Längenkonstanz und genaue Teilung aufweisen.

Für die Messung der Körperlänge verwendet man *feste Maßstäbe* aus Holz, Metall oder Kunststoff. Als *Meßband* für Umfang- und Längenmessungen an Rumpf und Extremitä-ten wird das kunststoffüberzogene Meßband von 2 cm Breite empfohlen, wie es im Schneiderbedarfsgeschäft erhältlich ist. Der Nullpunkt des Meßbandes muß eindeutig gekennzeichnet und die Teilung genau sein. Stahlmeßbänder sind für Umfangmessungen entweder zu schmal oder sie legen sich der Haut weniger gut an.

Für die Messungen von Distanzen an unzugänglichen Orten (z. B. Knöchelgabel) ver-wendet man entweder eine *Schieblehre* (Maßstab mit einem festen und einem verschieb-baren Meßschenkel, die zueinander parallel stehen) oder den *Meßzirkel* mit geraden oder gebogenen Schenkeln mit Millimeterskala (Beckenzirkel).

Für den Ausgleich von Beinlängendifferenzen bis zum Horizontalstand des Beckens eignen sich am besten einfache Holzbrettchen in der Größe von 15 × 30 cm und einer Dicke von ½, 1, 2 und 4 cm.

Für die Messung von Winkeln stehen verschiedene *Winkelmesser* zur Verfügung. Allgemein verwendbare Winkelmesser haben eine Schenkellänge von ca. 20–30 cm, die Skala muß in Teile von 1 Grad oder 2 Grad geteilt sein und von Null aus nach beiden Seiten ansteigen. Der Skalendurchmesser darf nicht zu klein sein, damit das Ablesen genau erfolgen kann.

Für kleinere Gelenke verwendet man Winkelmesser, deren Schenkel z. B. an den Fingern direkt angelegt werden können.

Der Bewegungsumfang kann auch mit *Neigungsmessern* ermittelt werden (Hydrogoniometer nach Rippstein, Elkameter und Hackethal). Der Neigungsmesser gibt die Abweichung der Gliedstellung gegenüber der Senkrechten bzw. der Waagrechten an, er ist meist nach dem Prinzip des Senkbleis oder der Wasserwaage konstruiert. Für die Gelenkmessung ist zu beachten, daß bei der Benützung von Neigungsmessern immer die Neigung der *beiden* gelenkbildenden Teile zu messen ist und die Differenz errechnet werden muß. Für die Beurteilung der Wirbelsäulenstellung und -funktion, für die Beurteilung der Haltung u. a. ist die Neigungsmessung üblich.

Orthopädische Untersuchung der Gelenke und Gliedabschnitte

An allen Gliedabschnitten und Gelenken müssen die folgenden Punkte beachtet werden.

Inspektion

Von allen Seiten inspizieren, die linke Körperseite mit der rechten vergleichen! Es ist zu achten auf:

a) Konturen, Muskelrelief, Atrophie der Muskulatur oder von Muskelteilen, Schwellungen, Eindellungen, Gefäßzeichnung, Sehnenrelief.
b) Hoch- oder Tiefstand von Gelenken, Verbiegungen von Gliedern, Achsenabweichungen.
c) Haut: Farbe, Pigmentierungen (Café-au-lait-Flecken?), Durchblutung, Verschwielungen an Händen und Füßen, Behaarung, Narben.

Palpation

a) Beschaffenheit der Haut, Hauttemperatur, Schweißabsonderung, Verschieblichkeit der Haut, Konsistenz, Beschaffenheit der Subkutis. Druckschmerz, Kneifschmerz. Fluktuation, Konsistenz von Tumoren. Konsistenz und Tonus der Muskulatur. Die bekannten Knochenpunkte unter der Haut müssen aufgesucht werden.
b) Beschaffenheit von Gelenkkapsel und Bändern, Krepitation bei Gelenkbewegungen. Auskultation der Gelenke!

(Im folgenden werden für die einzelnen Gelenke nur noch die lokal wichtigen Befunde von Inspektion und Palpation aufgeführt.)

Weichteilschwellungen

Farbe der darüberliegenden Haut, Überwärmung, Form, Größe (größter Umfang), Konsistenz, Schmerzhaftigkeit, Pulsationen, Geräusche, Transparenz. Verschieblichkeit gegenüber den anderen Strukturen.

Pulsationen

Gefäße? Ist die Arterie peripher palpabel? Kompressibel? Lokale Verdickungen? Geräusche?

Lokale Schmerzen

Charakter des Schmerzes? Wohin ausstrahlend? Falsche Beweglichkeit? Klopfschmerz? (s. S. 9)

Auskultation

Geräusche? Krepitation?

8. Wirbelsäule und Rücken

Körperliche Untersuchung

Die Untersuchungsmethoden der manuellen Medizin haben manche Verfeinerung und Erweiterung zur Diagnostik der Wirbelsäule beigetragen. Sie werden hier nicht explizit aufgeführt. Es wird jedem Orthopäden empfohlen, sich in den Kursen für manuelle Medizin mit den neuen Möglichkeiten vertraut zu machen.

Zur Untersuchung der Wirbelsäule benötigt man den Überblick über die entkleidete Person von hinten, von der Seite und von vorne.

Inspektion

Von hinten: Beckenstand: horizontal, seitlich geneigt wegen Beinverkürzung rechts oder links? Beim Vorneigen wird die Horizontalstellung des Sakrums und eventuelle Abweichungen davon deutlich erkennbar.

Stellung und Höhe der Schultern. Symmetrie der Hals- und Schulterkonturen und der Muskulatur. Achte auch auf ein einseitiges Abfallen der Schulter während der Untersuchung. Taillendreieck symmetrisch, unsymmetrisch? Verlauf der DF-Reihe: seitliche Abweichung, besonders vortretende Dornfortsätze?

Thoraxform: symmetrisch, beim Vorneigen Rippenbuckel, Lendenwulst asymmetrisch? Stellung des Kopfes: Abweichung der WS vom Lot? Entwicklung der Muskulatur?

Von der Seite: Beckenneigung (Verbindung der Linie Spina iliaca posterior – Spina iliaca anterior), im Mittel 12°.

Allgemeine Haltung: sagittale Schweifung der WS: Lordose der LWS, der HWS, Kyphose der BWS verlängert, verstärkt, vermindert?

Rückenform: harmonisch, Hohlrücken, Rundrücken, Hohlrundrücken, Flachrücken? Abdomen: vorgewölbt, straff?

Thorax: tief, eingezogen? Berührt die untere Thoraxapertur den Beckenkamm (Osteoporose!)?

Von vorn: Thoraxform? Stellung des Sternums? Schulterstand: Schultern vorgeschoben? Abdomen: symmetrisch?

Kontur der Schlüsselbeine?

Palpation

Reihe der Dornfortsätze: Palpation, Perkussion, seitliche Schüttelbewegungen. Schmerzen der Dornfortsätze selbst sind von denjenigen des Lig. interspinale und Schmerzen der Haut zu unterscheiden (besonders in der LWS)!

Tonus, Druckschmerz, Kontrakturen der paravertebralen Muskulatur, segmentweise Untersuchung, Seitenunterschiede! Die Muskelansätze am Sakrum und Darmbeinkamm sind besonders zu beachten. Muskelhärten, Periostschmerz? Die Palpation erfolgt sowohl im Stehen wie im Liegen.

Querfortsätze (LWS und besonders HWS: Querfortsätze und Muskulatur können einseitig und segmentweise schmerzhaft und verspannt sein!)

Iliosakralgelenke: Druck- und Klopfschmerz? Kompression von der Seite und sagittal?

Mennelsches Zeichen: Überstrecken des Hüftgelenkes löst auf der gleichen Seite Schmerzen aus bei Affektion des Gelenkes!

Haut: Feuchtigkeit, Elastizität, Temperatur. Dermographismus. Abheben von Hautfalten schmerzhaft? Schmerzhafte Hautpartien (Headsche Zonen) können Schmerzhaftigkeit der Wirbel vortäuschen! Segmentale Irradiationen und „Schmerzen" sind häufig, auch über den Dornfortsätzen! Diagnostischer Bindegewebsstrich: Mit Mittelfinger und Ringfinger wird eine Hautfalte neben der Wirbelsäule von kaudal nach kranial verschoben (Kibler'sche Hautfalte). Pathologisch ist derbe Konsistenz in Kutis und Subkutis sowie ein scharfer, schneidender Schmerz im Bereich hyperalgetischer Zonen, meist mit verstärktem Dermographismus ruber.

Fersenfallschmerz, Stauchschmerz bei Druck auf den Kopf, auf beide oder eine Schulter?

Im Gehen ist das Muskelspiel der WS-Muskulatur symmetrisch alternierend und reicht bis zum Nacken. Funktionelle Asymmetrien sind zu beachten!

Teste die Muskelfunktion auch bei der Prüfung des Trendelenburg-Zeichens.

Thoraxfunktion: Messung der Atemexkursion (Thoraxumfang): beim Gesunden mehr als 5–8 cm, bei Bechterew, Emphysem, Skoliose schon früh eingeschränkt auf 1–2 cm.

Psoasphänomen: In Rückenlage hebt der Untersuchte aktiv das gestreckte Bein im Hüftgelenk. Durch raschen, plötzlichen Druck auf den distalen Oberschenkel erfolgt reflektorisches Anspannen des Iliopsoas mit Zug an den Querfortsätzen der LWS. Schmerzhaft bei Affektionen der LWS (Spondylitis, Diskushernie, ISG-Syndrom).

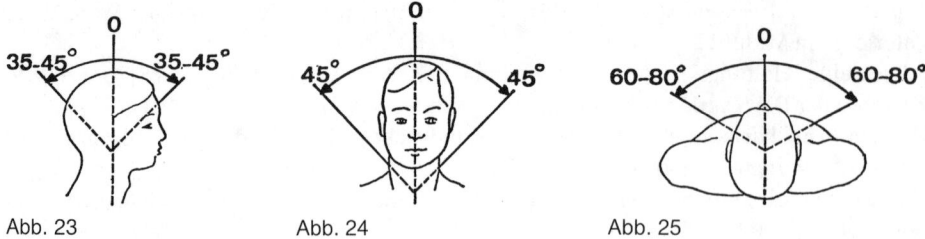

Abb. 23   Abb. 24   Abb. 25

Abb. 23–25   Bewegung von Kopf und Halswirbelsäule. (Abb. 23–26, 28–30 aus *H. U. Debrunner: Gelenkmessung* [Neutral-0-Methode], Längenmessung, Umfangmessung, AO-Bulletin).

Bewegungsumfang

Neutral-0-Stellung: aufrechte Haltung.
Bezugspunkte: Dornfortsatzreihe, am Thorax Sternum und Rippenbogen, am Becken Beckenkamm und Spina iliaca posterior superior sowie Sakrum.

Halswirbelsäule

a) Vorneigen/Rückneigen (Flexion/Extension, Abb. 23): in Winkelgraden oder als Abstand zwischen Sternum und Kinn gemessen.
b) Seitneigen (Abb. 24): in Winkelgraden oder als Abstand zwischen Ohrläppchen und Schulter gemessen (bei der Messung ist das Schulterheben zu vermeiden).
c) Rotation (Abb. 25): in Winkelgraden gemessen.

Brust- und Lendenwirbelsäule

Bei der Untersuchung der Brust- und Lendenwirbelsäule ist darauf zu achten, daß das Becken in der Frontalebene horizontal steht. Notiere die Beckenneigung.

a) Vorneigen der Gesamtwirbelsäule (Abb. 26) mit Messung des Abstandes zwischen Fingerspitzen und Boden (Finger-Boden-Abstand FBA in cm) oder Angabe, bis zu welcher Höhe die Finger reichen (Knie, Tibiamitte usw.). Beim Vorneigen ist auch die Beugung in den Hüftgelenken mitbeteiligt und zu beachten.

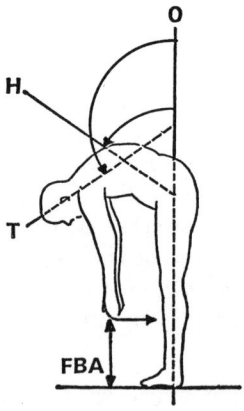

Abb. 26   Gesamtwirbelsäule beim Vorneigen.
H   = Beugung im Hüftgelenk,
T   = totaler Bewegungsausschlag,
FBA = Finger-Boden-Abstand.

Abb. 27a–b Schobersches Zeichen
beim Vorneigen.
l = Abstand der Hautmarken an der
     LWS,
b = Abstand der Hautmarken an der
     BWS.

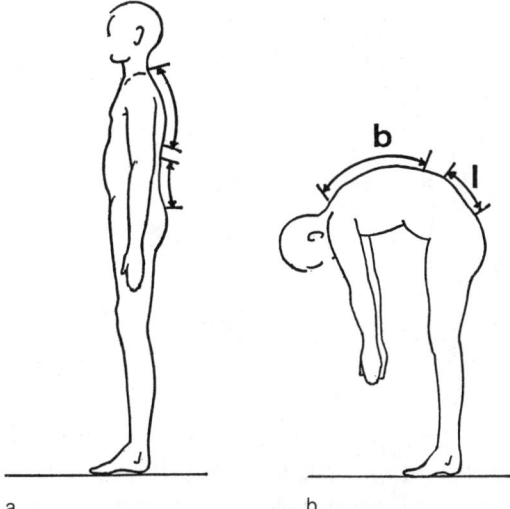

a   b

b) Schobersches Zeichen (Abb. 27 a, b): Lendenwirbelsäule: Eine erste Hautmarke wird
   über dem Dornfortsatz S_1, eine zweite 10 cm weiter oben aufgetragen. Diese
   Hautmarken verschieben sich beim Vorneigen gegeneinander bis zu einer Distanz
   von ca. 15 cm.
   Brustwirbelsäule: Der Dornfortsatz C_7 wird markiert, 30 cm nach kaudal wird eine
   zweite Markierung gesetzt. Beim Vorneigen vergrößert sich der Abstand bis um
   ca. 4–5 cm (auch Zeichen nach Ott genannt).
   Protokoll: Schober LWS 10/15 cm, bzw. Schober BWS 30/34 cm.
   Auf analoge Weise kann auch die Überstreckung gemessen werden.
c) Krümmungsmessung (s. Abb. 42): Der Krümmungswinkel der Brustwirbelsäule wird
   mit dem Kyphometer auf den Dornfortsätzen Th_{2-3} und Th_{12}-L_1 im aufrechten Stehen
   gemessen, dann in maximaler Beugung und bei maximaler Streckung. In gleicher
   Weise kann auch die Lordose gemessen werden.

Abb. 28a–b Rückneigen = Strecken
der Wirbelsäule.
a) im Stehen,
b) in Bauchlage.

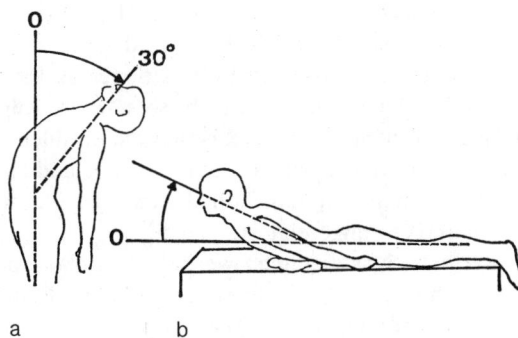

a   b

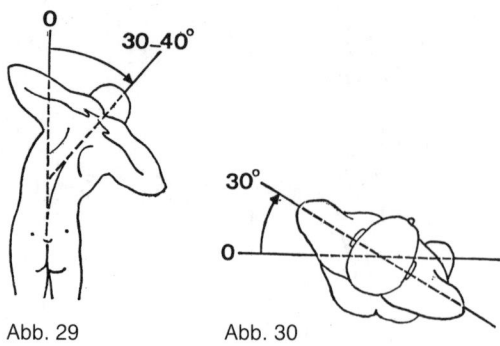

Abb. 29   Seitneigen der Wirbelsäule.

Abb. 30   Rotation des Rumpfes (im Stehen oder im Sitzen).

Abb. 29   Abb. 30

d) Rückneigen (Extension) (Abb. 28 a, b): In Winkelgraden gemessen im Stehen, für die Brustwirbelsäule beim Aufrichten aus vorgeneigter Haltung, wobei die Lendenwirbelsäule gebeugt bleiben soll, oder in Bauchlage auf harter Unterlage.

e) Seitneigen (Abb. 29): Messung im Stehen; Beinlängenunterschiede müssen durch Brettchen ausgeglichen werden, das Becken muß fixiert sein. Messung in Winkelgraden.

f) Rotation (Abb. 30): Die Verschränkung des Schultergürtels gegenüber dem festgehaltenen Beckengürtel wird in Winkelgraden gemessen. Prüfung im Stehen oder besser im Sitzen.

Röntgenuntersuchung

Die Anfertigung von Röntgenbildern ist bei jeder Rückenuntersuchung notwendig, wenn die körperliche Untersuchung lokale oder globale Bewegungseinschränkungen oder Formveränderungen und Schmerzen der WS aufzeigt. Das Röntgenbild gibt Auskunft über

– Struktur und Form der einzelnen Wirbel (evtl. ausgeblendete Teilaufnahmen),
– Anordnung, Form und Verlauf der Gesamt-WS (Übersichtsaufnahmen, Totalaufnahmen).

Die Übersichtsaufnahmen sind in der Orthopädie allgemein vorzuziehen. Bei der automatischen Bildentwicklung werden oft recht harte Aufnahmen geliefert. Weiche Aufnahmen ergeben mehr Informationen als harte und sind deshalb zu empfehlen, auch wenn die Hauptstrukturen nicht so sehr ins Auge springen. Bei der Anforderung von Röntgenaufnahmen der WS ist auf die Strahlenbelastung zu achten. Man überlege sich immer, welche Aufnahme zur Vervollständigung der Diagnose notwendig ist. Bei technisch mangelhaften Aufnahmen muß jedesmal neu entschieden werden, ob eine Wiederholung angezeigt ist.

Die Übersichtsaufnahmen werden im Stehen mit großem Film-Fokus-Abstand (FFA) ausgeführt, um die Stellung der WS im Raum beurteilen zu können. Infolge der verschiedenen Dichte der Weichteile in den verschiedenen WS-Abschnitten sind Totalaufnahmen nur mit besonderen Aufnahmevorrichtungen technisch einwandfrei zu bewältigen. Man kann sich mit mehreren Übersichtsaufnahmen, z. B. der HWS, BWS und LWS, behelfen, wenn sie sich genügend überlappen und die Stellung des Patienten unverändert bleibt.

Stereoaufnahmen

In allen Abschnitten der WS wird die dreidimensionale Beurteilung der Wirbelkörper und der Wirbelbogen durch Stereoaufnahmen wesentlich erleichtert. In unklaren Fällen sind diese Aufnahmen (a.-p. oder seitlich) zu empfehlen. Auch Übersichtsbilder sind in Stereotechnik wertvoll.

Tomographie

Struktureinzelheiten sind oft nur durch Tomographien zu erkennen. Tomographien werden nur für begrenzte WS-Abschnitte angeordnet.

Computertomogramm

Die transversale Computertomographie hat für die Wirbelsäulendiagnostik große Bedeutung erlangt. Sie wird sehr häufig zum Nachweis oder Ausschluß einer Diskusprotrusion/Diskushernie verlangt. Diese Aufnahmen werden mit einer Darstellung der Weichteile (im Weichteilfenster) dargestellt. Die dichteren Knochenpartien sind dann einheitlich hell, ohne Struktureinzelheiten, abgebildet. Für die Beurteilung der Weichteile an der WS, auch der Bandscheiben, leisten sie hervorragende Dienste.
Die knöchernen Strukturen und Formabweichungen des Skeletts, z. B. nach Frakturen, erfordern jedoch Auswertungen im Knochenfenster, d. h. in einem Dichtebereich, der von lockerer Spongiosa bis zur dichten Kortikalis reicht. Solche Aufnahmen müssen jedoch speziell angefordert werden. Trotz der noch nicht idealen Auflösung kann das Computertomogramm bei Frakturen im Wirbelkörper- und Bogenbereich, bei Verdacht auf osteolytische Prozesse und zur Abklärung lokalisierter Intervertebralarthrosen wertvolle Aufschlüsse geben, da auch eine Darstellung des Längsprofils möglich ist. Eine exakte, genau umschriebene Fragestellung ergibt die besten Resultate.
Besondere Bedeutung erlangt das Computertomogramm für die Exploration der Iliosakralgelenke. Arthrotische Veränderungen, Inkongruenzen, Frakturlinien und Randexostosen können besser als mit irgend einem anderen Verfahren abgeklärt werden.

Halswirbelsäule (HWS)

Sagittale Aufnahme

Für die Darstellung der mittleren und unteren HWS genügt die a.-p. Aufnahme. Sie soll auch die obersten Brustwirbel darstellen. Auf der p.-a. Aufnahme sind die Bandscheiben besser zu beurteilen. Für die Beurteilung von Atlas und Epistropheus ist eine a.-p. Aufnahme durch den geöffneten Mund notwendig.
Für die Beurteilung ist neben der Strukturverteilung vor allem auch die Rotation (segmentweise, an der Stellung des DF zu erkennen) und segmentale Achsenknickung zu beachten.

Seitliche Aufnahmen

Im genauen seitlichen Strahlengang kann die gesamte HWS überblickt und beurteilt werden. Es ist darauf zu achten, daß der Patient den Kopf in seiner habituellen Haltung hält (Kopfstützen verwenden) und beide Schultern fallen läßt.

Die seitliche Aufnahme soll auch die Schädelbasis darstellen. Ebenso ist der Übergangsregion zur BWS Beachtung zu schenken. Oft kann mit einer nur wenig ausgedrehten seitlichen Aufnahme (das eine Schultergelenk vor, das andere hinter die WS projiziert) eine sehr gute Darstellung der unteren HWS/oberen BWS erzielt werden.

Schrägaufnahmen

Auf Schrägaufnahmen sind die Foramina intervertebralia zu überblicken. Sie werden vor allem zur Beurteilung von ossären Einengungen verlangt. Die Intervertebralgelenke sind auf der seitlichen Aufnahme meist besser zu beurteilen.

Funktionsaufnahmen

Die Funktionsaufnahme ist indiziert bei Verdacht auf segmentale Blockierung oder Hypermobilität. Sie wird im seitlichen oder a.-p. Strahlengang angefertigt. Ausschlaggebend für das Resultat ist, daß der Patient sowohl in maximaler Vorneigehaltung wie in maximaler Rückneigung gehalten wird, wobei darauf zu achten ist, daß auch die Nickbewegung in der obersten HWS ausgiebig erfolgt. Sehr wichtig ist die Darstellung

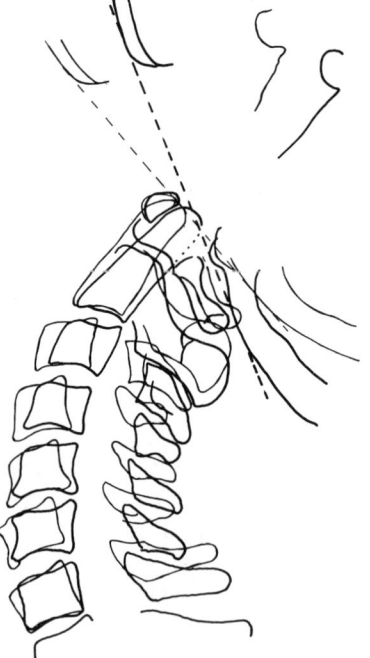

Abb. 31   Funktionsaufnahmen der Halswirbelsäule.
a) Seitliche Aufnahmen. Für jedes Segment ist die Flexion–Extension gegenüber dem nächsttieferen Wirbelkörper aufgezeichnet.

Abb. 31a

b) Seitliche Aufnahme in Reklination. Eingezeichnet sind die Achsenrichtungen nach *Buetti-Bäuml*. Mit einer Pause der Flexionsaufnahme wird für jeden Wirbel die Achsenabweichung des nächsthöheren bestimmt und eingetragen.

c) In Flexion, eingezeichnet sind die Randlinien der darübergelegten Extensionsaufnahme bei Deckung jedes einzelnen Wirbels. Aus den Richtungen der Einzelwirbel werden die Bewegungsausschläge (Differenzen) bestimmt (Methode nach *Penning/Gutmann*).

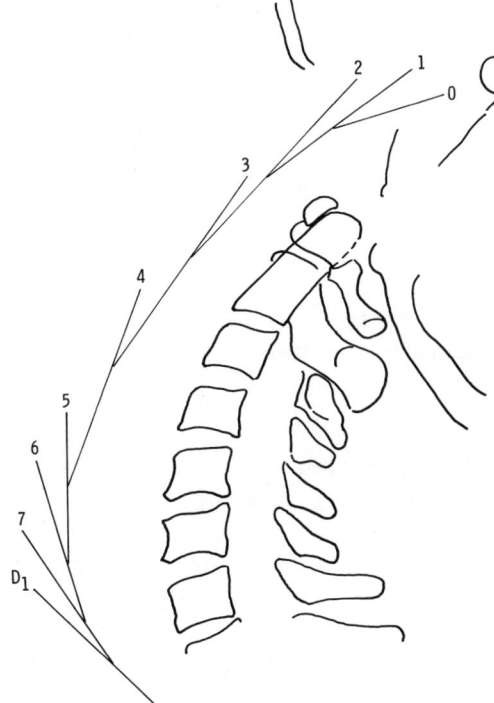

Abb. 31 b

Segment	Bewegungsumfang
C 0-1	20^0
1-2	9^0
2-3	9^0
3-4	15^0
4-5	20^0
5-6	16^0
6-7	18^0
7-D1	12^0

Abb. 31 c

der Schädelbasis auf beiden Extremaufnahmen, sehr erwünscht ist auch die Abbildung bis Th1–Th2. Auch bei den funktionellen a.-p. Aufnahmen muß der Kopf in den Extremstellungen gut gehalten werden.

Die Auswertung erfolgt segmentweise. Bewährt hat sich die Auswertetechnik nach Penning: Die Wirbelkörper C/0 bis C/7 werden nacheinander auf den übereinander gelegten Filmen zur Deckung gebracht und die Richtung des oben gelegenen Filmrandes auf dem unteren Film markiert. So erhält man die Richtungen für jedes Segment und kann aus der Differenz den Bewegungsumfang für alle Segmente errechnen. Falls die Filme zu dunkel sind, wird man eine Bleistiftskizze des oben liegenden Filmes für diese Auswertung benützen.

Zur Beschreibung der Funktionsaufnahme gehört die tabellarische Darstellung der gemessenen segmentalen Bewegungsausschläge (s. Abb. 31 c).

Brustwirbelsäule (BWS)

Seitliche Aufnahmen

Die obere BWS kann gut dargestellt werden, wenn der Patient an Kopf und BWS fixiert wird und die eine Schulter etwas nach vorne, die andere nach hinten schiebt. In dieser Stellung ist die WS wenig torquiert und die Überlagerung durch Schultergürtel bzw. Schultergelenke gering.

Bei leichter Skoliose soll die Aufnahme von der Konkavseite aus belichtet werden.

Der thorakolumbale Übergang erfordert oft gezielte Aufnahmen, wenn der Dichteunterschied zwischen Thorax und Abdomen Struktureinzelheiten verdeckt.

Die Keilform der Wirbelkörper kann auf zwei Arten gemessen werden:

1. Der *Keilindex* (KI) gibt das Verhältnis zwischen der Wirbelkörperhöhe hinten (h) und vorne (v) in % an (Abb. 32 a):

$$KI = \frac{h}{v} \times 100\%$$

Kyphotische Keilwirbel haben einen KI > 100%, lordotische Keilwirbel einen KI < 100%.

2. Der *Keilwinkel* (KW) gibt die sagittale Neigung beider Endplatten in Grad an (Abb. 32 b). Kyphotische Keilwirbel haben einen KW > 0 Grad, lordotische einen KW < 0 Grad.

Für Statik und Dynamik ist die Längsachse der WS wichtiger als die Keilform eines Wirbels. Durch Anpassung der anliegenden Bandscheiben kann die Keilform eines

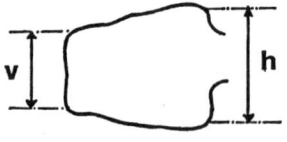

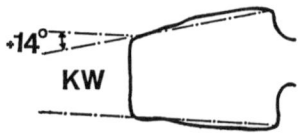

Abb. 32 a–b Messung der Keilform eines Wirbelkörpers

a   b

Wirbels teilweise ausgeglichen werden. Bei Jugendlichen sieht man gelegentlich, daß die einem Keilwirbel benachbarten Wirbelkörper vorne höher werden und damit die lokale Kyphose kompensieren.

Die Längsachse der WS wird segmentweise festgelegt (am besten anhand der hinteren Wirbelkörperkontur oder senkrecht zu den benachbarten intakten Grundplatten. Die Achsenabweichung, die durch einen Wirbel nach Kompressionsfraktur resultiert, entspricht der – lokalen – Kyphosierung (Gibbus) (s. Abb. 36).

Trichterbrust

Die seitliche Aufnahme des Thorax (mit Sternum) ergibt eine gute Beurteilung der Einziehung des Brustbeins. Wenn die Haut über dem Sternum mit wenig Bariumbrei eingerieben wird, kann die Tiefe des Brusttrichters sehr genau gemessen werden.

Lendenwirbelsäule (LWS)

Die Röntgenbilder der LWS sind grundsätzlich im Stehen aufzunehmen. Nur auf diese Weise ist die habituelle Haltung der LWS und des Beckens zu beurteilen. Beinlängenunterschiede werden durch Unterlegen von Brettchen ausgeglichen (auf dem Film zu registrieren!).

Sagittale Aufnahme

Auf der p.-a. Aufnahme lassen sich die Bandscheiben, vor allem diejenigen der unteren LWS, besser beurteilen als auf der a.-p. Aufnahme. Für die Darstellung der 4. und 5. Bandscheibe sind oft gezielte Aufnahmen mit einer der Bandscheibenneigung entsprechenden Röhrenneigung zu verlangen. – Die Iliosakralgelenke sollten prinzipiell nicht ausgeblendet werden.

Neben der Beurteilung der Wirbelkörperstruktur und -form ist auf die Rotation der einzelnen Wirbel zu achten. Sie ist an der Lage des Dornfortsatzes und an der unterschiedlichen Projektion der Intervertebralgelenke abzuschätzen (s. Abb. 49). Die Beurteilung des lumbosakralen Überganges erfordert oft gezielte Aufnahmen.

Besondere Schwierigkeiten macht oft die segmentale Zuordnung der Segmente bei lumbosakralen Übergangsstörungen. Abgesehen von der Möglichkeit, an Übersichtsaufnahmen die Wirbel abzuzählen, beachte man, daß die Querfortsätze des 3. Lendenwirbels meist am mächtigsten ausgebildet sind und daß das Sakrum 5 Wirbel und 4 Sakrallöcher hat. In Zweifelsfällen soll man auf dem Röntgenbild das ermittelte Niveau neben dem entsprechenden Wirbel anzeichnen.

Seitliche Aufnahmen

Die seitlichen Übersichtsaufnahmen werden zweckmäßig auf die LS-Grenze zentriert. Bei genügendem FFA (über 120 cm) wird dann auch die obere LWS befriedigend dargestellt.

Kreuzbeinbasiswinkel = Neigung der Kreuzbeinbasis gegen die Horizontale (bei Frauen 22–*32*–43 Grad, bei Männern 20–*39*–52 Grad) (Abb. 33). (Lumbosakralwinkel zur Horizontalen [FERGUSON]).

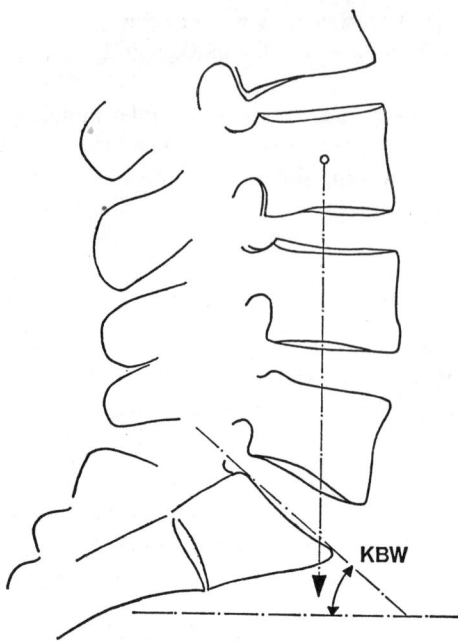

Abb. 33   Kreuzbeinbasiswinkel (KBW) und
Beurteilung der statischen Ausgeglichenheit
im seitlichen Röntgenbild der LWS.

Statisch ausgeglichen ist eine LWS, wenn das Lot von der Mitte des Wirbelkörpers L_3 aus auf die vordere Kante der Kreuzbeindeckplatte fällt (s. Abb. 33).

Sacrum acutum und Sacrum arcuatum: Form und Haltungsstörungen des Sakrums, die häufig zu Beschwerden führen (Abb. 34).
Es ist zu beachten, daß bei der gesunden Wirbelsäule die Höhen der Bandscheiben von D12 bis S1 zunehmen. Allerdings sieht man sehr oft, daß die Bandscheibe L5/S1 etwas niedriger ist als L4/L5, ohne daß daraus schon ein pathologischer Zustand abgeleitet werden kann.

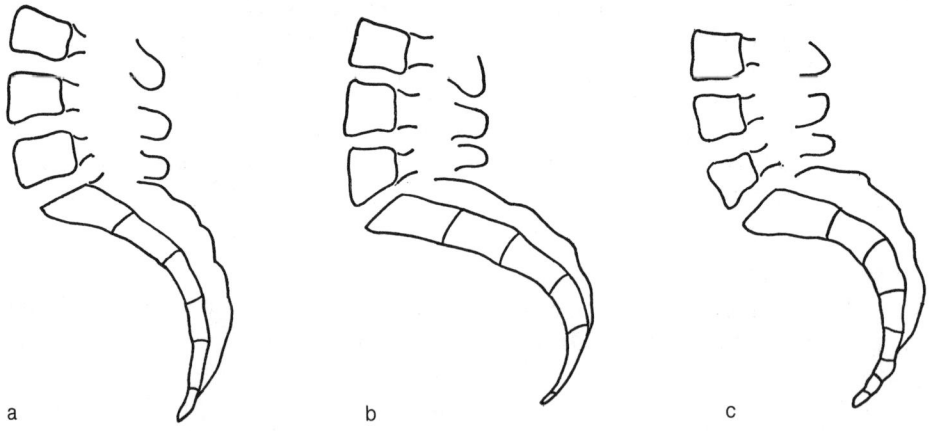

Abb. 34 a–c   Form des Sakrums: a) normale Form, b) Sacrum acutum, c) Sacrum arcuatum.

Für die Beurteilung des Morbus Baastrup ist neben der a.-p. Aufnahme unter Umständen eine besondere Aufnahme zur Darstellung der Dornfortsätze zu verlangen.

Schrägaufnahmen

Sie werden zur Beurteilung der Intervertebralgelenke, der Foramina intervertebralia und für die Beurteilung der Interartikularportion (Spondylolyse) verlangt. Schrägaufnahmen sind bei chronischen Lumbalgien oft aufschlußreicher als wiederholte a.-p. und seitliche Aufnahmen.

Funktionsaufnahmen

Sie werden praktisch nur im seitlichen Strahlengang durchgeführt. Auch in der LWS ist darauf zu achten, daß sich der Patient während der Aufnahme wirklich in der maximalen Beugung/Streckung hält. Die Auswertung erfolgt nach den gleichen Prinzipien wie in der HWS (Abb. 35–37).

Abb. 35   Bewegungsaufnahmen einer LWS
(hier mit Spondylolisthesis L5).
h = habituelle Haltung,
r = Rückneigen,
v = Vorneigen.

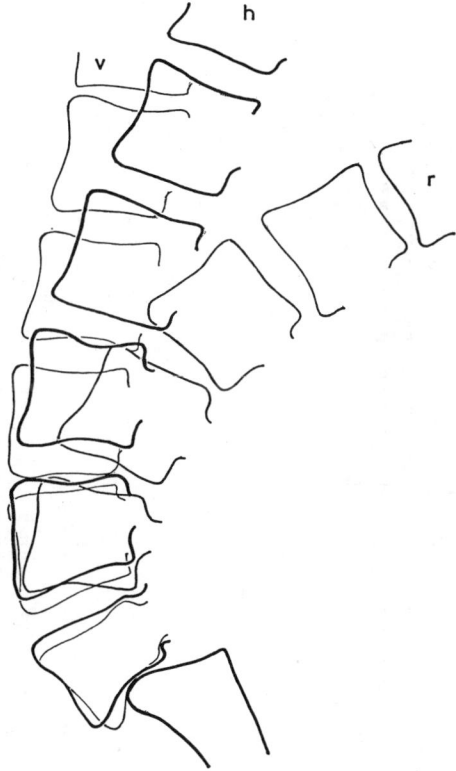

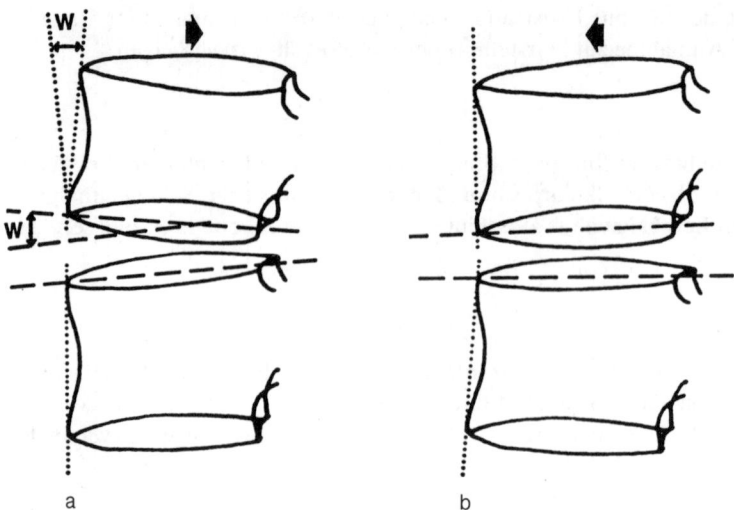

a   b

Abb. 36 Praktische Durchführung der Bewegungsmessung in einem Segment: Die Richtung der Deckplatten wird an zwei benachbarten Wirbeln eingezeichnet (a) und der von ihnen gebildete Winkel W gemessen (b). Die Bewegung ist an der Winkeldifferenz zu beurteilen. Eine andere Möglichkeit: Die Tangenten an die Vorder- oder Hinterkante der Wirbelkörper ergeben den gewünschten Zeiger für die Bewegungsmessung.

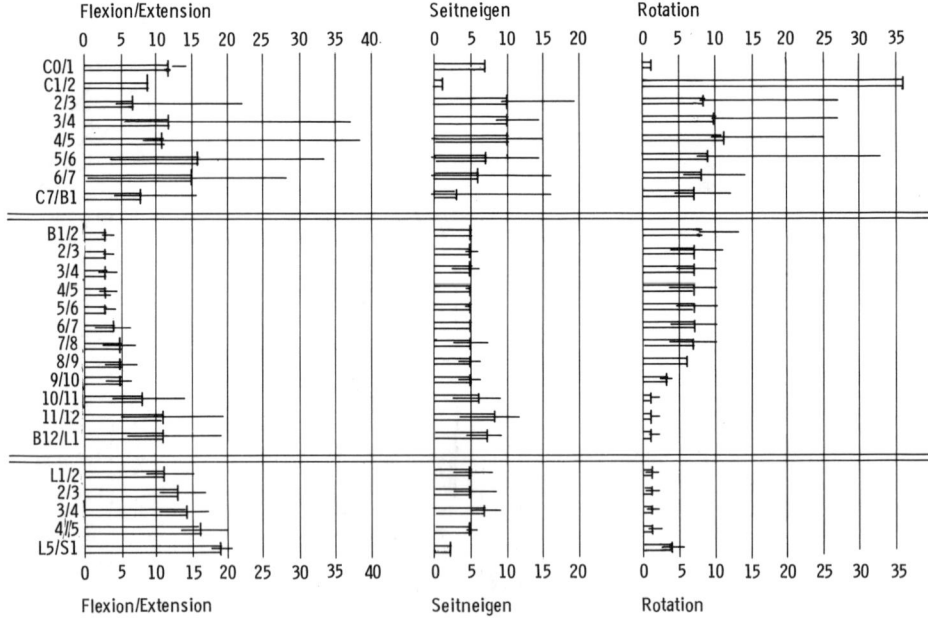

Abb. 37 Bewegungsausmaße der Wirbelsäulenbewegungen (nach *White/Panjabi*). Durch Eintragen der gemessenen Bewegungsausschläge werden Abweichungen von der Norm gut erkennbar.

Haltung

Normale Haltung

Das Gesamtbild des Individuums wird durch die Form des Skelettes, der Muskulatur und der Haut sowie durch die aktive Erhaltung der aufrechten Stellung, die wir als Haltung bezeichnen, bestimmt.

Die Haltung ist durch konstitutionelle Faktoren und die aktuelle Leistungsfähigkeit der Muskulatur (die ihrerseits vom psychischen Zustand beeinflußt wird) gekennzeichnet. Ihre Beurteilung ist ein wichtiger Teil der Rückenuntersuchung.

Die natürliche Haltung des stehenden Menschen im Alltagsleben ist die Standbein-Spielbein-Haltung, der Kontrapost der bildenden Künstler (Abb. 38 a, b). Standbein und Spielbein wechseln in kurzen Abständen, wodurch die Ermüdung in physiologischen Grenzen gehalten wird.

Für die Rückenuntersuchung eignet sich die „anatomische Normalstellung", die Haltung mit gleichmäßiger Belastung beider im Knie gestreckten Beine besser (s. Abb. 22). In dieser Körperstellung unterscheiden wir je nach der Muskeltätigkeit die

– *habituelle Haltung:* mit habituellem Ruhetonus, mit mittlerer Brustkyphose und Lendenlordose; das Lot vom Scheitel der Brustkyphose berührt das Kreuzbein;
– *Ruhehaltung:* bei Ermüdung der Muskulatur, verminderter Aufmerksamkeit, erniedrigtem Muskeltonus: Brustkyphose und Lendenlordose verstärkt; das Lot fällt im allgemeinen vom Scheitel der Brustkyphose hinter das Kreuzbein (Synonym: schlaffe Haltung);
– *aufgerichtete Haltung:* bei aktiv gestreckter WS und verringerter Beckenneigung (zur Aufrichtung wird der Untersuchte aufgefordert, sich groß zu machen und das Becken zur Verringerung der Lordose aufzurichten.) Das Lot vom Scheitel der BWS fällt auf oder etwas vor das Kreuzbein;
– *skoliotische Haltung:* seitliche Abweichung der Dornfortsatzreihe infolge Beckenschiefstands oder Schmerzen. Die skoliotische Haltung kann im Gegensatz zur fixierten Skoliose durch Beseitigung ihrer Ursache ausgeglichen werden.

Diese Haltungstypen können auch bei Formfehlern der WS eingenommen werden.

Abb. 38 a–b   Standbein-Spielbein-Haltung links (Kontrapost): Das linke Bein wird als Standbein belastet, das rechte wird leicht aufgesetzt, die spielbeinseitige Hüfte sinkt ab; durch den Beckenschiefstand bildet sich eine Seitbiegung der Wirbelsäule aus.

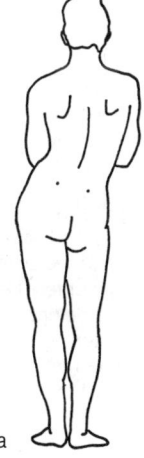
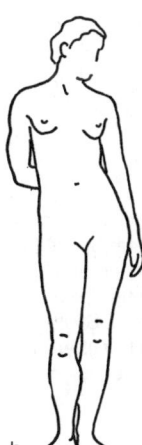

a   b

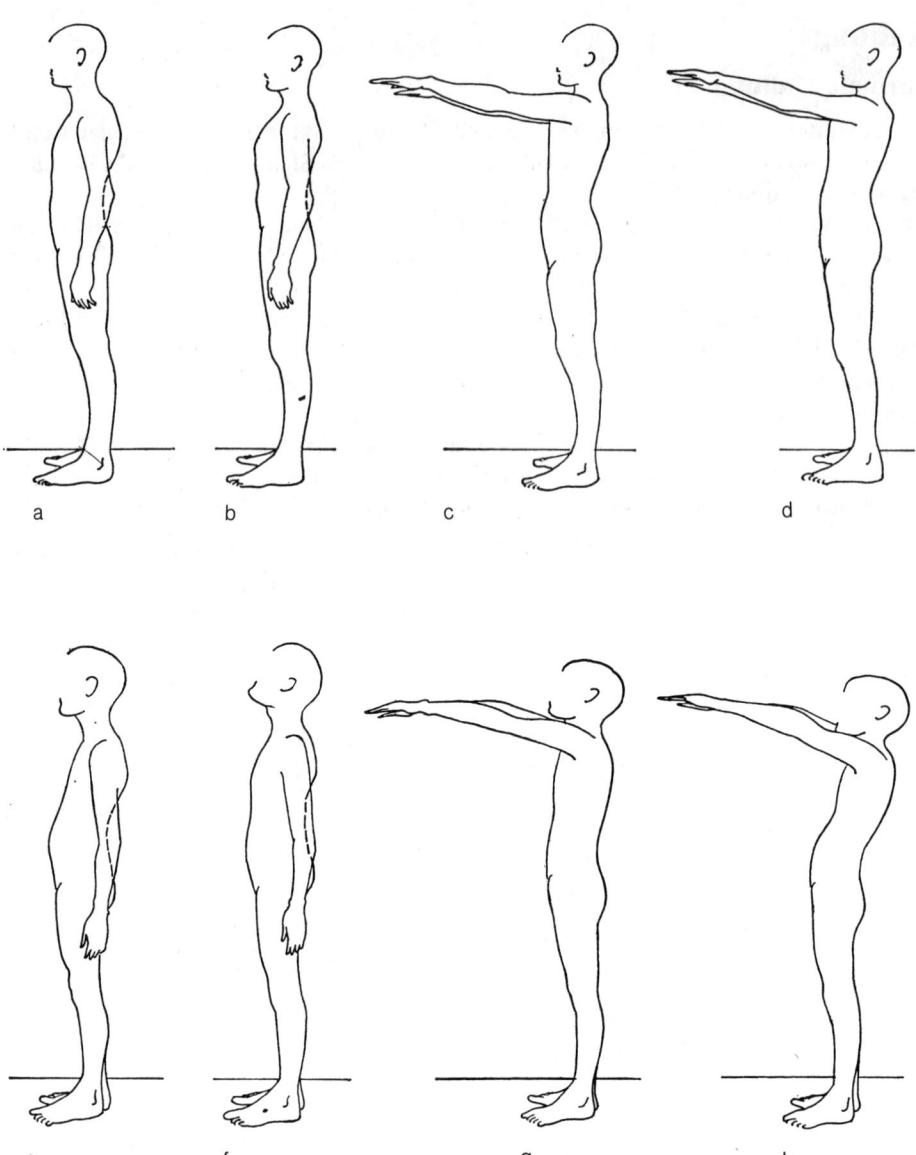

Abb. 39 a–m   Halteleistungstest nach Matthiass.
Erste Spalte (a, e, i)   = habituelle Haltung,
zweite Spalte (b, f, k)   = aufgerichtete Haltung,
dritte Spalte (c, g, l)   = aufgerichtete Haltung mit Armvorhalten,
vierte Spalte (d, h, m) = dasselbe nach 30 Sekunden.
In der oberen Bildreihe ein haltungsgesunder Knabe, in der mittleren ein haltungsschwacher Knabe,
in der letzten Reihe ein Mädchen mit Haltungsverfall.

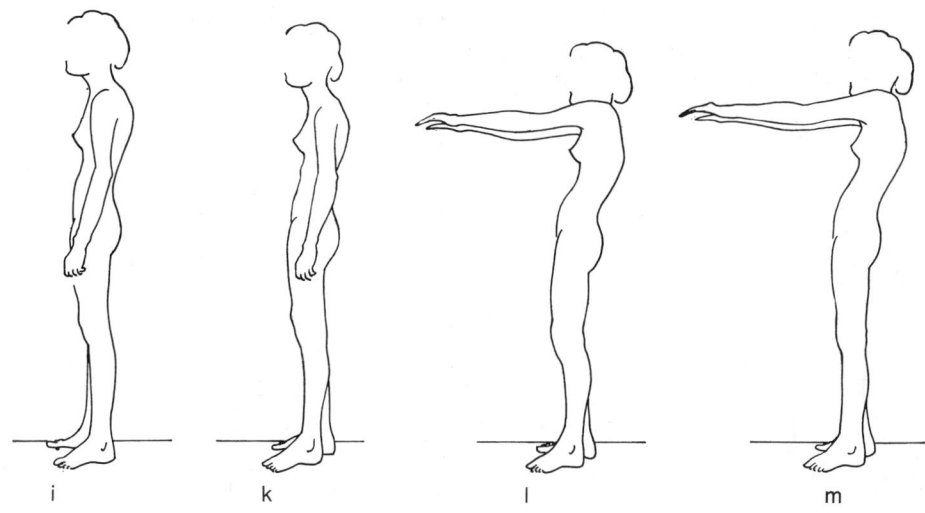

i   k   l   m

Abb. 39 i–m

Haltungsstörungen

Als Haltungsstörung bezeichnen wir die verminderte Leistungsfähigkeit der Rücken- und Rumpfmuskulatur. Sie wird mit dem Halteleistungstest nach Matthiass (Abb. 39 a–m) erkannt: Die WS-Muskulatur wird durch Vorheben der Arme in aufgerichteter Stellung zusätzlich belastet. Je nachdem, wie lange die aufgerichtete Haltung mit vorgehobenen Armen erhalten werden kann, unterscheiden wir

– *Haltungsgesundheit:* aufgerichtete Haltung über 30 Sekunden möglich,
– *Haltungsschwäche:* Erhaltung der aufgerichteten Haltung weniger als 30 Sekunden,
– *Haltungsverfall:* aufgerichtete Haltung kann mit vorgehaltenen Armen überhaupt nicht eingenommen werden.

Formfehler der Wirbelsäule

Strukturelle Veränderungen der WS werden als Formfehler bezeichnet und sind, im Gegensatz zu Haltungsstörungen, nicht durch willentliche Anstrengungen auszukorrigieren. Sie sind im allgemeinen mit lokaler Bewegungseinschränkung und mit einer Achsenabweichung gekoppelt und kommen nicht selten zusammen mit Haltungsstörungen vor.

Kyphosen

Vermehrte und fixierte Kyphosen kommen vor allem in der BWS im Bereich der normalen Kyphose vor, aber auch in der oberen LWS (hier sind sie weniger fixiert) und in der HWS. Die Kyphose ist charakterisiert durch

– die Achsenabweichung (Abb. 40),   – den Scheitel und
– ihre Ausdehnung,   – ihre Beweglichkeit.

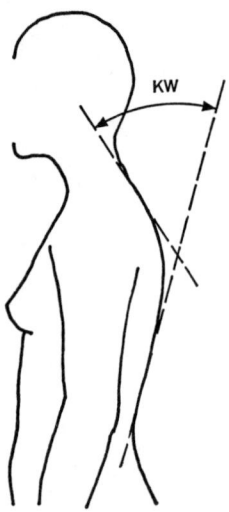

Abb. 40 Bestimmung des Ausmaßes einer Kyphose durch den Kyphosewinkel KW (Winkel zwischen den Tangenten an Th_{2-3} und $Th_{12}-L_1$).

Der Organismus korrigiert nach Möglichkeit die begrenzte Verkrümmung eines Wirbelsäulenabschnittes durch eine Gegenkrümmung der nächst höher und tiefer liegenden Abschnitte, so daß die gesamte WS wieder im Lot stehen kann. Beispiel: Nach einer Kompressionsfraktur eines Brustwirbels im Alter von 8 bis 10 Jahren mit bleibender keilförmiger Deformierung kann der darüberliegende (eventuell auch der darunterliegende) Wirbelkörper vorne höher werden und damit die lokale Kyphose kompensieren (sog. Trapezwirbel).

Einteilung

Kyphosen können durch angeborene Fehl- oder Mißbildungen bedingt sein, durch Systemerkrankungen hervorgerufen werden oder Folge von später erworbenen Krankheiten oder Verletzungen sein (Tab. 19).

Tabelle 19   Einteilung und Ursache von Kyphosen

I. *Angeborene Kyphosen*	III. *Erworbene Kyphosen*
1. Fehlende Wirbelkörperanlage	1. Rachitis
2. Dorsale Halswirbel	2. Ligamentär-muskuläre Störungen
3. Blockwirbel, Synostosen	3. Neurogene Kyphosen
	4. Vertebra plana Calvé
II. *Kyphosen bei Systemerkrankungen*	5. Juvenile Kyphose Scheuermann
1. Des Skeletts	6. Entzündungen
a) Chondrodystrophie	7. Trauma
b) Enchondrale Dysostosen	8. Tumor
c) Störung der endo- und periostalen Ossifikation	9. Osteoporose
d) Endokrine Störungen	10. Alterskyphose
2. Der Muskulatur	
a) Primäre Myopathien	
b) Sekundäre Myopathien	

Abb. 41   Messung der sagittalen Schweifung der WS durch den Abstand ausgezeichneter WS-Punkte von der Senkrechten (flèche):
FC = flèche cervicale,
FL = flèche lombaire.

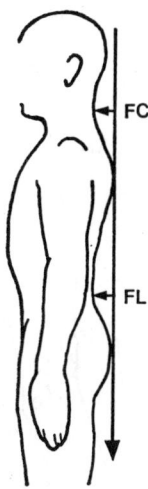

Körperliche Untersuchung

Außer der allgemeinen Rückenuntersuchung sind besonders zu prüfen:

- Körpergröße und Gewicht
- Ausmaß der Kyphose,
- *Messung im Stehen:* Flèche cervicale, Flèche lombaire (Abb. 41), Kyphometer (Abb. 42 a–d). Protokoll: Flèche C7 5 cm, Th7 0 cm, L2 3 cm, S2 1 cm.
- *Bewegungsprüfung:* Bei Vorneigung: Sagittale Verbiegungen fallen in der seitlichen Betrachtung in Vorneigehaltung dadurch auf, daß die Wirbelsäule nicht eine regelmäßige Krümmung aufweist, sondern in der veränderten Region mehr gekrümmt ist (Abb. 43 a–d). Die angrenzenden WS-Abschnitte sind oft gestreckt. Bei aktiver Rükkenstreckung sollte sich die WS vollständig und gleichmäßig strecken, bei strukturellen Kyphosen bleibt eine Restkrümmung bestehen. Man fordert den Patienten auf, sich mit locker hängenden Armen nach vorne zu beugen. Dann soll er den Kopf und die Schultern heben, während der Untersucher mit der Hand auf die LWS drückt, um die Hüften gebeugt zu halten. Die BWS wird auf diese Weise maximal gestreckt. In Bauchlage wird die WS maximal gestreckt, wenn der Patient aufgefordert wird, die Arme über dem Kopf zu verschränken und Kopf und Arme zu heben. Eine Restkyphose kommt damit zur Darstellung. Anheben der Arme durch den Untersucher ergibt die passive Streckung der WS.
  Die Seitneigung ist oft im Bereich der Kyphose vermindert.
- *Stellung der Schultern:* Die Schultern hängen bei vermehrter Kyphose oft nach vorne, der M. pectoralis major ist verkürzt.
  Prüfung der Pektoralisverkürzung: Der Patient befindet sich in Rückenlage, die gebeugten Arme werden nach vorne gehoben und oberhalb des Kopfes auf den Untersuchungstisch gelegt. Bei Pektoralisverkürzung ist das kaum möglich, der Muskel spannt sich hart und schmerzhaft an.
- *Atemfunktion:* Thoraxumfang bei In- und Exspiration, Vitalkapazität.
- *Brusttiefe:* Der sagittale Durchmesser des Thorax ist oft vergrößert (tiefer Thorax) oder verkleinert (Trichterbrust).

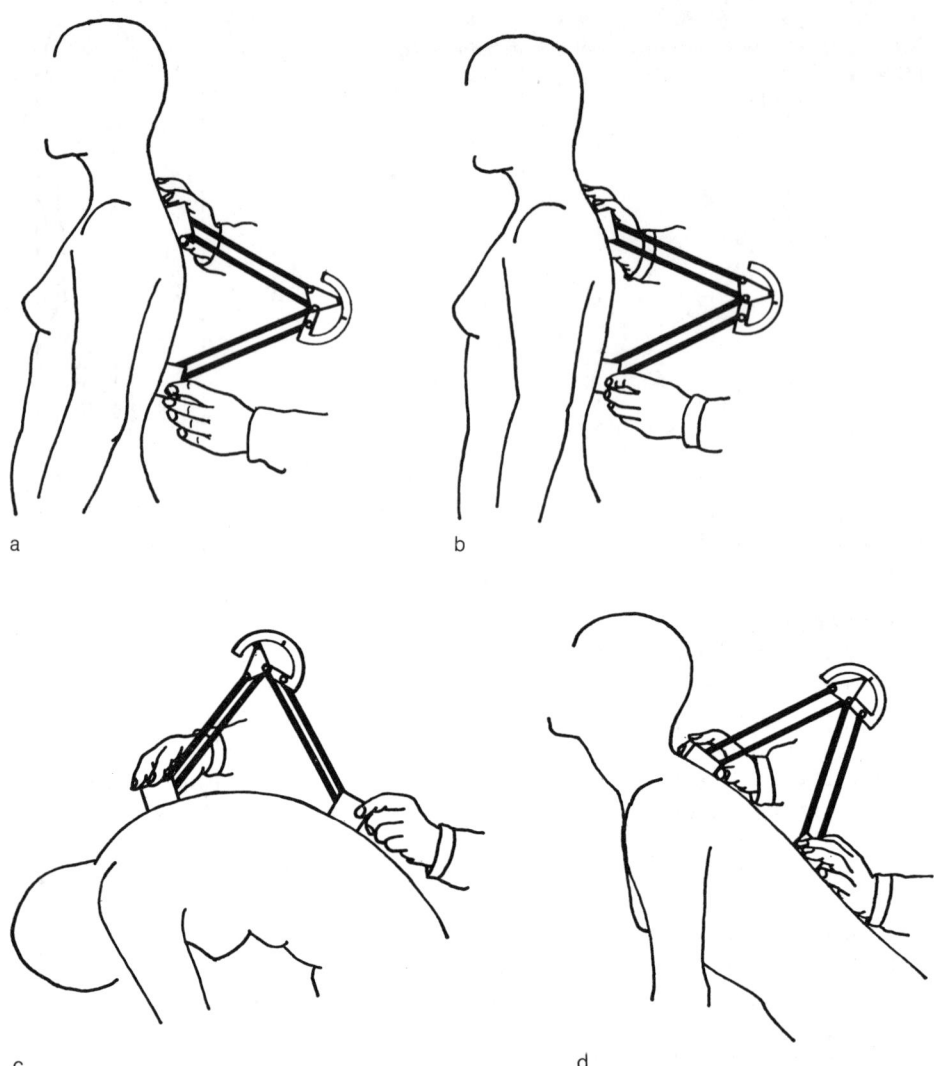

Abb. 42a–d Messung der Kyphosen mit dem Kyphometer.
a) In habitueller Haltung, b) in aufgerichteter Haltung, c) in maximaler Beugung, d) bei maximaler Streckung.

Röntgenbild

Im seitlichen Röntgenbild wird der Gesamtkyphosewinkel gemessen. In den einzelnen Segmenten sind zu beurteilen: Form und Struktur der Wirbelkörper, Keilform (s. S. 74), Länge der WK, Höhe der WK, ist der Vorderrand des WK gerade oder eingebuchtet? Randleisten? Deckplatten regelmäßig, gewellt, unregelmäßig eingebuchtet, aufgesplittert? Schmorlsche Knötchen? Bandscheiben regelmäßig, verschmälert? Spondylose?

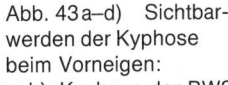

Abb. 43 a–d) Sichtbar-
werden der Kyphose
beim Vorneigen:
a–b) Kyphose der BWS,
c–d) Kyphose der ober-
      sten LWS (sog.
      Flachrücken).

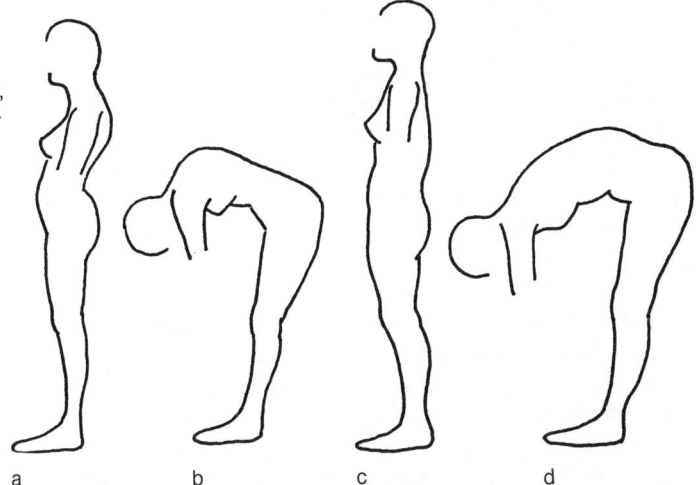

a   b   c   d

Diagnose des Morbus Scheuermann (Adoleszentenkyphose, juvenile Kyphose)

Der Morbus Scheuermann ist eine in der BWS oder oberen LWS lokalisierte, an ein bestimmtes Entwicklungsalter gebundene Wachstumsstörung, die eine dauernde Deformierung der WS zurückläßt. Die Diagnose stützt sich auf 3 Kardinalsymptome:

1. Kyphose *lokalisiert* verstärkt:
   - Dorsale Form: $D_{6\text{-}7\text{-}8\text{-}9\text{-}10}$.
     Bei der Betrachtung des vorgeneigten Thorax von hinten zeigt sich die typische Sargdeckelform: Das Profil der hinteren Thoraxwand ist nicht gleichmäßig gerundet, sondern dorsal flach und mit einem deutlichen Knick in die Flanke übergehend. Die thorakale Kyphose ist lokal mehr oder weniger versteift und kann nicht mehr gestreckt werden.
   - Lumbale und dorsolumbale Form: $D_{11\text{-}12}L_{1\text{-}2}$.
     Die lokale dorsolumbale oder hochlumbale Kyphose ist auffällig mobil und voll streckbar.
2. Strenge Bindung an bestimmtes *Entwicklungsalter:*
   - Vorstadium (8.–10. Lebensjahr),
   - Florides Stadium (ca. 11.–17. Lebensjahr) vom Auftreten der Randleisten in der BWS bis 1–2 Jahre nach Abschluß des WS-Wachstums (Risser-Zeichen!),
   - Residualstadium (nach dem 17.–18. Lebensjahr) mit dauernden Formveränderungen von Wirbelkörpern und Bandscheiben, starre Kyphose.
3. Typische Veränderungen im *Röntgenbild:*
   - Randleistenstörungen vor allem in floridem Stadium,
   - aufgesplitterte Abschlußplatten und Schmorlsche Knötchen,
   - Verschmälerung der Bandscheiben,
   - Keilform der Wirbelkörper in den vorderen zwei Dritteln.
4. Veränderungen im späteren Erwachsenenalter:
   Der Aspekt und die Funktion des Rückens entsprechen weitgehend dem Residualstadium bei jungen Erwachsenen: lokal verstärkte und versteifte Kyphose der BWS, in

der oberen LWS verstärkte Kyphose, die mit der Zeit nicht mehr ausgeglichen werden kann und von einer Verspannung der paravertebralen Muskulatur begleitet ist. Röntgenbild: auf den typischen Bereich beschränkte vermehrte Kyphosierung mit zunehmender lokaler Spondylose. Besonders im Seitenbild starke Spondylophytenbildung an Deck- und Grundplatte, in der Mitte des Wirbelkörpers bleibt vorne eine ausgeprägte Eindellung der Vorderkante. Dadurch erscheint der Wirbelkörper länger als die darüber und darunter liegenden. Die Bandscheiben sind meist etwas erniedrigt, die begrenzenden Boden- und Deckplatten wellig, leicht sklerosiert und in der Struktur etwas unregelmäßig.

Auch in der unteren BWS und der oberen LWS bleibt die typische Form der Wirbelkörper mit etwas konvexer Kontur lange erhalten. Im Gegensatz zum Wirbel nach Kompressionsfraktur bleiben die Deck- und Bodenplatten im hinteren Drittel annähernd parallel, die Keilform betrifft nur das mittlere und das vordere Drittel.

In manchen Fällen entwickelt sich auf einer Scheuermann-Deformation eine allgemeine Spondylosis deformans. Dann kann nur mit einer gewissen Wahrscheinlichkeit auf einen durchgemachten Scheuermann geschlossen werden.

Schmorlsche Knötchen sind nicht pathognomonisch für Scheuermann. Sie werden wohl häufig beim Scheuermann gefunden, kommen aber auch sonst nicht selten vor.

Skoliosen

Einteilung

Funktionelle Skoliosen (Tab. 20) (Haltungsskoliosen, skoliotische Haltung): reversibel, wenn die Ursache wegfällt (z. B. Beckenschiefstand, antalgische Skoliose bei Ischias usw.).

Strukturelle Skoliosen (Tab. 20): fixiert, nicht reversibel, aktiv nicht aufzurichten. Sie sind, mit Ausnahme der osteopathischen Skoliosen, im Beginn noch beweglich, z. T.

Tabelle 20   Unterscheidung von funktioneller und struktureller Skoliose

Skoliose	funktionell	strukturell
Kurve ausgleichbar	+	−
Torsion ausgleichbar	+	−
Rippenbuckel	−	+
Lendenbuckel	−	+
Formänderung der Wirbel	−	+

Tabelle 21   Einteilung der strukturellen Skoliosen

1. Myopathische Skoliosen
2. Neuropathische Skoliosen
3. Osteopathische Skoliosen (Dysostosen, Morbus Recklinghausen)
4. Desmogene Skoliosen   (nach Thoraxtrauma, Empyem, Pleuritis, Thorakaplastik usw.)
5. Idiopathische Skoliosen

sogar aufrichtbar, mit der Zeit werden sie fixiert und damit zu strukturellen Skoliosen (Tab. 21).

Zu den strukturellen Skoliosen sind auch die Rotationsskoliosen zu rechnen, die oft erst im Erwachsenenalter ausgeprägt erscheinen (besonders in der LWS). Ausgangspunkt ist oft eine Asymmetrie der Gelenkfortsätze an einem bestimmten Wirbel (bevorzugt L4 oder L5) oder eine komplexe Übergangsstörung der L/S-Grenze. Die über dem rotierten Wirbel gelegenen Segmente drehen dann in die Normalposition. Rotationsskoliosen findet man oft bei Vertebralsyndromen.

Die *Säuglingsskoliose* nimmt einen besonderen Platz ein. Sie ist ganzbogig, d. h. die Gegenkrümmungen fehlen. Die Diagnose stützt sich auf die Tatsache, daß die Seitbeugung der WS bei der Säuglingsskoliose nach links und rechts verschieden weit möglich ist.

Charakteristika

Die *Höhe* der Skoliose, ihr *Scheitel* und die Zahl der einbezogenen Wirbel ist schon früh erkennbar und ändert sich nicht. Zunahme erfolgt nur in Krümmungsgrad, Rotationsgrad und Buckelhöhe.

Die *Schwere* der Skoliose wird nach der radiologischen Achsenabweichung bestimmt (Abb. 44 a–h; Messung nach Lippmann-Cobb s. Abb. 50):

unter 40 Grad:	leichte Skoliose,
40–60 Grad:	mittelschwere Skoliose,
60–80 Grad:	schwere Skoliose,
über 80 Grad:	sehr schwere Skoliose.

Prognose je nach *Lokalisation* (Abb. 45 a–d) verschieden: Dorsale Skoliosen machen die schwersten Deformationen; lumbale und dorsolumbale Skoliosen haben eine bessere Prognose.

Kombinierte dorsolumbale Skoliosen, die erst nach dem 10. Jahr auftreten, haben eine bessere Prognose.

Dies gilt nur für idiopathische Skoliosen (Tab. 22), die übrigen haben eine mehr oder weniger schlechte Prognose!

Prognose der idiopathischen Skoliose nach dem Alter des Auftretens:

a) *Infantile Form:* Mit 0–3 Jahren, linkskonvex, vorwiegend Knaben, Rotation stark, früh vorderer und hinterer Buckel. Frühe Versteifung (schon vor 10 J.)! Schlechteste Prognose.

b) *Juvenile Form:* Selten, mit 4–9 Jahren. Früh behandeln, Prognose schlecht.

c) *Adoleszente Form:* Größte Gruppe, vor allem Mädchen, rasche Verschlimmerung. Prognose ästhetisch und funktionell weniger schlecht, früh aktives Vorgehen, Versteifung wenn über 50 Grad!

Die früh auftretenden Skoliosen haben im allgemeinen eine schlechtere Prognose. Mit dem puberalen Wachstumsschub verschlimmern sich die Skoliosen in der Regel stark. Nach Verschmelzen der Darmbeinapophyse mit dem Darmbein (Risser; Abb. 46 a–f) nehmen die Skoliosen meist nicht mehr stark zu.

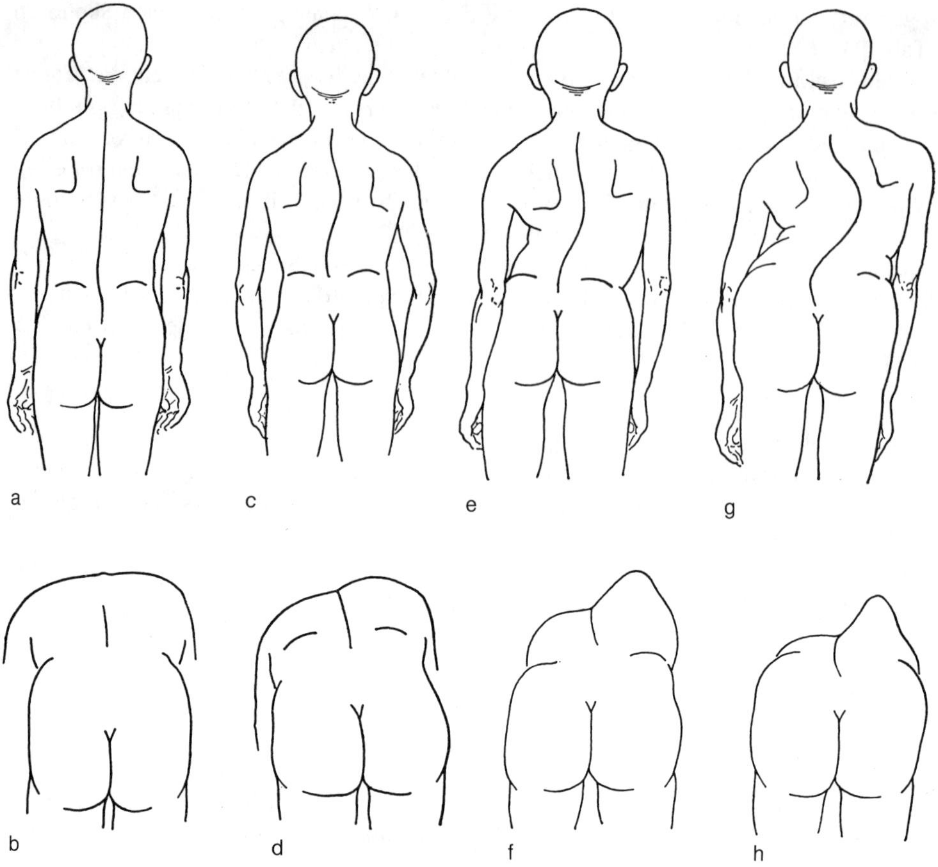

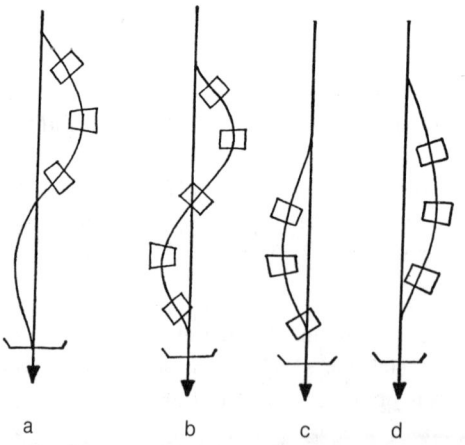

Abb. 44 a–h   Schematische Einteilung nach der Schwere der Skoliose (äußere Manifestation). a–b) leichte Skoliose, c–d) mittelschwere Skoliose, e–f) schwere Skoliose, g–h) sehr schwere Skoliose.

Abb. 45 a–d   Schematische Darstellung der Formen der idiopathischen Skoliose.
a) dorsale Form,
b) kombinierte dorsolumbale Form,
c) lumbale Form,
d) dorsolumbale Form.

Abb. 46a–f
Die Entwicklung
der Darmbein-
kammapophyse
(nach *Risser*).
a) Die Apophyse
ist noch nicht
sichtbar,
b) 1. Stadium:
Sie beginnt sich
lateral zu entwik-
keln,
c) 2. Stadium:
Sie erstreckt sich
über die Hälfte
des Darmbein-
kammes,
d) 3. Stadium:
Sie ist voll ausge-
bildet und zeigt
beginnende Ver-
schmelzung mit
dem Os ilium am
hinteren Ende,
e) 4. Stadium:
Zur Hälfte ver-
wachsen,
f) 5. Stadium:
Vollständig ver-
wachsen.

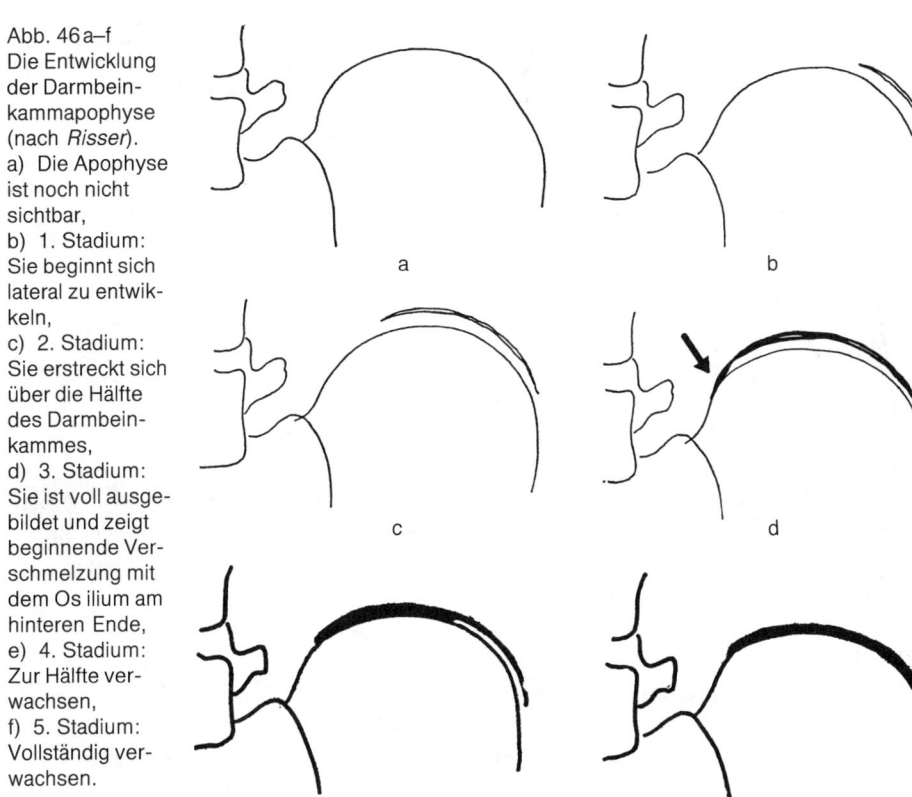

Tabelle 22   Einteilung der idiopathischen Skoliosen

1. Dorsale Skoliose	Scheitel Th 8–9
2. Doppelkurvige Skoliose	
a) thorakal (selten)	Scheitel Th 4–5 / Th 10–11
b) thorakolumbal	Scheitel Th 7–8 / L 1–2
3. Lumbale Skoliose	Scheitel L 1–2
4. Thorakolumbale Skoliose	Scheitel Th 11–12

Ausgesprochene *Strukturveränderungen* der Scheitelwirbel sprechen für schlechtere Prognose. Die Lendenwirbelkörper zeigen nur geringe strukturelle Veränderungen, aber dafür starke Rotation.

Prognose je nach Schnelligkeit der Krümmungszunahme: Nach dem 10. Jahr auftretende Skoliosen nehmen eher langsam zu. Rasche Zunahme bedeutet schlechte Prognose.

Körperliche Untersuchung

a) Allgemeinstatus,
b) Bestimmung des Skelettalters (Röntgenaufnahme der linken Hand),

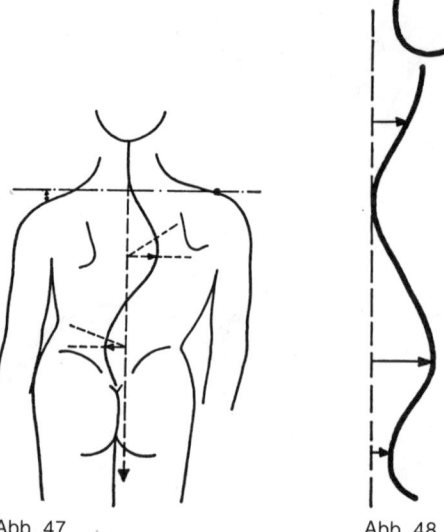

Abb. 47   Schematische Skizze für die Beurteilung der Skoliose. Ausgehend vom Lot von C_1 werden die seitlichen Abweichungen der WS gemessen, die Querneigung (Rotation) der WS, die Höhe von Schulterblatt und Schulter, die Breite des Taillendreiecks wird geschätzt.

Abb. 48   Schema zur Eintragung des sagittalen WS-Profils. Die Distanz einiger ausgewählter Punkte vom Lot wird eingetragen.

Abb. 47   Abb. 48

c) Bestimmung des Reifestadiums der Genitalentwicklung,
d) Körperlänge und Gewicht, Sollänge (s. S. 15),
e) Prüfung der Atemfunktion: In- bzw. Exspiration (Thoraxumfang), Vitalkapazität, Atemgrenzwert, evtl. vollständige Atemfunktionsprüfung, isoliert rechts und links,
f) Untersuchung der Wirbelsäule: immer Beinlänge durch unterlegte Bretter ausgleichen, so daß das Becken horizontal steht. Das Becken kann auch asymmetrisch sein, deshalb als Bezugspunkt immer die Spina iliaca posterior superior beim Bücken wählen.
   – Okzipitalachse: Messen der seitlichen Abweichung der Dornfortsätze vom Lot, das von der Mitte des Okziput fällt, in Höhe des Skoliosenscheitels und der Analfalte. Fällt das Lot in die Analfalte, steht die Wirbelsäule im ganzen im Gleichgewicht (Abb. 47);
   – Profil: Messen der sagittalen Abweichung vom Lot, das den am weitesten zurückliegenden Teil der WS berührt: Th_1, Kyphosenscheitel, tiefster Lordosepunkte, Sakrumprominenz (Abb. 48);
   – Überhöhung der Schulter rechts/links;
   – Höhe der Schulterblätter rechts/links;
   – Messung des Gibbus (einseitiger Buckel) in Vorneigehaltung: Niveaudifferenz zwischen dem prominentesten Punkt (Gibbusscheitel) und dem homologen Punkt der Gegenseite.
   Mit dem Schultheßschen Nivelliertrapez (oder Winkelmesser) kann die Neigung zwischen Gibbus und homologem Punkt gemessen werden. Diese Neigung entspricht ungefähr der Rotation der Wirbel am Skoliosenscheitel;
   – Prüfung der Beweglichkeit der einzelnen WS-Abschnitte, indem nicht nur mit dem Auge, sondern auch mit den aufgelegten Fingerspitzen die Beweglichkeit sowohl in sagittaler wie in frontaler Richtung geschätzt wird;
   – Breite des Taillendreiecks und Prominenz der Beckenkämme.

Die Ergebnisse der klinischen Untersuchung können in ein einfaches Strichschema eingetragen werden, das für die Sprechstunde genügt (s. Abb. 47, 48). Fast jede Klinik hat ein eigenes Schema, in das weitere Einzelheiten je nach Arbeitsrichtung aufgenommen werden können.

Röntgenuntersuchung

Zur Beurteilung der Skoliose ist stets das Röntgenbild beizuziehen. Als *Standardaufnahme* gelten a, b, d und e:

a) Gesamte WS a.-p. im Stehen. Darauf achten, daß das Becken sagittal und horizontal gestellt wird (auf dem Röntgenbild anzugeben)! Die Wirbel S_1 und S_2 sowie die hinteren Abschnitte der Darmbeinkämme sollten auf dem Bild sein, ebenso die ganze HWS. Unter Umständen sind zwei Aufnahmen 35/43 cm notwendig! Besser ist die WS-Totalaufnahme. (Bei der Gesamtaufnahme ist die Strahlenbelastung groß, weshalb Reihenuntersuchungen von Skolioseverdächtigen nicht angebracht sind!)
b) Gesamte WS a.-p. im Liegen (Entlastungshaltung).
c) Gesamte WS im Liegen mit Extension.
d) Bewegungsaufnahmen: Neigung nach rechts und links (a.-p. Aufnahme).
e) Profilaufnahmen in speziellen Fällen.

Die Strahlenbelastung der Skoliosepatienten ist groß, wenn sie während des Wachstums regelmäßig geröntgt werden sollen. Die klinische Untersuchung alle 3 Monate genügt im allgemeinen, um eine raschere Zunahme festzustellen. Vor und während einer korrigierenden Behandlung (Gipsverbände und Operationen) sind Aufnahmen häufiger notwendig!

Im allgemeinen ist die isolierte Darstellung der Form einzelner Wirbelkörper nicht notwendig, wenn vielleicht auch interessant. Eine Spondylitis tuberculosa ist bei idiopathischer Skoliose eine große Seltenheit, wenn sie überhaupt vorkommt! Am a.-p. Bild werden die Krümmungswinkel bestimmt:

– *Krümmungsscheitel:* Der am stärksten seitlich keilförmig deformierte Wirbelkörper oder der Wirbel mit der stärksten Rotation (Abb. 49 a–c).
– *Neutral- oder Übergangswirbel:* der a) am stärksten gegen die Horizontale geneigte, b) am wenigsten keilförmige, c) von ± parallelen Deckplatten begrenzte Wirbel, der d) die geringste Rotation aufweist.
– *Messung nach Lippmann-Cobb* (Abb. 50): Auf der Deckplatte der beiden Neutralwirbel werden die Lote errichtet. Der Winkel, durch die beiden Lote gebildet, dient als Maß für den Skoliosenwinkel.
– *Messung nach Ferguson-Risser* (Abb. 51; heute kaum noch verwendet): Die geometrischen Mittelpunkte der Scheitel- und der benachbarten Neutralwirbel werden bestimmt und durch Gerade verbunden. Der Komplementärwinkel der beiden Geraden am Scheitel dient als Maß der Skoliose.

Die Winkel nach Ferguson-Risser sind kleiner als die nach Lippmann-Cobb. Je nach Methode, die immer angegeben werden sollte, sind die Winkelwerte für die Praxis etwas anders zu interpretieren. Die Bestimmung nach Lippmann-Cobb ist vorzuziehen, da sie direkt die Achsenabweichung der WS ergibt, sensibler ist und weniger Fehlerquellen aufweist.

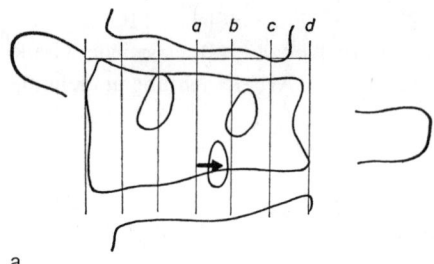

a

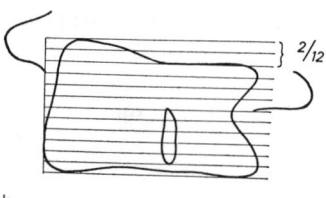

b

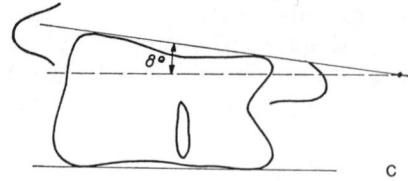

c

Abb. 49 a–c   Bestimmung der Formveränderung der Wirbelkörper (a u. b nach *Cobb*, genügt nur für grobe Schätzungen). a) Schätzung der Rotation: Die seitliche Verschiebung des Dornfortsatzes gegenüber der Mitte des Wirbels gibt einen Anhaltspunkt für die Rotation (Verschiebung um $\frac{1}{6}$ der Wirbelbreite = mäßige Rotation, um $\frac{2}{6}$ = starke Rotation, um $\frac{3}{6}$ = sehr starke Rotation). b) Schätzung der Keilform des Wirbelkörpers: Die Wirbelkörperhöhe wird in 12 Teile eingeteilt. Die Keilform wird geschätzt aus der Differenz der beiden Seiten. c) Eine bessere Beurteilung ergibt sich aus der genauen Messung der seitlichen Keilform durch die Neigung der Deckplatten.

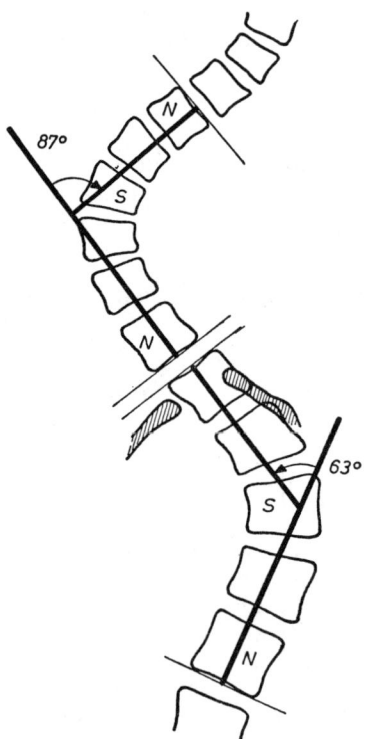

Abb. 50   Messung der Skoliose nach *Lippmann-Cobb*.

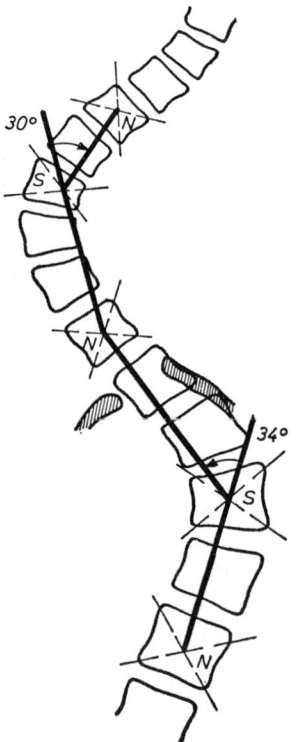

Abb. 51   Messung der Skoliose nach *Ferguson-Risser*.

Standardfotografien

Gerade für die Skoliose gilt, daß der Aspekt nur schwer beschrieben werden kann, obschon er für den Verlauf der Skoliose von großer Bedeutung ist. Am wertvollsten sind die Standardfotografien (vor gleichmäßigem Hintergrund, mit aufgezeichnetem dm-Netz oder Lot):

- Rücken von hinten, Becken horizontal gestellt,
- Profil,
- in Vorneigung, Kopf gegen die Kamera, die Arme hängen mit gefalteten Händen, damit die Schultern gleich hoch gehalten werden: Größe des Gibbus. Das Anzeichnen der Dornfortsätze ist für die Fotos nicht notwendig, auch bei Bewegungsaufnahmen nicht, die Haut über der WS ist so stark verschieblich, daß in aufrechter Stellung angezeichnete Dornfortsätze sich beim Neigen stark verschieben.

Wie oft soll die Skoliose beim Jugendlichen untersucht werden?

Nur Skoliosen mit einem *Skoliosenwinkel unter 20 Grad* dürfen ohne Behandlung kontrolliert werden.

Klinische Kontrollen mindestens alle drei Monate, in Zeiten der langsamen Evolution (vor und nach der Pubertät) alle 6–12 Monate.

Röntgenbild: alle 6–12 Monate, ausgenommen während der raschen Verschlimmerung bei raschem Wachstum; dann sind aus therapeutischen Gründen zahlreichere Aufnahmen notwendig.

Fotografien: jedes Jahr, bei starker Evolution alle 6 Monate, evtl. auch während der Therapie.

Diagnostik der Wirbelsäulenbeschwerden im Erwachsenenalter

Wirbelsäulenbedingte Beschwerden sind im Erwachsenenalter häufig. Dem Orthopäden, der sie differentialdiagnostisch beherrscht, öffnet sich ein breites Tätigkeitsfeld, wenn er diese Patienten nicht a priori dem Rheumatologen oder dem Neurochirurgen überläßt. Neben Schmerzzuständen und Funktionsstörungen, die krankhafter Natur sind, findet er häufig Unfallfolgen, die genau abzuklären sind. Im folgenden wird eine knappe Übersicht über die häufigsten Wirbelsäulenleiden gegeben, die differentialdiagnostisch bedeutsam sind.

Mißbildungen und Entwicklungsstörungen

a) Idiopathische Skoliose leichten Grades (die schweren Skoliosen und Kyphosen werden kaum diagnostische Schwierigkeiten machen und werden hier nicht angeführt), meist mit Rotation und Bogenanomalien. Im skoliotischen Bereich entwickelt sich früh eine Spondylosis deformans infolge asymmetrischer Beanspruchung der Gelenke und der Bandscheiben. Trotz teilweiser lokaler Versteifung kann sie lange Zeit klinisch stumm bleiben. Unfallfolgen sind bei diesen vorbestehenden Veränderungen im allgemeinen schwerer als bei normaler Wirbelsäule.

b) Übergangswirbel an der L/S-Grenze: Lumbalisation oder Sakralisation, oft einseitig, mit straffen Gelenkverbindungen zum Sakrum und teilweise auch zum Ilium. Auch mit einseitiger Erniedrigung des Wirbelkörpers mit kurzbogiger Skoliose vorwiegend rotatorischer Art. Patienten mit Übergangswirbeln haben oft ein lumbovertebrales Syndrom verschieden starker Ausprägung, radikuläre Syndrome sind gehäuft.

c) Spondylolyse, Spondylolisthesis: Unterbrechung der Interartikularportion, vorwiegend der unteren LWS. Ätiologisch unklar, möglicherweise frühkindliche Traumen und genetische Grundlage kombiniert. Bei beidseitiger Spondylolyse kann es zum Abgleiten des oberen Wirbelkörpers kommen (Olisthesis). Messung der Rutschdistanz an der Hinterkante in mm. Der Gleitvorgang ist meistens mit 25 Jahren abgeschlossen.

Bei Erwachsenen ist eine rein traumatische Entstehung einer Lyse nur in Ausnahmefällen nachgewiesen. Es handelte sich dann um eine Fraktur der Interartikularportion, die pseudarthrotisch verheilt.

Nach einer Wirbelluxationsfraktur kann eine dauernde Ventralverschiebung resultieren, die jedoch von der eigentlichen Spondylolisthesis abgegrenzt werden muß. Es ist in diesen Fällen anzustreben, die anatomische Form mit moderner Operationstechnik wiederherzustellen.

Als Pseudospondylolisthesis bezeichnen wir das Vorgleiten eines Wirbels bei intakter, aber elongierter Interartikularportion. Sie ist vor allem gegenüber dem Instabilitätsgleiten abzugrenzen.

Durch Traumatisierung einer vorbestandenen Spondylolyse oder Spondylolisthesis kann es zu vermehrter Dislokation kommen, die aber auch rückbildungsfähig ist. Trifft ein Trauma eine stabile Spondylolyse/Olisthesis, kommt es eher zu einer Gefügelockerung als am gesunden Wirbel. Es ist zu beachten, daß auch eine stark dislozierte Spondylolisthesis jahrelang praktisch symptomlos bleiben kann.

Von der echten Spondylolisthesis ist das Gleiten des ganzen Wirbels inklusive Bogen und Gelenkfortsätze bei Flexion/Extension zu unterscheiden, das ein Zeichen der segmentalen Instabilität ist (Instabilitätsgleiten, besonders häufig in der HWS).

d) Endstadium nach Scheuermannscher Erkrankung: Entwicklungsstörung der Randleisten, Deck- und Bodenplatten der Wirbelkörper, vom 8. bis 16. Lebensjahr florid, die Entwicklungsstörung selbst heilt unter Deformationen aus.

Charakteristisch sind:

– Lokalisation: mittlere und untere BWS, meist D6 bis D9, oder dorsolumbal, meist mehrere Wirbelkörper befallen.

– Typische lokalisierte kurzbogige Kyphose mit Teilversteifung.

Röntgenbild nach Abschluß der Erkrankung:

- (1)-3-5 Wirbel befallen, Bandscheiben oft erniedrigt, Deckplatten gewellt und unregelmäßig. Keilform der Wirbelkörper typischerweise in den vorderen zwei Dritteln. Die Wirbelkörper sind verlängert durch Apposition von Spondylophyten. Bei asymmetrischem Befall auch lokale skoliotische Achsenknickung.
- Thorakolumbale Form: Die typischen Veränderungen findet man bei D11 bis L1–2. Versteifung gering, oft hypermobil. Brustkyphose nach unten verlängert (Flachrücken).

Schmorlsche Knötchen sind nach Scheuermann häufig, kommen aber auch sonst vor.

Die Beschwerden beim Erwachsenen (Spätstadium) sind i. allg. muskulärer Art, meist unterhalb der befallenen Wirbel lokalisiert. Sie werden vor allem durch funktionelle Überbelastung ausgelöst (lange Vorneigehaltung, „ungewohnte" Anstrengung). Besonders häufig sind die Beschwerden bei der thorakolumbalen Form. Nach Scheuermann treten häufig Diskushernien auf.

Nach Unfällen wird die Differentialdiagnose zwischen Scheuermann-Wirbel und Wirbelfraktur oft notwendig: Bei der einfachen Kompressionsfraktur wird die gesamte Endplatte durch die Bandscheibe eingedrückt, auch im hinteren Drittel, bei erhaltener Hinterwand. Der Scheuermann-Wirbel hat, vor allem in jungen Jahren, im hinteren Drittel fast parallele Endplatten. – Bei Vorliegen einer Scheuermann-Kyphose wird die Gesamtdeformation durch einen zusätzlichen posttraumatischen Keilwirbel verstärkt, damit auch die Beschwerden.

e) Lumbale Spinalstenose. Ätiologie: Entwicklungsstörung, degenerativ (dicke Lamina, arthrotische Randwülste), Spondylolisthesis, nach Spondylodese oder Diskushernien-operation, auch posttraumatisch, oft langsam sich entwickelnd. Die Verengerung kann lokalisiert oder ausgedehnt sein. Frakturfolgen haben bei Stenose oft schwerere Folgeerscheinungen als bei normal weitem Spinalkanal.

Klinische Symptome:

- unspezifische, nichtradikuläre Lumbalbeschwerden; Schmerz (eher diffus, schwer lokalisierbar), Muskelschmerz, Ermüdungsschmerz deuten auf Stenose.
- Wurzelkompressionssyndrome: Schmerzen in einem oder beiden Beinen von radi-kulärem Charakter, Sensibilitätsstörungen, Parästhesien verschiedener Lokalisa-tion, auch wechselnd.
- neurogene Claudicatio intermittens (Claudicatio spinalis): Bei körperlicher Bela-stung treten Schmerzen und Parästhesien auf, distal am Fuß beginnend und aufsteigend. Bei Ruhe und kyphosierender Entlastungshaltung Besserung in 20 bis 30 Minuten (DD arterielle Claudicatio: Besserung in 20 bis 30 Minuten). Charakte-ristisch: Kyphosierung der LWS vermindert die Symptome, Lordosierung verstärkt sie.

Sehr oft sind diese klassischen Symptome nicht voll ausgebildet, sie sind mannigfach, wechselnd, oft bizarr, intermittierend oder werden mit der Zeit dauernd, verschieden ausgeprägt und kombiniert, verstärkt entweder im Stehen, oft bei Bewegung und Belastung. Bei unklaren und wechselnden Beschwerden muß man an die Stenose denken!

Die zentrale Stenose und die Stenose des Recessus lateralis sind zu unterscheiden. Sie können kombiniert sein. Die Stenose des Recessus lateralis (von oben, hinten und unten) tritt oft in Konkurrenz zur Einengung durch Diskushernie.

Röntgenbild:
- schmale, hohe Zwischenwirbellöcher,
- plumpe Gelenkfortsätze, Gelenkfacetten verlängert und sagittal gestellt,
- Exkavation der Wirbelkörperrückflächen,
- Bogenwurzeln kurz, dick, abgerundet,
- Interpedunkularabstände nach kaudal gleichbleibend oder abnehmend,
- Messungen:
  - interpedunkulärer Abstand normal 16–18 mm, unter 15 mm Spinalstenose,
  - medialer Sagittaldurchmesser des Bogens (Abstand Wirbelkörper-Rückfläche bis ventrale Bogenkontur) unter 12 mm = relative Stenose, unter 10 mm = absolute Stenose,
  - Myelographie zur weiteren Abklärung (nur bei sicherer Wurzelkompression!),
  - CT ergibt die sicherste und beste Darstellung und die exaktesten Messungen. Es sind Aufnahmen im Knochenfenster notwendig!
f) Spina bifida occulta ist an sich bedeutungslos, kann jedoch Indikator für andere Mißbildungen sein.

Statisch und dynamisch bedingte Beschwerden

Jede Abweichung von der normalen Haltung und Form der Wirbelsäule erfordert zur Aufrechthaltung vermehrte muskuläre Arbeit, die auf einzelne Segmente beschränkt bleiben und zu Beschwerden führen kann. Muskeltraining kann oft das funktionelle Gleichgewicht erhalten.

Beinlängenunterschiede von 1 bis 1,5 cm sind häufig und werden i. allg. gut toleriert, wenn sie seit der Jugend bestehen; bis 2 cm Ausgleich durch einfache Absatzerhöhung, über 2 cm Absatzerhöhung, Spezialschuh oder operative Maßnahmen. Differenzen von 2 und mehr cm können zu Wirbelsäulenbeschwerden führen, andererseits wirkt Ausgleich auch geringerer Beinlängenunterschiede bei gewissen lumboischialen Erkrankungen günstig, besonders bei Einsteifung der untersten LWS. Über viele Jahre dauernde skoliotische Haltung der unteren LWS infolge Beinlängendifferenz kann zu lokalisierter spondylotischer Reaktion mit Osteochondrose und zu Lumbalgien führen (Abklärung mit Röntgenbildern, auch der Intervertebralgelenke sowie detaillierter Anamnese).

Hüft- und Knie- und Fußversteifungen in guter Stellung ziehen so gut wie keine direkten Wirbelsäulenveränderungen nach sich. Bei ungünstiger Gelenkblockade an den unteren Extremitäten können jedoch funktionelle Wirbelsäulenbeschwerden auftreten, wenn beim Gehen Ausgleichbewegungen notwendig sind. Die genaue Beobachtung der Bekken- und Wirbelsäulenbewegungen beim Gehen führen hier weiter. Radiologisch nachweisbare Schäden werden erst nach vielen Jahren manifest.

Degenerative Veränderungen der Wirbelsäule, Diskushernie

Als degenerative Veränderungen bezeichnen wir Spondylophyten am Wirbelkörper (Spondylose), Arthrose der Intervertebralgelenke und Bandscheibenschäden. Die Spondylose im engeren Sinne macht wenig Beschwerden, sie ist mehr röntgenologisches Zeichen der langanhaltenden Fehlbelastung.

Degenerative Veränderungen sind häufig, in der Regel werden sie lange Jahre hindurch ohne oder mit nur gelegentlichen, unbedeutenden Beschwerden ertragen. Beschwerden

werden durch verschiedene Faktoren ausgelöst: Oft sind es banale Infektionen der
oberen Luftwege („Schnupfen, Pharyngitis, Tracheitis vor 2–3 Wochen"); weiter nicht
übliche, relativ überlastende Beanspruchungen, vorwiegend bei Sport und Freizeitbe-
schäftigung, aber auch banale Kontusionen der WS-Region. Die Therapie soll und kann
dann meist wieder zur früheren Beschwerdefreiheit führen. Depressive Zustände,
Schicksalsschläge und „unerträgliche" Lebenssituationen begünstigen das Auftreten von
Beschwerden.

Die klinischen Symptome sind relativ eintönig:

a) *Vertebralsyndrom:* Haltungs- und Belastungsschmerzen, Verspannung und Schmerz
   der paravertebralen Muskulatur, lokale Druck- und Klopfdolenz der Dornfortsätze
   und der segmentalen paravertebralen Muskeln. Als starke funktionelle Belastung ist
   ungewohntes häufiges Heben schwerer Gewichte, langdauernde Arbeit in ungünstiger
   Haltung, langes Sitzen in schlechter Haltung ohne Ausgleichbewegungen anzusehen.

b) *Radikuläres Syndrom:* Auf neurale Areale begrenzte ausstrahlende Schmerzen,
   Sensibilitätsstörungen im Sinne von Hypästhesie, Hyperalgesie und Parästhesien.
   Dazu Schwäche der segmentalen Kennmuskeln und Reflexstörungen. Diese radikulä-
   ren Symptome sind Folge einer Druckwirkung auf die entsprechenden Nervenwur-
   zeln, entweder durch ossäre Einengung des Foramen intervertebrale durch
   Randosteophyten an den Gelenken, spondylotische Randwülste oder Frakturfolgen
   oder durch Vorquellen von Bandscheibengewebe bei Bandscheibendegeneration
   (typisch bei Diskushernie) oder infolge Schwellung der Weichteile im Foramen. Auch
   Narbenzüge oder Varicosis spinalis können ein radikuläres Syndrom verursachen.
   Spinalstenose begünstigt die Kompressionserscheinungen.

Vertebrales und radikuläres Syndrom können kombiniert vorkommen. Es ist zu beachten, daß eine Diskushernie auch ein rein vertebrales Syndrom auslösen kann. Im Verlauf
der Diskushernien ist ein Wechsel der Syndromausprägung anamnestisch häufig nachzuweisen (vertebrales und radikuläres Syndrom sind dann von äquivalenter Bedeutung).
Auch eine Arthrose der Intervertebralgelenke kann ein vertebrales oder radikuläres
Syndrom machen oder vortäuschen.

c) *Instabilität und Blockierung von Wirbelsäulensegmenten:* Es handelt sich um segmentale Gefügelockerungen und Fehlbelastungen von Intervertebralgelenken, die zu
   funktionellen Störungen (Schmerz, Bewegungseinschränkung, verminderte Belast-
   barkeit) führen können. Feindiagnostik nach den Grundsätzen der manuellen Medizin ist angezeigt. Die traumatische Entstehung der Instabilität und Blockierung ist vor
   allem in der HWS nicht selten (Schleuderverletzung), die nicht traumatische Genese
   ist jedoch die Regel.

d) *Spondylogene (pseudoradikuläre) Syndrome:* Von verschiedenen spinalen und para-
   spinalen Strukturen aus können Schmerzsymptome auf reflektorischem Wege ausge-
   hen (Rückenfaszie, Dornfortsätze, Lig. interspinosum, Gelenke, Periost, Muskeln).
   Die Symptome sind
   – fortgeleiteter Schmerz (referred pain),
   – muskulofasziale Triggerpunktsyndrome,
   – sternales und symphysales Syndrom,
   – schmerzhafte Druckpunkte (tender points),
   – spondylogenes Reflexsyndrom: Hartspann, Myotendinosen, Irritationszonen.

Die spondylogenen Syndrome sind manueller Therapie, Injektionstherapie (Neuraltherapie) und diversen Formen der physikalischen Therapie zugänglich. Sie können als sekundäre Begleiterscheinungen nach Wirbelsäulenverletzungen Bedeutung erlangen.

e) *Iliosakralgelenksyndrom:* Blockierung und Instabilität eines Iliosakralgelenkes (ISG) kann (z. B. als Folge eines Unfalles, einer Luxation, einer Beckenfraktur, aber auch bei asymmetrischer Beanspruchung aus anderen Gründen) zum ISG-Syndrom führen. Die typischen Symptome sind sehr wechselnd ausgeprägt:

- paroxysmaler Charakter der Beschwerden,
- Gangschwierigkeiten auf der erkrankten Seite, Ermüdungsschmerz,
- Bewegungsschmerzen sakroiliakal, glutäal, inguinal und in der Trochanterregion, meist an der Rückseite entsprechend dem Segment S1 bis zum Knie ausstrahlend,
- Piriformisschmerz und Kontraktur (Piriformissyndrom),
- ischialgiforme Schmerzen,
- Schmerzen in Unterbauch und Leistengegend infolge Iliakusverspannung,
- Schmerzen nach längerem Einnehmen einer bestimmten Körperhaltung, die bei aktiven Bewegungen wieder verschwinden.

Die lumbalen Beschwerden liegen beim ISG-Syndrom nicht in der Dornfortsatzreihe (die meistens nicht druck- oder klopfempfindlich ist), sondern paravertebral. Das Laseguesche Zeichen ist auch bei ischialgiformen Beschwerden meist negativ.

Die Beurteilung der Beckenverwringung erfolgt mit verschiedenen Tests der Manualmedizin. Einfach zu beurteilen ist die Druck-Klopf-Dolenz des ISG und das Mennelsche Zeichen. Das Röntgenbild ist meist unergiebig, eventuell Barsony-Aufnahme. Nach Frakturen und Luxationen des Beckens und des Kreuzbeines hilft das Computertomogramm weiter.

f) *Bandscheibenschaden, Diskushernie:* Die Bandscheiben werden im Laufe des Lebens durch Umbau und Austrocknung zunehmend degenerativ verändert. Die Schwächung des Anulus fibrosus erfolgt, wenn überhaupt, in vielen, zeitlich auseinander liegenden Etappen. Eine erweichte Bandscheibe kann sich übermäßig vorwölben (Protrusion), besonders bei bestimmten Bewegungen.

Degeneration einer Bandscheibe manifestiert sich durch Erniedrigung, später oft mit Sklerose der anliegenden Endplatten und Spondylophytenbildung (Osteochondrose). Durch die Erniedrigung der Bandscheibe gelangt auch das segmentale Intervertebralgelenk in eine Fehlstellung, die zu Beschwerden führen kann. Oft findet man auch eine vermehrte oder verminderte Beweglichkeit des befallenen Segmentes.

Die Bandscheibendegeneration kann generalisiert oder auf bestimmte WS-Abschnitte beschränkt sein. Isolierte Bandscheibendegeneration legt den Verdacht nahe, daß in diesem Segment einmal ein Trauma erfolgte. Nach einem Segmenttrauma entwickelt sich i. allg. im Laufe von Monaten und Jahren eine isolierte Bandscheibendegeneration; dieser Verlauf ist charakteristisch.

Die Bandscheibendegeneration führt im Laufe der Zeit zu einer Zerrüttung des Anulus fibrosus, in dem sich Risse bilden. Als letztes Stadium dieses degenerativen Prozesses treten dann – meist bei einem banalen Ereignis – Teile des Nucleus pulposus durch den Riß aus und bilden eine Diskushernie. Es sind denn in der Regel auch alltägliche Bewegungen (Aufrichten aus gebückter Haltung, Rotationsbewegungen), bei denen die letzte Barriere einer vorgeschädigten Bandscheibe durchbrochen und die Diskushernie erstmals manifest wird. Auch ein direkt oder indirekt (axiale oder Biegebelastung) einwirkendes Trauma kann diesen letzten Akt der Geburt einer Diskushernie auslösen. Die Gewalteinwirkung durch ein Unfallereignis kann eine gesunde Bandscheibe jedoch höchst selten so schädigen, daß eine Diskushernie durch den Anulus fibrosus durchtritt: Vor der gesunden Bandscheibe bricht der Wirbel selbst.

Eine Diskushernie macht radikuläre Symptome. Sehr oft bestehen aber gleichzeitig segmentale vertebragene Beschwerden, ausgehend von der dem Geschehen zugrunde liegenden Bandscheiben- und Segmentschädigung. Eine Diskushernie kann aber glücklicherweise auch weitgehend symptomfrei ertragen werden (besonders bei weitem Spinalkanal) oder nur ab und zu Beschwerden verursachen („Symbiose" zwischen Diskushernie und Träger). Das Ziel konservativer Behandlung ist die Erreichung dieses latenten Zustandes, der jahrelang anhalten kann. Oft sind nur diskrete Sensibilitätsausfälle (Großzehe, Finger) oder eine diskrete Leistungsverminderung eines Kennmuskels Zeichen einer latenten Diskushernie. Interkurrente Erkrankungen, besonders Entzündungen der oberen Luftwege oder „Grippe" können mit kurzem Intervall von 1 bis 2 Wochen einen Beschwerdeschub auslösen.

Nach der operativen Entfernung einer Diskushernie und Ausräumung der Bandscheibe sintert die Bandscheibe zusammen, die segmentalen Intervertebralgelenke gelangen in eine Extremstellung und können durch direkte Irritation oder Arthrose zu weiteren Beschwerden führen, die oft außerordentlich hartnäckig sind. Es stellt sich dann die Frage der segmentalen Spondylodese.

g) *Arachnoiditis, lumbosakrale Spinalfibrose:* Dieses Krankheitsbild ist von der Diskushernie zu unterscheiden. Es handelt sich um mehr oder weniger ausgedehnte fibröse Adhärenzen zwischen den Bündeln der Cauda equina. Sie tritt auf nach Myelographie und Diskushernienoperation. Die Symptome sind polymorph: Lumbalschmerz und Ischialgie auch bei geringer physischer Aktivität (bei 60%), nächtliche Krämpfe und distale Parästhesien, Lumbosakralschmerz ohne radikuläre Symptomatik (bei 25%). Der Lasègue ist nur bei 20% positiv, Fehlen von PSR oder ASR ist häufig. Seltener ist ein Kaudasyndrom. Die Diagnose erfolgt anhand des Myelogrammes und der Computertomographie.

h) *Spondylosis hyperostotica (Forestier-Ott):* Es handelt sich um eine überschießende Osteophytose, die ganze Bandscheiben grob und weiträumig z.T. vorne, z.T. auch seitlich umspannt und lumbal oft papageienschnabelartige Wulstbildungen macht. Am ISG dicke Knochenbrücken am oberen und unteren Pol möglich. Die Krankheit tritt vor allem im 6. und 7. Jahrzehnt auf, bei Pyknikern, die Hälfte hat einen Diabetes. Die Beschwerden sind auffällig gering trotz der starken Bewegungseinschränkung.

Entzündliche Wirbelsäulenerkrankungen

a) *Infektiöse Spondylitis:* Infektion mit pyogenen Keimen (Brucella, Salmonella, Shigella) ist heute häufiger als die tuberkulöse Spondylitis, die eher bei über 60jährigen gefunden wird.

Die klinischen Symptome sind intensiver, oft plötzlich auftretender gut lokalisierter Schmerz: Druck-, Klopf- und Erschütterungsschmerz, Achsenstoßschmerz (oft erstes

Zeichen, Vermeidung der Fahrt im Autobus, des Springens, von brüsken Bewegungen). Daneben spondylogene Symptome. Diagnose: Bandscheibenverschmälerung, Osteolysen, Abszeßbildung. Tomogramm und Computertomogramm sowie Szintigraphie sind indiziert.

b) *Spondylitis ankylosans Bechterew:* Die typischen Veränderungen sind Ankylosierung der Intervertebralgelenke, der wirbelsäulennahen Gelenke (Rippengelenke, ISG) mit fortschreitender Fibrose und Verknöcherung. Beginn mit uncharakteristischen polyarthritischen Beschwerden, Bewegungs- und Erschütterungsschmerz, Ischialgie oder Sakralgie. Bevorzugt Männer von 15 bis 40 Jahren. Die Rückenschmerzen treten oft nachts auf, Steifigkeit am Morgen. Oft Iritis, Symphysenschmerz, Fersenschmerz.

Der Verlauf erfolgt in Schüben, die wieder abklingen. Der Endzustand ist charakterisiert durch eine weitgehende Versteifung der verstärkten Brustkyphose und Gestreckthaltung der LWS, verminderte Mobilität des Thorax mit reiner Bauchatmung. Die Schmerzen sind dann meist gering, es stört vorwiegend die versteifte Fehlhaltung. – Zur Frühdiagnose kann die Bestimmung des HLA-B27-Antigens helfen, das bei 90% der Bechterew-Kranken vorhanden ist.

Der Röntgenbefund ist in fortgeschrittenen Fällen eindeutig: Zunächst Sakroiliitis mit zunehmender Verlötung der ISG bis zur Verknöcherung. An der Wirbelsäule Syndesmophyten: Verknöcherung des subligamentären Bindegewebes, dann der Längsbänder, bis zum Bild des Bambusstabes. (Osteophyten beginnen an der Deckplatte, biegen dann vertikal entlang der Bandscheibe um und sind massiver.)

Posttraumatische Beschwerden an der Wirbelsäule

a) *Kontusion und Distorsion:* In der BWS und LWS durch direkte Gewalteinwirkung. Die Diagnose stellt keine Schwierigkeiten. Eine bisher stumme latente Wirbelsäulenerkrankung kann zu einem vorübergehenden Schub aktiviert werden.

Die typische Distorsion der HWS finden wir nach dem Schleudertrauma (whiplash injury), bei dem der Kopf mit großer Rotationsbeschleunigung innert 100–150 ms nach vorne/hinten geschleudert wird. Die Folgen sind typische Zervikalsyndrome, die aber in den meisten Fällen nach geeigneter Behandlung innert 6 bis 12 Monaten ohne stärkere Restsymptome ausheilen. Die Symptomatik ist verschieden stark ausgebildet, oft findet man nur einen Teil der Symptome.

Zervikozephales Syndrom, oberes Zervikalsyndrom:
Subjektive Symptome:
– Einschränkung der Beweglichkeit, vor allem der Rotation bei gebeugter oder gestreckter HWS,
– Hinterkopfschmerz, ein- oder beidseitig (migraine cervicale), bewegungs- und lageabhängig, oft beim Erwachen,
– Schwindel, Übelkeit, selten reiner Drehschwindel, Unsicherheit beim Gehen ohne Hinfallen,
– aurikuläre Störungen, Ohrensausen, Parakusie bei normalem otologischem Befund,
– okuläre Störungen, Augenflimmern, Orbitalschmerz, transitorische Sehstörungen bei normalem ophthalmologischem Befund,
– pharyngeale Störungen, Schluckbeschwerden, Würgen.

Objektive Befunde:
- Einschränkung der Bewegungen zwischen Atlas und Okziput, der Rotation in Kopfneigung,
- Druckdolenz der Linea nuchalis, des N. occipitalis major, des Quer- und Dornfortsatzes von Atlas und Axis,
- verspannte druckdolente Muskulatur der oberen HWS-Segmente,
- Auslösung der Kopfschmerzen bei bestimmten Bewegungen/Haltungen der oberen HWS,
- Blockierung oder Hypermobilität der oberen Zervikalsegmente.

Röntgenbefunde:
- Fehlstellung, vor allem Rotationsfehlstellung von Atlas oder Axis (Abweichung des Dens axis oder des Dornfortsatzes C2 von der Mittellinie),
- Stellungsanomalien im Bereich Okziput-C1 oder C1-2,
- Funktionsaufnahmen: Blockierung oder Hypermobilität in den beiden oberen Bewegungssegmenten.

Zervikobrachiales Syndrom, unteres HWS-Syndrom:
- Nacken-Schulter-Schmerzen, ausstrahlend in Schulter oder Arm,
- Steifigkeit, Einschränkung der Rotation und Seitneigung in der unteren HWS,
- Verspannungsgefühl im Bereich des Trapezius, des Levator scapulae und der Skaleni,
- Schmerzen und Sensibilitätsstörungen als Fernsymptom in den Händen/Fingern.

Objektive Befunde:
- Druck- und Klopfdolenz der Dornfortsätze der unteren HWS und oberen BWS,
- Einschränkung der Rotation oder Seitneigung in einem oder mehreren Segmenten der unteren HWS,
- Kontraktur und Druckdolenz der paravertebralen Muskulatur, des Trapezius, des Levator scapulae und der Skaleni, oft einseitig,
- Blockierung oder Hypermobilität der befallenen Segmente.

Röntgenbefunde:
- Rotationsfehlstellung in einem der unteren Zervikalsegmente (Dornfortsatz nicht in der Mittellinie!),
- skoliotische Achsenabweichung in einem einzelnen Segment,
- Osteochondrose, Spondylose, Veränderungen der Unkovertebralfortsätze oder Arthrose der unteren HWS, besonders C4/5 bis C7/D1, sind bei Erwachsenen häufig, sehr oft symptomfrei. Meistens Vorzustand. Das Fortschreiten der Veränderungen in einem einzigen Segment deutet auf eine traumatische Schädigung hin;
- Funktionsaufnahmen: Blockierung oder Hypermobilität in einem oder mehreren Segmenten.

Die beschriebene Symptomatik findet man bei frischen Schleuderverletzungen wie bei veralteten, hartnäckig chronischen Fällen. Eine sorgfältige Dokumentation der Befunde erleichtert die Behandlung.

b) *Folgezustände nach Frakturen:* Einfache Kompressionsfrakturen des Wirbelkörpers heilen mit einer mehr oder weniger ausgeprägten Keilform aus. Wesentlich ist das Ausmaß der Achsenabweichung im sagittalen oder frontalen Sinne. Die Beschwerden bei der stabilen posttraumatischen Fehlstellung sind vorwiegend statischer Natur, durch Muskelkontrakturen zum Ausgleich der Fehlstellung verursacht. Bei ausgeprägter Achsenabweichung können infolge der Fehlstellung der Intervertebralgelenke jedoch hartnäckige Beschwerden bestehen bleiben.

Frakturen der Dorn- und Querfortsätze heilen meist ohne Residuen aus.

Frakturen der Wirbelbogen und der Gelenkfortsätze werden oft übersehen. Durch die eventuell resultierende Fehlstellung ergeben sich Inkongruenzen der Gelenke mit entsprechenden Beschwerden.

Nach Berstungsbrüchen bilden sich oft massive Spondylophyten aus, welche die betroffenen Bandscheiben überbrücken. Sie fixieren im Laufe von 1 bis mehreren Jahren allmählich das ganze betroffene Segment. Sehr oft ist die Stabilisierung des Segmentes aber nicht vollständig, es bleiben kleine Restbewegungen, die sehr schmerzhaft sein können. Im Gegensatz zum frühen Verlauf sprechen wir von Spätinstabilität, wenn nach Ablauf von etwa 2 Jahren noch Instabilitätssymptome vorhanden sind.

Die Symptome der Spätinstabilität sind:

– zunehmende Verschlimmerung der Beschwerden (nach einer mehrmonatigen Phase der Besserung) im Laufe von Monaten und Jahren,
– Belastungsschmerz bei axialer und Beugebelastung. Typisch ist, daß sich der Patient beim Sitzen mit den Händen am Sitz abstützt. Schmerzfreiheit im Liegen, aber auch im Wasser!
– Bewegungsschmerz, zunehmend mit der funktionellen Belastung. Oft nur in bestimmten Haltungen, die dann vermieden werden;
– meist keine eigentliche psychoreaktive Überlagerung. Der Patient sucht, oft ungeschickt, seinen Arzt von der somatischen Natur seiner Beschwerden zu überzeugen.
– Röntgenbild: Zunehmende Überbrückung der betroffenen Segmente durch Osteophyten, die aber nicht vollständig und durchgehend mit den Osteophyten des benachbarten Wirbels verwachsen. Schrägaufnahmen sind oft aufschlußreich. Es entwickelt sich eine zunehmende Intervertebralarthrose. Auf den Bewegungsaufnahmen, die unbedingt trotz Schmerzen in der maximal möglichen Endlage gemacht werden müssen, kann eine kleine Restbeweglichkeit im scheinbar fixierten Segment gefunden werden (meist nur wenige Grade). Oft findet man auch eine abnorme transversale Verschiebung, vor allem in sagittaler Richtung. Bei Instabilität wachsen die Osteophyten weiter!

Psychoreaktive Störungen bei Wirbelsäulenleiden

Das psychische Verhalten der Patienten mit Wirbelsäulenleiden weicht oft von der Norm ab. So findet man oft bei Zervikalsyndromen (speziell bei Schleudertraumen) depressive Verstimmungen, Konzentrations- und Gedächtnisschwäche und andere psychische Alterationen.

Bei chronischen Beschwerden entwickelt sich nicht ganz selten ein sehr hartnäckiges psychisches Fehlverhalten, das durch mannigfache Symptome der vegetativen Dystonie bis zur neurotischen Reaktion charakterisiert ist. Typisch sind nichtorganische, physikalische Befunde in unterschiedlicher Ausprägung:

a) Überempfindlich schmerzhafte Haut (Kiblersche Hautfalte, Bindegewebsstrich) über weite, nicht organischen Strukturen zuzuordnende Regionen (zu unterscheiden von segmentalen oder somatisch bedingten Regionen).

b) Simulation: Der Patient gibt Schmerzen an, wenn eine als schmerzhaft empfundene Bewegung oder Palpation angedeutet, aber nicht ausgeführt wird (z. B. axiale Stauchung, Rotationsbewegung). Dieses Verhalten kann auch als „Erwartungsangst" aufgefaßt werden, die ebenfalls Zeichen eines Fehlverhaltens ist.

c) Ablenkungstest: Bei Ablenkung (Prüfen einer anderen Körperpartie, Beobachtung beim Aus- und Anziehen) werden Bewegungen durchgeführt, welche bei direkter Prüfung verweigert werden.

d) regionale Muskelschwäche und Sensibilitätsstörung: Nicht neuroanatomisch erklärbare Muskelschwäche beim Testen oder Verminderung der Berührungsempfindung ohne neuroanatomische Begrenzungen (z. B. handschuhförmige Begrenzung, zirkuläre Störung bis zum Ellbogen, Quadranten- oder Halbseitensyndrom, Sensibilitätsstörung bis genau zur Mittellinie).

e) Überreaktion: während der Untersuchung inadäquate verbale oder ausdrucksmäßige Abwehrreaktion, Muskelverspannung, Tremor, Schweißausbruch.

Diese nichtorganischen Zeichen überlagern sich einem eventuell vorhandenen, objektiv pathologischen Befund und können diesen verdecken. Der geübte Untersucher wird durch genaue Beobachtung die objektiven pathologischen Befunde erkennen und die eher psychogenen, nichtorganischen Symptome von ihnen unterscheiden, was besonders für Begutachtungen wichtig ist.

Daneben gibt es aber auch Patienten, die einfach eine pathologisch herabgesetzte Fähigkeit haben, auch nur leichte Beschwerden zu ertragen. Sie erachten es als „Pflicht der Gesellschaft", daß sie von jeglichem Übel befreit – oder dann dafür (lieber) mit einer Rente entschädigt werden. Darunter findet man u. a. Leute mit erniedrigtem Intelligenzniveau und solche, die aus fremden Kulturkreisen stammen und die Spielregeln der Industriegesellschaft nicht verstehen können. Sie erfordern mehr ärztliche Führung als Orthopädie.

Das beschriebene psychische Fehlverhalten ist bei Rückenleiden nicht selten. Es kommt aber in ganz analoger Form auch bei anderen Erkrankungen des Bewegungsapparates vor. Besondere Schwierigkeiten bereitet es bei posttraumatischen Schädigungen des Bewegungsapparates.

9. Längen- und Umfangmessungen an Kopf und Rumpf

Längenmessungen

Gesicht

Die Abstände zwischen Gehörgang, seitlichem Augenwinkel und Mundwinkel werden gemessen. Bei Asymmetrien (Schiefhals) ergeben sich Unterschiede rechts und links.

Hals

Bei Asymmetrie (Schiefhals) wird die Länge des M. sternocleidomastoideus vom Rand des Processus mastoideus bis zum sternalen bzw. klavikulären Ansatz gemessen.

Umfangmessungen

Kopf

Horizontal gemessen.

Hals

Das Bandmaß wird waagrecht um den Hals gelegt, hinten in Höhe der tiefsten Lordose, vorne auf Höhe des Schildknorpels.

Brust

Bei hängenden Armen, unter der Achselhöhle waagrecht um den Thorax gemessen, das Meßband liegt bei Frauen über dem Brustansatz, bei Männern oberhalb der Mamille. Messen in Mittellage, dann bei maximaler Inspiration und maximaler Exspiration (Respirationsbreite). Für die obere Flankenatmung wird der Umfang unterhalb der Brust bzw. unterhalb der Mamille gemessen, für die untere Flankenatmung der Umfang auf Höhe der unteren Thoraxapertur.

Verringerte Respirationsbreite ist ein Frühzeichen der Bechterewschen Erkrankung.

Brusttiefe

Sagittaler Durchmesser auf Höhe des unteren Sternumendes bis zum Wirbeldornfortsatz auf der gleichen Höhe. Die Messung erfolgt mit dem Beckenzirkel bei maximaler Inspiration und maximaler Exspiration.

Bei Trichterbrust: Messung der Vertiefung des Processus xiphoideus gegenüber den Rippen.

10. Schultergürtel und Schultergelenk

Körperliche Untersuchung

Inspektion

Die Konturen der Schultern beider Seiten sind miteinander zu vergleichen, es ist auf die Höhe von Skapula und Schultergelenk zu achten, auf das Relief der seitlichen Halsmuskulatur, des Trapezius und des Muskelmantels. Von vorne beurteilt man Lage und Form der Klavikula und das Sternoklavikulargelenk.

Palpation

Die knöchernen Bezugspunkte sind: Sternoklavikulargelenk, Klavikula, Akromion, Spitze des Rabenschnabelfortsatzes, Spina scapulae. Routineuntersuchung: Der Patient sitzt auf einem Hocker ohne Lehne. Der Untersucher legt von hinten her die Hand so auf die Schulter, daß der Daumen unterhalb der Spina scapulae liegt, der Zeigefinger liegt gerade vor dem Akromion und palpiert die Supraspinatussehne durch den M. deltoides hindurch, die übrigen Finger liegen auf der Klavikula. Für die Palpation der Achselhöhle sind die lateral gerichteten Fingerbeeren hoch in die Spitze der Axilla einzuführen. Bei mageren Patienten spürt man hier den Humeruskopf und die subglenoidale Synovialtasche des Schultergelenkes.

Der Tonus des Trapezius, der Rhomboidei und der Skaleni sind zu prüfen, die Ansatzstelle des M. levator scapulae ist auf Druckschmerz zu palpieren, Tonus und Atrophie des M. supra- und infraspinatus zu tasten. Besteht eine Kontraktur des Pectoralis major?

Bewegungsprüfung im Schultergürtel

Die Bewegungen im Schultergürtel werden meist geschätzt, wobei man sich auf den Vergleich mit der Gegenseite oder mit gleich konstituierten Individuen stützen muß. Bei diesen Bewegungen bewegt sich das Schulterblatt auf dem Thorax, bringt also die Schultergelenkspfanne selbst in verschiedene Ausgangsstellungen in bezug auf den Rumpf.

Die Differenzierung zwischen den Bewegungen im Schultergürtel und im Schultergelenk ist für die Beurteilung von Kontrakturen und posttraumatischen Zuständen wichtig, da starke Einschränkungen der Schulter*gelenks*bewegungen durch Schulter*gürtel*bewegungen kompensiert werden können.

a) Vor-/Rückführen der Schulter (Abb. 52, 53).
b) Heben/Senken der Schulter (Abb. 54).
c) Rotation des Schulterblattes gegenüber dem Thorax (Abb. 55).

Der Arm kann im Schultergelenk einen mehr als halbkugelförmigen Bewegungsraum bestreichen. Die Bewegungen werden zweckmäßig aufgeteilt in die *Vertikalbewegungen,* die den Arm in verschiedenen Richtungen von der Neutral-0-Stellung aus bis zur

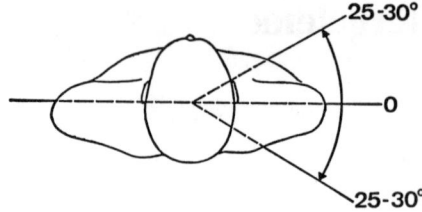

Abb. 52 Vor-/Rückführen der Schulter.

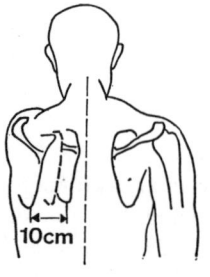

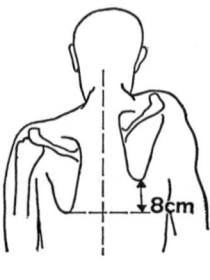

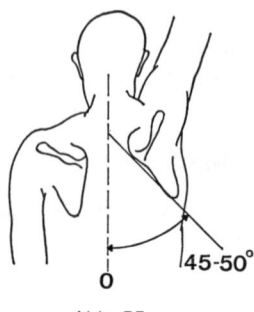

Abb. 53

Abb. 54

Abb. 55

Abb. 53 Vor-/Rückführen des Schulterblattes.
Abb. 54 Heben und Senken des Schulterblattes.
Abb. 55 Rotation des Schulterblattes auf dem Thorax.

Hochhalte heben, und die *Horizontalbewegungen,* die den Oberarm von der seitlichen Abduktionsstellung aus nach vorne und hinten führen. Dazu kommen noch die *Rotationsbewegungen,* deren Ausmaß je nach der Stellung des Armes variiert.

Die Bewegungen im Schultergürtel (Thorakoskapularbewegung) und im Schultergelenk zusammen ergeben den Gesamtbewegungsumfang des Armes gegenüber dem Thorax. (Es sollen möglichst beide Seiten gleichzeitig geprüft werden, um ein Ausweichen des Oberkörpers zu vermeiden.)

Neutral-0-Stellung: Im Stehen hängt der Arm seitlich, der Daumen ist nach vorne gedreht.

Bezugspunkte: Die Achse des Oberarmes (vermutlich Skelettachse) wird am besten aus einer gewissen Distanz anvisiert. Für die Rotation benützt man den Unterarm als Zeiger. Das Akromion, der obere und untere Schulterblattwinkel sowie die Spina scapulae und das Schlüsselbein sind durch die Haut gut zu tasten und zu sehen. Bei der Prüfung des Bewegungsumfanges im Skapulohumeralgelenk wird die Schulterblattspitze mit der freien Hand fixiert.

Vertikalbewegungen

a) Seitwärts/körperwärts Heben (Abduktion/Adduktion) (Abb. 56a, b): Von der Neutral-0-Stellung aus werden die Arme um die a.-p. Achse in der Frontalebene nach der Seite bzw. körperwärts aufwärts bewegt. Die Abduktion über 90 Grad hinaus (d. h.

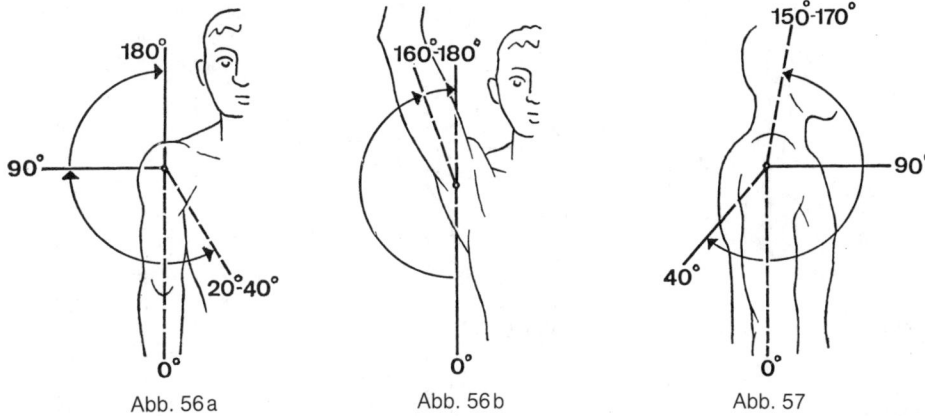

Abb. 56a   Abb. 56b   Abb. 57

Abb. 56a–b   Seitwärts/körperwärts Heben des Armes im Schultergelenk
(Abb. 56–60 aus: *H. U. Debrunner:* Gelenkmessung [Neutral-0-Methode], Längenmessung, Umfangmessung, AO-Bulletin).
Abb. 57   Vorheben/Rückheben des Armes im Schultergelenk.

über die Horizontale) erfordert eine Außenrotation im Schultergelenk und eine Drehung des Schulterblattes. Im allgemeinen geht das Schulterblatt schon von Beginn der Aufwärtsbewegung an synchron mit. Will man dies verhindern, muß das Schulterblatt manuell fixiert werden.

b) Vorheben/Rückheben (Vorwärtsbeugung/Rückwärtsstreckung, Abb. 57): Aus der Neutral-0-Stellung heraus wird der Arm in der Sagittalebene um die Querachse nach vorne bzw. rückwärts gehoben. Auch hier ist die Elevation über die Horizontale mit einer zwangsläufigen Rotation und Drehung des Schulterblattes verbunden.

Horizontalbewegungen des Armes

Diese Bewegungen erfolgen aus der Seithalte in der Transversalebene um die Vertikalachse des Schultergelenkes. Ausgangspunkt ist die Seithalte (ausnahmsweise abweichende Neutral-0-Stellung für diese Bewegungsart!).
Horizontalflexion/Extension (Abb. 58): Der Arm wird von der Seithalte horizontal bis vor die Brust gebracht und bei der Extension nach rückwärts geführt.

Abb. 58   Horizontalflexion und
-extension.

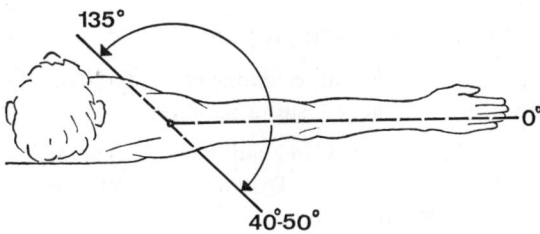

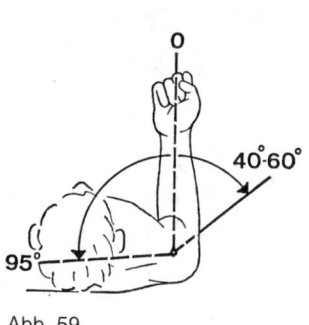

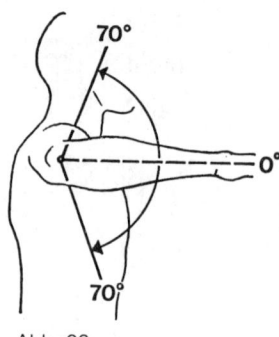

Abb. 59   Außen- und Innenrotation im Schultergelenk
bei hängendem Arm.

Abb. 60   Außen- und Innenrotation bei abduziertem Arm.

Abb. 59   Abb. 60

Rotation

Die Rotationsbewegungen werden in zwei verschiedenen Ausgangsstellungen gemessen, die der Neutral-0-Stellung für die Vertikal- bzw. Horizontalbewegung entsprechen.

a) Außen-/Innenrotation bei hängendem Arm (Standardmessung, Abb. 59): Aus der Neutral-0-Stellung wird der Unterarm im Ellbogen nach vorne gebeugt und einwärts bzw. auswärts gedreht. Gemessen wird das maximale Auswärtsdrehen im Schultergelenk und das maximale Einwärtsdrehen, bis die Hand hinter den Rücken gelegt werden kann.

b) Außen-/Innenrotation bei abduziertem Arm (nur in besonderen Fällen, Abb. 60): Der Oberarm steht in Abduktionsstellung, der im Ellbogen gewinkelte Unterarm pendelt bei der Rotationsbewegung nach oben bzw. nach unten.

Elevationsbewegungen des Armes

Aus der Neutral-0-Stellung heraus kann der Arm in ganz verschiedenen Richtungen bis zur Hochhalte gehoben werden. Diese Bewegungsrichtung von unten nach oben bezeichnet man generell als Elevation: Je nachdem, in welcher Ebene diese Elevation erfolgt, kommt man zu weiteren Bezeichnungen, die mehr oder weniger geläufig sind:

Seitliche Elevation = Seitheben
Elevation vorwärts = Vorheben
Elevation schräg nach vorne seitlich
Elevation schräg nach hinten seitlich
Elevation schräg nach vorne körperwärts.

Die Elevationsbewegungen sind zum Teil mit den Vertikalbewegungen identisch. Sie werden hier nur der Vollständigkeit wegen aufgeführt. Es ist zweckmäßig, als Standardmessungen nur die ersten drei Messungen, die in den Hauptebenen des Körpers verlaufen, zu berücksichtigen.

Kombinationsbewegungen

Wichtig für die Diagnosestellung ist der Grad der Perfektion nachstehender Bewegungen bzw. das Unvermögen, sie auszuführen.

a) Rückheben der Hand auf dem Rücken vom Gesäß her bis zur Berührung der Schulterblätter. Die Distanz der Hand zur Vertebra prominens wird gemessen. (Schürzengriff, Abb. 61).

Abb. 61   Kombinationsbewegungen von Schulter und Arm
(Schürzengriff, Nackengriff).

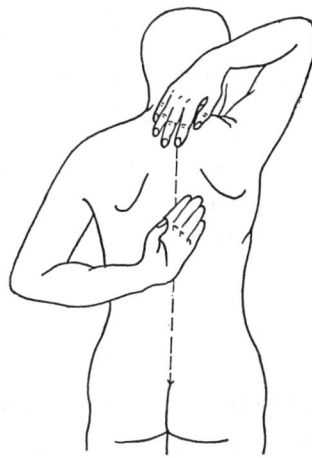

b) Senken der in den Nacken erhobenen Hand auf den Rücken bis zwischen die
   Schulterblätter. Als Kriterium wird bei dieser Bewegung derjenige Dornfortsatz
   notiert, den die Hand gerade noch erreichen kann (Abb. 61).
c) Legen der Hand auf die Gegenschulter.
d) Hochheben der Hand bis zur Berührung des gegenüberliegenden Ohres über den
   Kopf hinweg.

Bewegungen im Akromioklavikulargelenk

Dieses Gelenk kann gut palpiert werden. Dazu adduziert der Patient den Arm und legt
die Hand auf die gegenüberliegende Schulter, wodurch das Gelenk gut zugänglich wird.
Der lokale Druckschmerz kann in dieser Stellung gut vom Schmerz bei Ruptur der
Rotatorenmanschette unterschieden werden.

Bewegungen im Sternoklavikulargelenk

Es ist gut zu sehen und zu palpieren. Die Beweglichkeit wird unter Heben und Senken,
Vor- und Rückführen der Schultern geprüft.

Röntgenuntersuchung des Schultergelenkes

Standardaufnahmen

a) A.-p. in Innenrotation, der Gelenkspalt stellt sich gut dar; a.-p. in Außenrotation und
   Adduktion; a.-p. in Außenrotation und Abduktion, in dieser Stellung ist das Akro-
   mioklavikulargelenk gut sichtbar;
b) axiale Aufnahme;
c) Arthrographie;
d) Tomographie.

Periarthritis humeroscapularis

Der Begriff der Periarthritis humeroscapularis (DUPLAY 1872) umfaßt verschiedene Krankheitsbilder mit Schmerzen und Bewegungseinschränkung des Schultergelenkes, die ihren Sitz in den periartikulären Strukturen haben. Längere Ruhigstellung des Schultergelenkes führt zum klinischen Bild der Schultersteife, die bei voller Ausbildung als „frozen shoulder" bezeichnet wird. Die wichtigsten degenerativen Erkrankungen, die zum Bild der Periarthritis humeroscapularis führen, sind die Ruptur und die degenerativen Veränderungen der Rotatorenmanschette, die Ruptur der langen Bizepssehne und die degenerative Veränderung der Gelenkkapsel.

Degeneration der Rotatorenmanschette

Die Degeneration der Sehnenplatte, welche das Schultergelenk von oben, hinten und vorne umfaßt, ist häufig, macht an sich weder Beschwerden noch Funktionsausfälle. Ihre Bedeutung liegt in der mit dem Alter zunehmenden Herabsetzung der mechanischen Festigkeit und damit der Bereitschaft, einzureißen. Schmerzen machen jedoch die Bursitiden und die Verkalkungen in den Sehnenplatten.

Rotatorenmanschettenruptur

Sie wird häufig gefunden (bei 50jährigen in 25–30%, bei über 60jährigen in 100%) und verursacht nur in einem geringen Prozentsatz Beschwerden. Die meisten Rupturen verlaufen symptomlos.

Durch triviale Belastungen oder durch unfallähnliche Einwirkung kann eine degenerierte Rotatorenmanschette einreißen und klinische Symptome machen. Teilrupturen heilen i. allg. folgenlos aus, die ganze Manschettendicke umfassende Rupturen in mindestens 90% ohne Operation und funktionell befriedigend.

Diagnostisch kann aufgrund der Symptome eine praktisch wichtige Einteilung der Rotatorenmanschettenrupturen erfolgen:

a) Subakromiokorakoidale Lokalisation (Subskapularissehne): partielle Läsion (Ober- oder Unterfläche oder intratendinös) oder kleine Ruptur <1 cm. Schmerzen (painful arc, Nachtschmerz) während einiger Zeit, selten Schwäche bei Abduktion und Flexion, Außenrotation normal. Im Röntgenbild ist der Kopf zentriert; leichte Sklerosierung am Tuberculum majus.

b) Supraspinatusläsion: Riß komplett <2 cm. Die Hälfte macht ausschließlich Schmerzen. Pseudoparalyse nur bei Abduktion allein, selten bei Abduktion in Außenrotation. Röntgenbild: Kopf zentriert, mehr oder weniger ausgeprägte Sklerosierung im Tuberculum majus und am Akromion. Zeichen von Leclerc: Dezentrierung des Humeruskopfes bei Abduktion gegen Widerstand.

c) Mehr als eine Sehne betroffen, Riß >3 cm. Bei Läsion vorne oben stehen die Schmerzen im Vordergrund, bei Läsion hinten oben vorwiegend Schwäche. Immer findet man eine Mischsymptomatologie aus Schmerz und Pseudoparalyse. Im Röntgenbild ist der Kopf dezentriert.

d) Große Läsion und gleichzeitig Omarthrose. Schmerz und Pseudoparalyse sind hier stärker. Im Röntgenbild ist der Kopf stark dezentriert (Humerusglatze, der Kopf ist nicht mehr durch die Rotatorenmanschette bedeckt).

Die Arthrographie ist geeignet, die Ruptur der Rotatorenmanschette nachzuweisen. Bei vollständiger Ruptur tritt Kontrastmittel in die Bursa subacromialis, bei Teilruptur wird oft eine Nische an der Unterfläche der Sehnenplatte darstellbar.

Symptomatik der Ruptur

Die Ruptur der Sehnenplatte kann oft *palpiert* werden. In lockerer Abduktion (hängender Arm bei Seitwärtsneigen des Rumpfes) kann eine Delle durch den (erschlafften) Deltoideus hindurch getastet werden. Hier ist dann auch der Schmerzpunkt lokalisiert.

„Painful arc": Aktive Abduktion bis etwa 70–80 Grad gut möglich, dann mehr oder weniger schmerzhafter Stopp. Wenn man passiv den Arm dann weiter hebt, ist ab 120–130 Grad Abduktion wieder aktiv möglich. Der passive Bewegungsraum ist nicht eingeschränkt, hingegen der aktiv verfügbare.

Pseudoparalyse: Die aktiven Bewegungen sind abgeschwächt, „painful arc" meist vorhanden.

Krepitation bei den aktiven und passiven Bewegungen wird hörbar und tastbar.

Atrophie des Supra- resp. Infraspinatus ist bei Riß von deren Sehnen nach kurzer Zeit zu palpieren.

Nach einer frischen Ruptur ist beim Vorliegen akuter Symptome eine genaue Diagnose meist nicht möglich. Die akuten Symptome klingen nach 10–14 Tagen unter Ruhigstellung so weit ab, daß dann eine exakte Befunderhebung möglich wird.

Schultersteife, „frozen shoulder"

Als Folgezustand nach Ruhigstellung des Schultergelenkes in Neutral-0-Stellung, nach chronischer Periarthiritis und Inaktivität engt sich der Bewegungsumfang im Skapulohumeralgelenk oft sehr stark ein, die Gelenkkapsel schrumpft. Die aktiven und passiven Bewegungen erreichen nur noch geringe Abduktion und Flexion, die Rotation ist meist fast vollständig aufgehoben. Die Bewegungen enden mit einem mehr oder weniger harten Endanschlag, der schmerzhaft empfunden wird. Radiologisch ist kein besonderer Befund zu erheben. Der Zustand der „frozen shoulder" muß früh erkannt werden, intensive Physiotherapie oder Mobilisation in Narkose sind bei veralteten Fällen weniger aussichtsreich als in frischen.

Thoracic-outlet-Syndrom (T. O. S.)

Unter dieser Bezeichnung werden die Kompressionssyndrome des Gefäßnervenstranges im Bereich der oberen Thoraxapertur zusammengefaßt: Skalenus-, Halsrippen-, Hyperabduktions- und kostoklavikuläres Syndrom. Die Symptome sind durch neurale, venöse und arterielle Störungen in verschiedener Mischung charakterisiert, die Ursachen sind mannigfaltig (s. Tab. 23). Das T. O. S. ist von Bedeutung, weil die Epikondylitis und das

Tabelle 23   Prädisponierende Faktoren für Thoracic-outlet-Syndrom

1. angeboren:
   - fibromuskuläre abnorme Bandstrukturen (sehr häufig)
   - Steilstand der 1. Rippe (mehr als 45 Grad)
   - Halsrippe
   - M. scalenus minimus
   - Tuberculum scaleni und abnorme Muskelansätze
2. erworben:
   - Absinken des Schultergürtels (Alter, Asthenie)
   - Fibrosierung und Hypertrophie der Mm. scaleni
   - Klavikulafrakturen mit übermäßigem Kallus
   - Retrosternale Dislokation der Klavikula
   - Schulterprellung, Schleudertrauma der HWS

Karpaltunnelsyndrom mit ihm zusammenhängen können, es muß bei diesen Erkrankungen gesucht werden.

Symptome

Kompression der Nerven: diffuse, auch ausstrahlende Schmerzen mit Parästhesien und Dysästhesien: Plexus brachialis, Trapezius, unteres und oberes Zervikalsyndrom (s. S. 97), Processus coracoideus, Deltoideusansatz, Epicondylus radialis und Radialistunnel, Karpaltunnel, Tendovaginitis.

Kompression der V. subclavia: Schwellung und Ödembildung im Bereich des Armes und der Schulter mit Umfangvermehrung, Vergrößerung der Mamma, verstärkte Zeichnung der Handrückenvenen, Hand kühl, feucht, zyanotisch; Ausbildung eines Kollateralkreislaufes im Schulterbereich.

Kompression der A. subclavia: Blässe, Kältegefühl, rasche Ermüdbarkeit, Muskelkrämpfe, Stenosegeräusch in der Subklavia, Pulsdefizit in Provokationsstellung.

Provokationstests: Tragetest (anamnestisch!) Abduktionstest (3-Minuten-Faustschlußtest in Abduktion), Schmerzauslösung bei Redressement des Schultergürtels.

Die Beschwerden sind haltungs- und belastungsabhängig. Entlastender Schulterhochstand (Halsrippe), Schultergürtel nach vorne gedrängt.

11. Ellbogen

Körperliche Untersuchung

Inspektion und Palpation

Die knöchernen Bezugspunkte sind die Spitze des Olekranons, der mediale und der laterale Epikondylus. Sie bilden bei gebeugtem Ellbogen ein gleichseitiges Dreieck, bei gestrecktem Ellbogen liegen sie in einer quer verlaufenden Linie.

Palpation des Radiusköpfchens: Bei rechtwinklig gebeugtem Ellbogen umfaßt der vor dem Patienten stehende Untersucher mit der linken Hand den linken Ellbogen des Untersuchten von medial her, die Kuppe des Zeigefingers liegt auf dem lateralen Epikondylus, der Mittelfinger palpiert dicht davor das Radiusköpfchen während der Pro- bzw. Supination des Vorderarmes. Beachte Form, Stellung und Lage des Radiusköpfchens.

Gelenkkapsel: Palpation hinten beidseits des Olekranons. Bei großem Erguß wird der Ellbogen in Semiflexion gehalten, die Gelenkkapsel ist gespannt.

Palpation des *N. ulnaris* im Sulcus ulnaris.

Bewegungsprüfung

Ellbogengelenk

Neutral-0-Stellung: Gestreckter Ellbogen.

Bezugspunkte: Am Humerus lateraler und medialer Epikondylus, am Unterarm Olekranon. Die Längsachsen der gelenkbildenden Abschnitte werden über die Weichteile anvisiert.

Flexion/Extension (Abb. 62): Die Streckung über die Neutral-0-Stellung hinaus ist nicht immer möglich, bei Frauen erreicht sie 5–15 Grad.

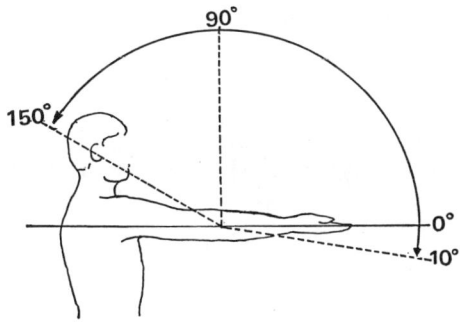

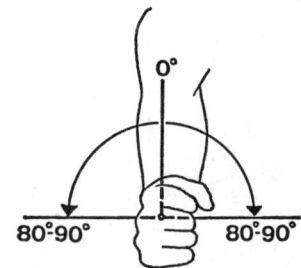

Abb. 62   Abb. 63

Abb. 62   Beugen und Strecken im Ellbogengelenk. (Abb. 62, 63 aus *H. U. Debrunner:* Gelenkmessung [Neutral-0-Methode], Längenmessung, Umfangmessung. AO-Bulletin.)

Abb. 63   Pro- und Supination des Unterarmes.

Unterarmgelenke

Neutral-0-Stellung: Bei aufrechter Körperhaltung wird der Ellbogen am Körper angeschlossen und um 90 Grad gebeugt, der Unterarm ist horizontal nach vorne gerichtet, das Handgelenk gestreckt und der Daumen nach oben gedreht.

Bezugspunkte: Die Oberarmachse dient als proximale Bezugslinie, die quere Handgelenksachse als distaler Zeiger.

Pro-/Supination (Abb. 63): Drehung des Unterarmes um die Längsachse, die Handfläche dreht sich nach unten (Pronation) bzw. nach oben (Supination).

Achsenverhältnisse am Ellbogen

Bei gestrecktem Ellbogen (Ellenbeuge nach vorne gerichtet) bildet die Achse des Unterarmes mit derjenigen des Oberarmes einen Valguswinkel bis 10 Grad (Knaben und Männer) bzw. bis 20 Grad (Mädchen und Frauen). Wichtig ist der Vergleich mit der anderen Seite.

Cubitus valgus: Abweichung der Unterarmachse nach außen,

Cubitus varus: Abweichung der Unterarmachse nach innen.

Röntgenuntersuchung des Ellbogengelenkes

Standardaufnahmen

Gestreckter Ellbogen a.-p. und gebeugter Ellbogen seitlich. Bei besonderen Fragestellungen wird auch der gestreckte Ellbogen seitlich aufgenommen (z. B. bei Streckhindernis).

Für die Beurteilung der Achsenverhältnisse sollten die Hälfte des Humerus und die Hälfte des Unterarmes mit auf der Aufnahme sichtbar sein.

Auf dem Röntgenbild des Kindes bildet die Epiphysenlinie des Condylus lat. einen Winkel von 70–75 Grad mit der Humeruslängsachse (Abb. 64). Die Beachtung dieses Winkels ist wichtig für die exakte Reposition von kindlichen Frakturen und Epiphysenlösungen. Die Entwicklung der Knochenkerne variiert oft stark, der Vergleich mit der anderen Seite schützt vor Fehldeutungen.

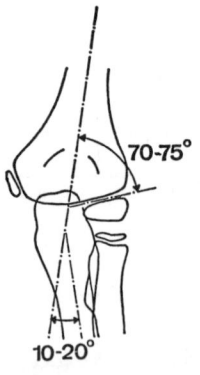

Abb. 64   Achsenverhältnisse am jugendlichen Ellbogenskelett a.-p. Die Ulna weist eine Achsenabweichung von 10–20 Grad (valgus) auf. Die Epiphysenlinie der Condylus-lateralis-Epiphyse bildet mit der Humerusachse einen Winkel von 70–75 Grad.

70-75°

10-20°

Epicondylitis humeri radialis, Tennisellbogen

Die Epikondylitis ist eine häufige Erkrankung und stellt diagnostische Probleme. Es handelt sich um einen Schmerzzustand im Bereich des Epicondylus radialis nach beruflicher oder sportlicher Betätigung, der besonders stark ist bei bestimmter Haltung des Unterarmes und der Hand. Man findet Druckempfindlichkeit in einem mehr oder weniger eng umschriebenen Bereich, oft Schwellung und Überwärmung, sowie Dehnungsschmerz und Anspannungsschmerz im gleichen Areal. Die akute Epikondylitis verschwindet unter entsprechender Schonung oder Umstellung (Änderung der Schlagtechnik beim Tennisspielen, Änderung der Handhaltung beim Maschinenschreiben usw.) im Laufe einiger Monate. Die chronische Epikondylitis dauert mit Perioden von Besserung und Verschlimmerung längere Zeit. Erfolglose Therapie kann vermieden werden, wenn die Differentialdiagnose sorgfältig berücksichtigt wird.

Differentialdiagnose:

1. Epicondylitis humeri radialis: subakut oder chronisch, Druck-, Anspannungs- und Dehnungsschmerz am Epikondylus sowie am Ursprung der Sehnenplatte des M. extensor carpi radialis. Kein oder wenig Ruheschmerz. Keine Sensibilitätsstörung, keine Muskelatrophie, aber oft Muskelhärten im Extensor digitorum longus. Gelegentlich palpable leichte Schwellung und Verdickung der schmerzhaften Sehnenursprünge.

   Nicht selten findet man auch eine Druckempfindlichkeit bei leichter Schwellung der Gelenkkapsel am Radiusköpfchen (Provokation durch Pro-Supination).

2. Supinatorsyndrom, Radialistunnelsyndrom: Es handelt sich um eine Druckschädigung des R. profundus und des R. interosseus dorsalis des N. radialis, der an verschiedenen Stellen, u. a. auch beim Durchtritt durch den Supinator, eingeengt wird. Der Schmerz ist mehr auf der Unterarmstreckseite, oft findet man Mißempfindung an der Streckseite, Schwellungsgefühl im Bereich der Fingergrundgelenke, unbestimmtes Spannungs- und Druckgefühl zwischen distalem Unterarm und Fingern. Druckschmerz über dem Supinatortunnel mit Ausstrahlung Richtung Handrücken.

   Extensionsschwäche der Finger oder im Handgelenk, aber keine Sensibilitätsstörung.

3. Thoracic-outlet-Syndrom (s. S. 111).

4. Radikuläres und pseudoradikuläres Syndrom bei zervikalen Wirbelsäulenstörungen, oft mit sensiblen Störungen.

Die Epicondylitis humeri ulnaris (Werferellbogen, Golfers elbow) ist seltener. Man findet ebenfalls Druck- und Dehnungsschmerz am Epikondylus und am Ursprung des Pronator teres und der Hand-/Fingerbeuger.

12. Handgelenk, Hand und Finger

Körperliche Untersuchung

Inspektion und Palpation

Bei der Inspektion achten wir auf die Trophik der Haut und der Nägel, Schwellungen im Bereich der Gelenke sowie auf das Relief der Handmuskulatur, vor allem Thenar, Hypothenar und Interossei. Knöcherne Bezugspunkte sind Processus styloideus ulnae

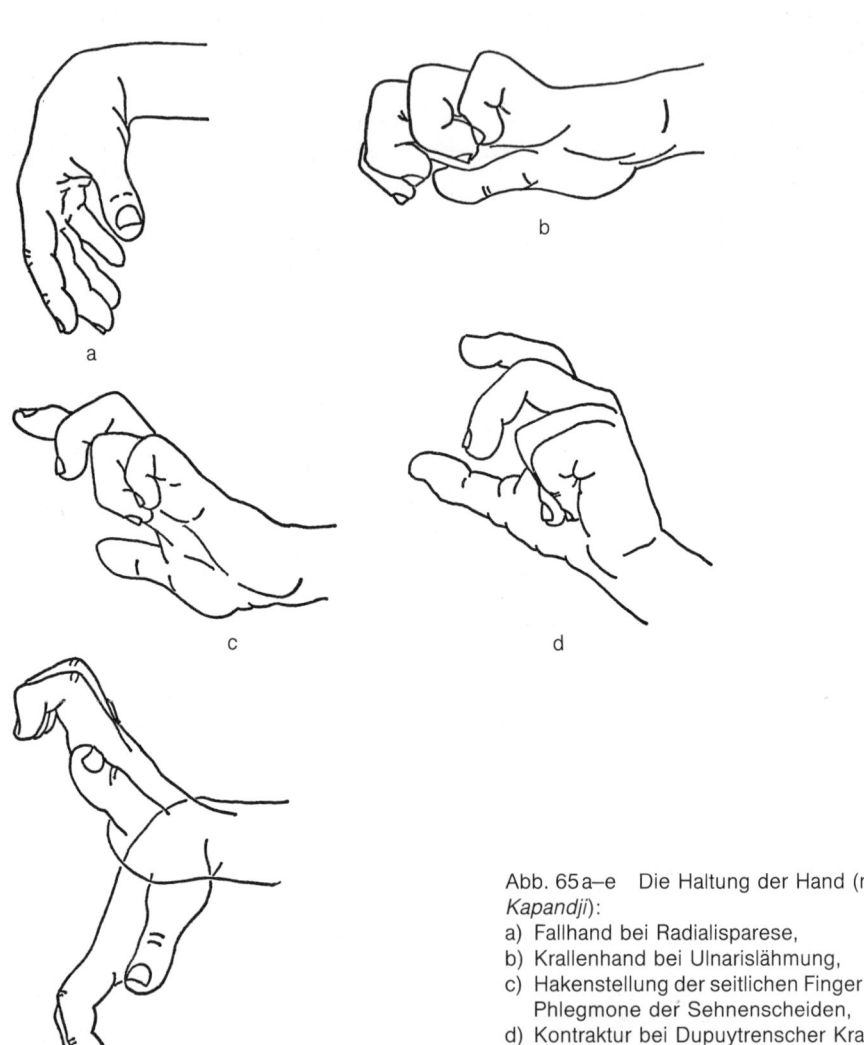

Abb. 65a–e   Die Haltung der Hand (nach *Kapandji*):
a) Fallhand bei Radialisparese,
b) Krallenhand bei Ulnarislähmung,
c) Hakenstellung der seitlichen Finger bei Phlegmone der Sehnenscheiden,
d) Kontraktur bei Dupuytrenscher Krankheit,
e) Kontraktur der Flexoren bei Volkmannscher Kontraktur.

und radii, die Metakarpalköpfchen und die Dorsalseite der Finger. Die Unterarmachse ergibt die proximale, das Os metacarpale III die distale Bezugsachse für die Stellung des Handgelenkes. Auf der Volarseite des Handgelenkes wird der Karpalkanal palpiert. Die Form und Haltung der Hand gibt schon weitgehenden Aufschluß über die Ursache einer Fehlstellung (Abb. 65 a–e).

Zur Beurteilung der polyarthritischen Hand bzw. deren prä- und postoperativen Zustand, sind Aufnahmen von allen Richtungen bei gestreckten und gebeugten Fingern (nach Swanson) angezeigt (Abb. 66 a–b).

Abb. 66 a–k Standardauf-
nahmen der polyarthritischen
Hand (nach *Swanson*). In jeder Aufnahmerichtung Finger
gestreckt und gebeugt.
a, b) von medial,
c, d) von der Seite,
e, f) schräg von der volaren
       Daumenseite,
g, h) von dorsal,
i, k) von distal gesehen.

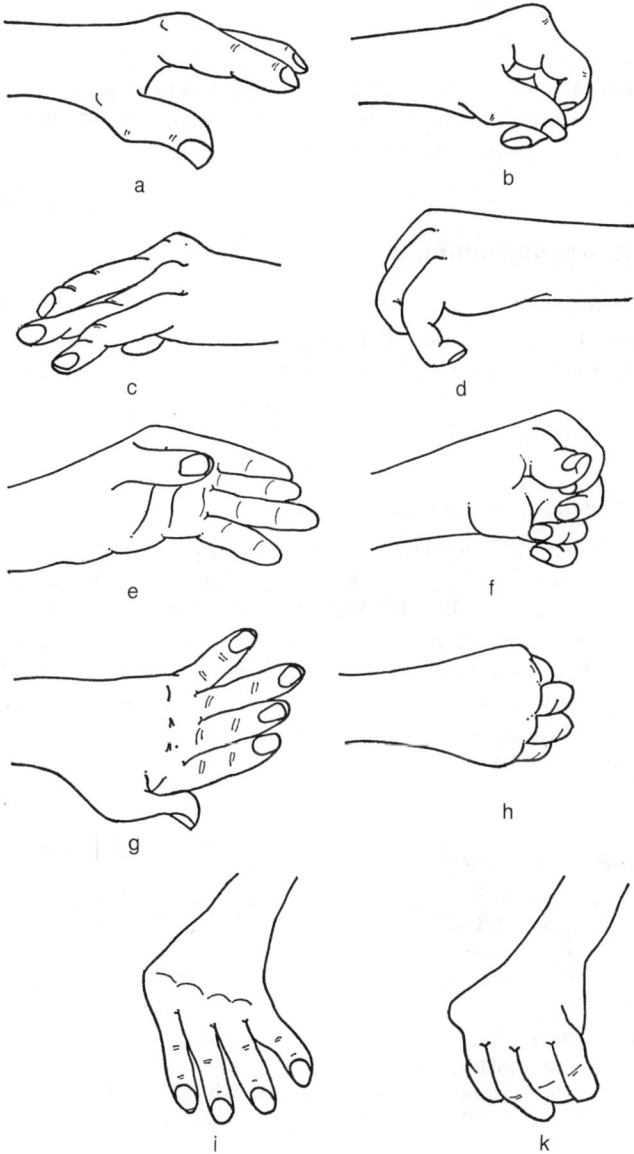

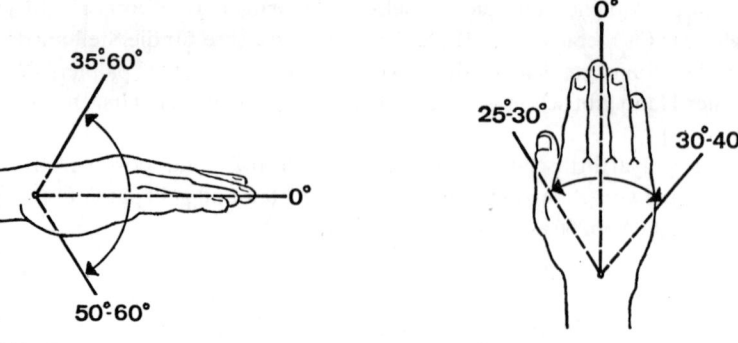

Abb. 67   Abb. 68

Abb. 67   Flexion/Extension des Handgelenkes (Abb. 67–80 aus: *H. U. Debrunner:* Gelenkmessung [Neutral-0-Methode], Längenmessung, Umfangmessung. AO-Bulletin).

Abb. 68   Radial/Ulnarabduktion des Handgelenkes.

Bewegungsumfang

Handgelenk

a) Flexion/Extension (Palmarbeugung, Dorsalstreckung) (Abb. 67).
b) Radialabduktion/Ulnarabduktion (engl.: radial-deviation, ulnar deviation) (Abb. 68): Messung in Pronation. (Bei Messung in Supinationsstellung ist die Ulnarabduktion etwas größer.)

Gelenke der Hand und der Finger

Neutral-0-Stellung: Handgelenk und Finger gestreckt, die Unterarmachse und die Längsachse des Mittelfingers bilden eine Gerade, der Daumen ist an den Zeigefinger angelegt.
Bezugspunkte: Die Metakarpalia, die einzelnen Fingergelenke an der Dorsalseite der Finger, ebenso die Fingerkuppen, die Handfurchen, Thenar und Hypothenar.
Die Finger können fortlaufend numeriert werden (Daumen = I bis Kleinfinger = V). Um Mißverständnisse zu vermeiden, ist es aber besser, sie mit ihren Namen zu bezeichnen.
Die Fingergelenke werden nach der anatomischen Nomenklatur bezeichnet (Abb. 69 a, b).

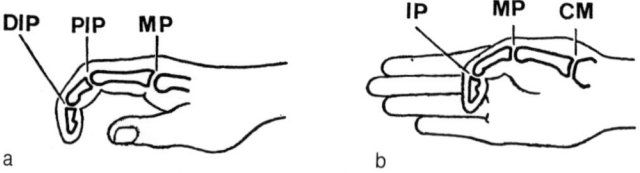

a   b

Abb. 69a–b   Die Bezeichnung der Fingergelenke (a) und der Daumengelenke (b): DIP = distales Interphalangealgelenk (Fingerendgelenk), PIP = proximales Interphalangealgelenk (Fingermittelgelenk), MP = Metakarpophalangealgelenk (Fingergrundgelenk), IP = Interphalangealgelenk des Daumens, CM = Karpometakarpalgelenk (Daumensattelgelenk).

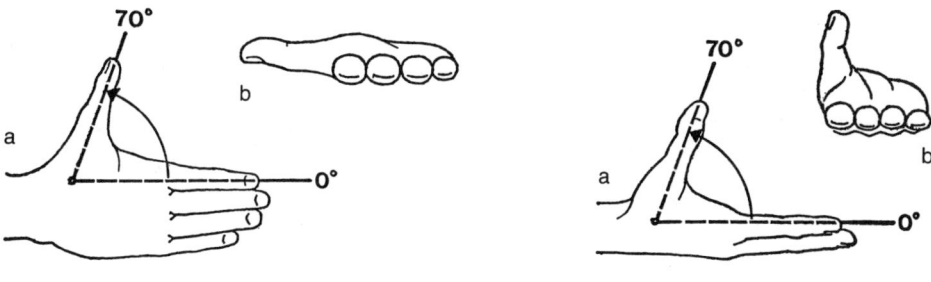

Abb. 70   Abb. 71

Abb. 70 a–b   Ab-/Adduktion des Daumens in der Palmarebene.

Abb. 71 a–b   Palmare Ab-/Adduktion des Daumens senkrecht zur Palmarebene.

Daumengelenke: Die wichtigsten Bewegungen erfolgen im CM-Gelenk, sie werden kombiniert mit Bewegungen im MP- und IP-Gelenk (Abb. 69). Die üblichen Daumenbewegungen sind komplex. Sie setzen sich zusammen aus Ab-/Adduktion, Flexion/Extension, Zirkumduktion und Rotation. Die wichtigste Bewegung ist die Zirkumduktionsbewegung, welche den Daumen in Oppositionsstellung bringt.

a) Abduktion/Adduktion (Abb. 70 a, b): Der Adduktionswinkel wird zwischen den Achsen der Metakarpalia I und II gemessen. Die Radialabduktion erfolgt in der Ebene der Handfläche, am besten wird sie geprüft, wenn die Hand flach auf einen Tisch gelegt wird. Die Adduktion erfolgt bis zur Nullstellung. Weitere Adduktion an der Handfläche vorbei wird als Transpalmaradduktion bezeichnet.

b) Palmare Abduktion/Adduktion (franz.: Antepulsion/Retropulsion) (Abb. 71 a, b): Die Bewegung erfolgt senkrecht zur Palmarebene nach volar. Die Adduktion erfolgt nur bis zur Nullstellung.

c) Zirkumduktion (Abb. 72 a–c): Als Zirkumduktion wird die *Bewegung* des Metakarpale I im CM-Gelenk von der maximalen Radialabduktion bis gegen den ulnaren Rand der Hand bezeichnet, wobei ein möglichst großer Winkel zwischen den Metakarpalia I und II innegehalten wird.

d) Rotation des Daumens (Abb. 73 a, b): Gemessen am Winkel, den der Daumennagel mit der Palmarebene bildet. Als Ausgangs- bzw. Neutral-0-Stellung wird die Rotationsstellung bei maximaler Radialabduktion, als Endstellung die maximale Opposition gewählt.

e) Flexion (Abb. 74 a, b): Sie wird getrennt im CM-, MP- und IP-Gelenk gemessen. Die Überstreckung im MP-Gelenk wird als Extension bezeichnet und ist häufig zu finden. Als Flexion-Adduktion wird die maximale transpalmare Adduktion mit Beugung in allen Daumengelenken bezeichnet, wenn der Daumen der Handfläche anliegt.

f) Opposition (Abb. 75 a–c): Als Opposition wird die *Stellung* des Daumens bezeichnet, die nach maximaler Zirkumduktion und Innenrotation des ersten Strahles erreicht wird. Sie wird gemessen als Entfernung zwischen der distalen Daumenbeugefalte und dem Schnittpunkt zwischen der distalen Hohlhandbeugefalte mit dem Metakarpale III, dabei soll das Metakarpale I möglichst im rechten Winkel zur Handfläche stehen. In der Praxis hat sich die Beurteilung der Opposition bei gebeugten Daumengelenken

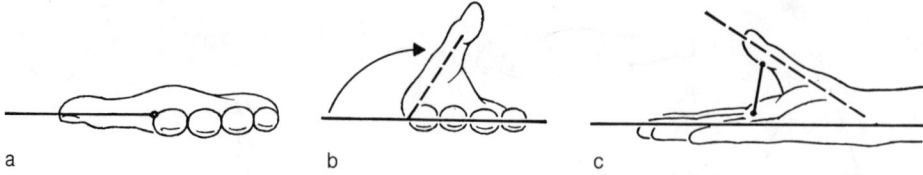

Abb. 72 a–c   Zirkumduktionsbewegung des gestreckten Daumens.

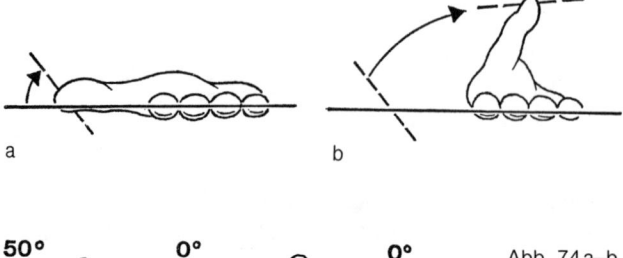

Abb. 73 a–b   Rotation des Daumens während der Zirkumduktion.

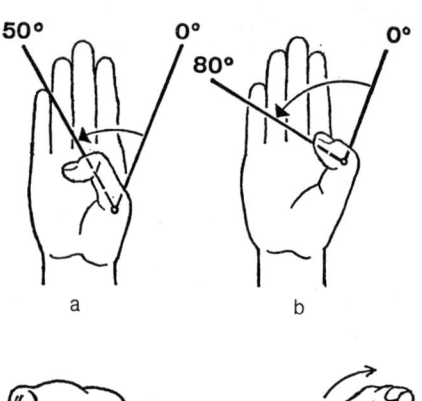

Abb. 74 a–b   Beugung der Daumengelenke
a) im MP-Gelenk,
b) im IP-Gelenk.

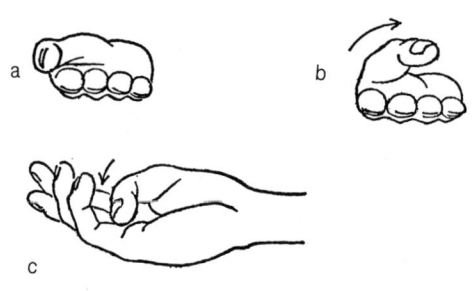

Abb. 75 a–c   Oppositionsstellung des Daumens
a) in Ausgangsstellung,
b) während der Bewegung,
c) in Oppositionsstellung.

als zweckmäßiger und einfacher erwiesen. Die Opposition ist bei dieser Betrachtungsweise vollständig, wenn die Daumenkuppe die Basis des Kleinfingers berührt. Gemessen wird bei Einschränkung der Opposition die Distanz zwischen der Daumenkuppe und der Kleinfingerbasis (Sperrdistanz).

g) Retroposition: Diese der Opposition entgegengesetzte *Stellung* des Daumens wird am besten bei flach auf dem Tisch liegender Hand gemessen, indem der Abstand des über die Palmarebene nach rückwärts angehobenen Daumens zur Tischfläche bestimmt wird. Die Retroposition ist nicht immer möglich.

Abb. 76a–b   Beugung der Fingergelenke
a) im DIP- und PIP-Gelenk,
b) im MP-Gelenk.

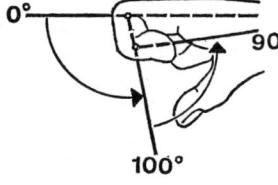

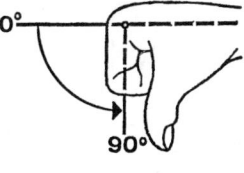

a   b

Abb. 77a–b   Messung der Kombinationsbeugung
a) im DIP- und PIP-Gelenk,
b) im DIP-, PIP- und MP-Gelenk.

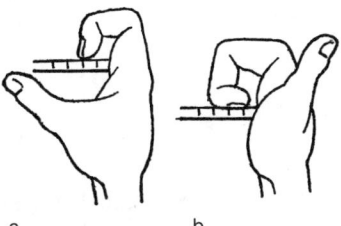

a   b

Abb. 78   Überstreckung im MP-Gelenk.

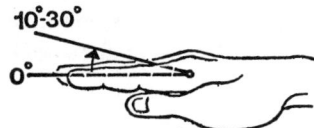

Abb. 79a–b   Messung der Abduktion der
Finger.

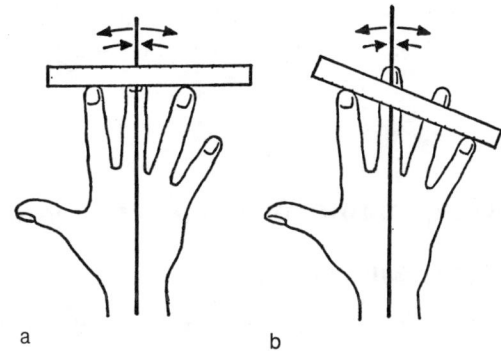

a   b

Fingergelenke

a) Flexion (Abb. 76a, b): Sie ist in allen Gelenken möglich. Die Messung in Winkelgra-
    den erfolgt mit einem kleinen Goniometer, dessen Schenkel sich an die Streckseiten
    der Phalangen anlegen läßt. Für die Messung der wichtigen Kombinationsbewegungen
    bei Flexion in allen Gelenken wird der Abstand zwischen der Fingerkuppe und der
    distalen Palmarbeugefalte (s. Abb. 80) (Flexion des mittleren und distalen Fingerge-
    lenkes; Abb. 77a) bzw. zwischen der Fingerkuppe und der proximalen Palmarbeuge-
    falte (distales, mittleres und Fingergrundgelenk) bestimmt (Sperrdistanz, Abb. 77b),
    wenn man es nicht vorzieht, die Werte der einzelnen Gelenke zu protokollieren.

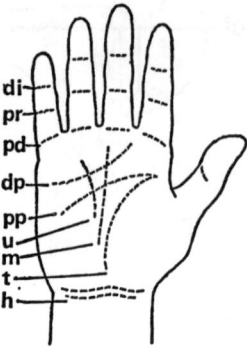

Abb. 80   Die Beugefalten der Hand und der Finger:
di = distale Fingerbeugefurche,
pr = proximale Fingerbeugefurche,
pd = palmardigitale Furche,
dp = distale Palmarfurche,
pp = proximale Palmarfurche,
u   = ulnare Furche,
m   = mediane Furche,
t   = Thenarfurche,
h   = Handgelenkfurchen.

b) Extension: Sie ist im MP-Gelenk häufig. Überstreckung in den mittleren und distalen Fingergelenken ist seltener zu finden (Abb. 78).

c) Abduktion/Adduktion (Finger spreizen und schließen) (Abb. 79 a, b): Diese Bewegung erfolgt in den MP-Gelenken der Finger, sie ist vom und zum dritten Strahl gerichtet. Gemessen wird die Distanz zwischen den entsprechenden Fingerkuppen. Über die Beugefalten der Hand gibt Abb. 80 Auskunft.

Dynamometerwerte für Faustschluß

Meßreihe mit drei Messungen, abwechselnd links und rechts (gleichmäßige Funktion? Rasche Ermüdbarkeit?). Kein Druck: Entweder volle Parese oder bei Fehlen einer vollständigen Lähmung Verdacht auf Simulation.

Röntgenuntersuchung von Handgelenk und Hand

Standardaufnahmen

a) Handgelenk: d.-v. (Mittelhand in leichter Ulnarabduktion),
   seitlich,
   schräg (Zitherstellung),
   Karpalkanal axial.

b) Hand: d.-v. und seitlich.

c) Finger: d.-v. und seitlich,
   spezielle Aufnahmen für den Daumen.

d) Aufnahmen für die Beurteilung der *Skelettentwicklung* (s. S. 23ff). Die Skelettentwicklung der Hand dient bei Entwicklungsstudien als Maßstab für das Skelettalter. Anhand von Standards wird die Entwicklung der einzelnen Handskelettabschnitte klassiert (Atlas von Greulich u. Pyle 1959, Atlas von Tanner u. Mitarb. 1975). Eine Übersicht über die akzessorischen Handwurzelknochen gibt die Abb. 81.

Abb. 81   Die akzessori-
schen Handwurzelkno-
chen (aus *Köhler, A.,
E. A. Zimmer:* Grenzen
des Normalen und Anfän-
ge des Pathologischen im
Röntgenbild des Skeletts,
10. Auflage.
Thieme, Stuttgart 1956)*.

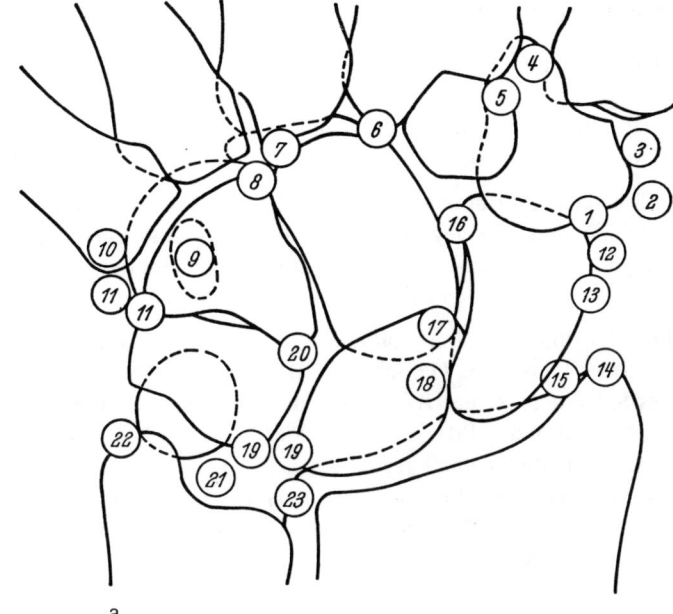

a

1 Epitrapezium
3 Paratrapezium
4 Trapezium secundarium
5 Trapezoides secundarium
6 Os styloideum
7 Ossiculum Gruberi
8 Capitatum secundarium
9 Os hamuli proprium
10 Os Vesalianum
11 Os ulnare externum
12 Os radiale externum
14 Persistierender Kern des Processus styloideus
     radii
15 Paranavikulare
16 Os centrale carpi
17 Hypolunatum
18 Epipyramis
20 Epilunatum
21 Triangulare
22 Persistierender Kern des Processus styloideus
     ulnae

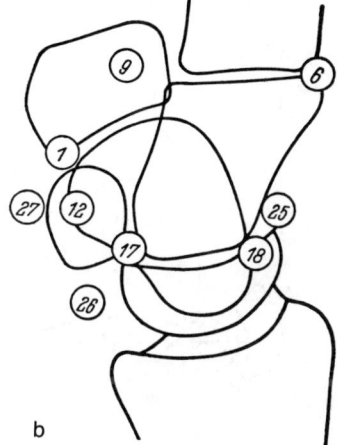

b

---

* Die Kreise mit Zahlen, die in der Legende nicht aufgeführt sind, bezeichnen Orte mit häufigeren
  sekundären Verknöcherungen.

Karpale Instabilitäten

Nach Verletzungen des Handgelenkes (Bandrupturen, Verrenkung und Lunatum oder Skaphoid*, in dorsaler Fehlstellung verheilte Radiusfraktur usw.) kann eine Instabilität im Bereich des Handgelenkes bleiben.
Klinische Symptome:

- Schwellung besonders im radialen Teil des Handgelenks, vorwiegend streckseitig,
- schmerzhafte Bewegungseinschränkung des Handgelenkes in allen Richtungen,
- Spontan- und Druckschmerz vor allem über dem radiodorsalen Gelenk,
- Kraftlosigkeit, rasche Ermüdbarkeit im Handgelenk.

Die intermittierende (habituelle) Instabilität ist durch ein schmerzhaftes, hör- und tastbares klickendes Geräusch zu erkennen, welches durch den ruckartigen Übergang des Skaphoids in die Drehfehlstellung bei bestimmten Bewegungen entsteht. Die Diagnose wird anhand des Röntgenbildes in Neutralstellung, eventuell in radialer/ulnarer Abduktion dorsopalmar gestellt.
Die palmare Instabilität ist seltener als die dorsale. Die häufigste Form ist die *skapholunäre Dissoziation,* die durch typische Röntgenzeichen charakteristisch ist: dorsovolare Aufnahme (Abb. 82):

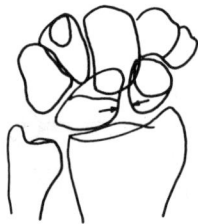

Abb. 82   Die typischen Zeichen der skapholunären Dissoziation im dorsopalmaren Röntgenbild: Verbreiterung des Abstandes zwischen Lunatum und Skaphoid über 2 mm; Skaphoid in der Projektion verkürzt, mit Ringschatten; Lunatum in Dreieckform.

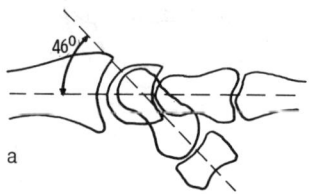

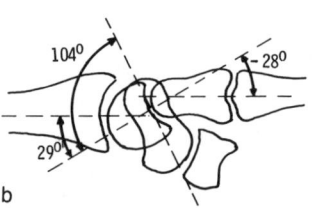

Abb. 83   Das typische seitliche Röntgenbild der skapholunären Dissoziation:
a) Normale Verhältnisse, die Achse von Radius und Kapitatum decken sich, skapholunärer Winkel 46 Grad;
b) Kippung des Lunatums bei skapholunärer Dissoziation; skapholunärer Winkel 104 Grad, radiolunärer Winkel 29 Grad, kapitolunärer Winkel −28 Grad.

---

* In der neueren Literatur wird das Navikulare auch im Deutschen als Skaphoid bezeichnet.

- Verbreiterung des Abstandes Skaphoid–Lunatum 2 mm,
- Verkürzung der Projektion des Skaphoids,
- Ringschatten im distalen Skaphoid,
- Lunatum in Dreiecksform, nicht in Trapezform;
  seitliche Aufnahme (Abb. 83):
- das Lunatum ist nach dorsal gekippt (Drehung),
- skapholunärer Winkel > 70 Grad,
- radiolunärer Winkel positiv (20 bis 50 Grad),
- kapitolunärer Winkel negativ (–20 bis –50 Grad).

Arthrose des Handgelenkes

Die Arthrosen des Handgelenkes sind mannigfach, die verschiedenen Teile des Gelenkes sind unterschiedlich befallen.

a) Die häufigste Arthrose ist die zwischen Navikulare und Radius, sie beginnt radial, erfaßt dann das ganze Gelenk und zuletzt auch das Gelenk zwischen Kapitatum und Lunatum.
b) Seltener ist die Arthrose zwischen dem Trapezium und dem Skaphoid, dann die zwischen dem Trapezoid und Skaphoid. – Die Formen unter a) und b) können auch kombiniert sein.

Lunatummalazie (Kienböck)

Es ist die häufigste aseptische Knochennekrose im Handbereich. Ätiologisch nicht geklärt. Die Symptome sind Schmerzen im Handgelenk, oft auch Schwellung, zunehmende Steifigkeit des Handgelenkes. Im Röntgenbild findet man die typische Sklerosierung, später die Fragmentation der aseptischen Knochennekrose. In 80% findet sich eine Minusvariante der Ulna. Mit der Zeit entwickelt sich eine Arthrose im Handgelenk.

Tendovaginitis, Peritenonitis

a) Tendovaginitis stenosans (de Quervain): Befallen ist die Sehne des Extensor pollicis brevis auf Höhe des Processus styloideus radii im ersten dorsalen Kompartiment. Klinisch findet man Druckempfindlichkeit der Sehnenscheide, Schwellung, Überwärmung, Schmerz bei Beanspruchung der Sehne. *Test von Finkelstein:* Schmerz über dem Sehnenfach bei passiver Ulnarduktion mit adduziertem Daumen (kann auch bei Arthrose im radialen Teil des Handgelenkes positiv sein!).
b) Peritenonitis crepitans: Im Bereich der Sehne des Abductor pollicis longus, wo sie den Extensor pollicis brevis und den Extensor carpi radialis kreuzt, häufig bei Sekretärinnen und Handarbeiterinnen. Typisch ist ein Knarren oder Krepitation bei Bewegungen, das palpiert werden kann.

13. Längen- und Umfangmessungen am Arm

Längenmessung

Gesamter Arm

Man mißt im Stehen am hängenden Arm die Distanz zwischen Akromionspitze und Processus styloideus radii.

Oberarm

Akromionspitze bis Epicondylus lateralis.

Unterarm

Epicondylus lat. humeri bis zum Processus styloideus radii (bei rechtwinklig gebeugtem Ellbogen).

Elle

Olekranonspitze bis zur Spitze des Processus styloideus ulnae bei mittlerer Pro-Supination.
(Unterarm- und Ellenlänge werden nebeneinander verwendet, sie sind nicht identisch.)

Hand

Distanz zwischen der Verbindungslinie zwischen den Processus styloidei ulnae und radii bis zu den Fingerspitzen.

Finger

Fingergrundgelenk bis Fingerspitze, gemessen am besten auf der Dorsalseite des Fingers bei gebeugtem Grundgelenk.

Umfangmessung

Messung bei locker herabhängendem, nicht gespanntem Arm.

Oberarm

a) In leichter Abduktionsstellung am Ansatz des M. deltoideus auf Höhe der Achselfalte (der Ellbogen um ca. 45 Grad gebeugt).
b) Bizepsumfang: 15 cm oberhalb des Epicondylus lat. humeri bei gestrecktem Ellbogen (häufig auch als maximaler Umfang gemessen).
c) Umfang direkt oberhalb der Kondylen bei gestrecktem Ellbogen.

Ellbogen

Auf Höhe des Olekranons in Streckstellung.

Unterarm

10 cm und 20 cm unterhalb des Epicondylus lat. humeri gemessen. Oft wird auch der maximale und minimale Unterarmumfang (direkt hinter dem Handgelenk) gemessen.

Handgelenk

Direkt distal der Processus styloidei ulnae und radii.

Mittelhand

Über die Köpfchen der Ossa metacarpalia II–V.

Finger

In der Mitte des Grund-, Mittel- und Endgliedes.

Fingergelenke

Über dem proximalen und distalen Interphalangealgelenk.

Messungen an Amputationsstümpfen

(s. S. 205).

14. Hüftgelenk

Körperliche Untersuchung

Inspektion

Die gegenseitige Haltung der beiden Hüftgelenke, Beckenneigung, Stellung von Rumpf, Knie und Fuß, relative Höhe der Trochanteren, Trendelenburg-Zeichen im Stehen und im Gehen sind zu beachten.

Palpation

Tonus der Muskulatur. Druckschmerz der Weichteile vorne, hinten, seitlich oder medial? Spannung und Schmerz der Adduktoren? Palpation des Gelenkes von vorne, seitlich, hinten, kaudal (neben dem Tuber ischiadicum bei gebeugtem Gelenk). Distanz Trochanter major zu Crista iliaca. Stauchschmerz quer auf die Trochanteren, axial? Schätzung der Antetorsion (Palpation des Trochanter major und gleichzeitig Rotation des gestreckten Beines; man erkennt leicht die Stellung des Trochanters, in der er am weitesten lateral vorragt. Die Begrenzung von Innen- und Außenrotation gibt beim Kind einen Anhaltspunkt für den Wert der Antetorsion, s. Abb. 98).

Bewegungsumfang

Bei der Prüfung der Hüftgelenksbeweglichkeit müssen immer beide Seiten gemessen und verglichen werden. Es ist darauf zu achten, daß die Lordose der Lendenwirbelsäule während der Messung nicht zu stark ausgeprägt ist. Normalerweise entspricht sie einer Beckenneigung nach vorn von 12 Grad (Prüfung durch Thomasschen Handgriff).

Neutral-0-Stellung: Hüftgelenk vollständig gestreckt, Knie genau nach vorne gedreht.

Bezugspunkte am Becken: Der ganze Beckenkamm, die Spina iliaca anterior superior (man wählt an der Spina die untere gut abgegrenzte Kante).

Bezugspunkte am Oberschenkel: Trochanter major, Condylus lateralis und medialis des Femurs.

a) Flexion/Extension: Prüfung entweder in Rückenlage auf harter gerader Unterlage oder in Seitenlage.
   – Prüfung in Rückenlage (Abb. 84): Zuerst wird das Ausmaß der Lendenlordose festgestellt, indem der Untersucher die Hand zwischen Lendenwirbelsäule und Unterlage legt. Bei der häufigen Flexionskontraktur muß das entsprechende Knie so weit angehoben und unterlegt werden, daß die Lordose einer Beckenkippung von ca. 12 Grad nach vorn entspricht (Abb. 85 a, b). Von dieser Beckenstellung aus wird die Flexion des Hüftgelenkes gemessen. Das Ende der Beugefähigkeit ist

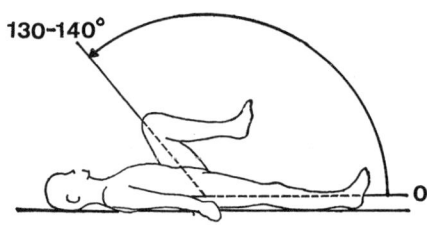

Abb. 84   Beugen/Strecken im Hüftgelenk in Rückenlage (Abb. 84–90 aus *H. U. Debrunner:* Gelenkmessung [Neutral-0-Methode], Längenmessung, Umfangmessung. AO-Bulletin).

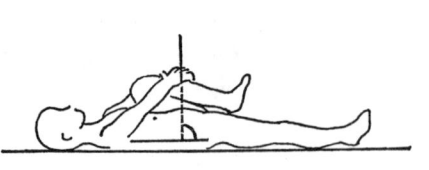

a

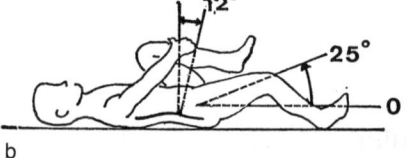

b

Abb. 85a–b   Thomasscher Handgriff zur Bestimmung der maximalen Streckbarkeit. Das Becken bleibt um 12 Grad nach vorne gekippt. a) volle Streckbarkeit, b) Beugekontraktur von 25 Grad.

Abb. 86 a–b   Beugen/Strecken im Hüftgelenk
in Seitenlage.

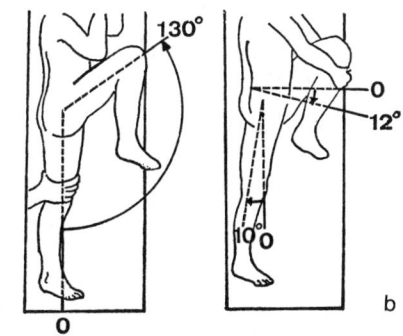

erreicht, wenn das Becken mit der Beugebewegung mitgeht (Fixieren des Beckens mit der Hand!).

Die Extension wird ähnlich geprüft. Das gegenseitige Hüftgelenk wird so weit gebeugt, bis das Becken in seiner Normalstellung fixiert ist und in dieser Stellung durch den Patienten gehalten (Thomasscher Handgriff). Die Extension ist bis zur Neutral-0-Stellung möglich, wenn der untersuchte Oberschenkel flach auf die Unterlage gelegt werden kann. Durch weitere Beugung des vom Patienten fixiert gehaltenen Hüftgelenkes kann das Becken weiter aufgerichtet werden. Bleibt der untersuchte Oberschenkel dabei auf der Unterlage liegen, entspricht der erreichte Aufrichtewinkel der Überstreckbarkeit.

– Prüfung in Seitenlage (Abb. 86 a, b): Bei der Flexionsprüfung liegt der Patient auf der Gegenseite, deren Hüftgelenk gestreckt ist. Die Stellung des Beckens (12 Grad nach vorne gekippt) wird durch die eine Hand des Untersuchers kontrolliert und fixiert.

Die andere Hand des Untersuchers führt das Knie in Flexionsstellung, bis das Becken mitgeht. Für die Extensionsprüfung wird wieder das unten liegende Gelenk vom Patienten gebeugt gehalten und die Streckung durch den Untersucher bis zum Mitgehen des Beckens durchgeführt.

Bewegungsgesunde Hüftgelenke lassen sich um ca. 12 Grad überstrecken. Die Beugefähigkeit ist bei gebeugtem Knie zu messen (Entspannung der ischiokruralen Muskeln), die volle Extension kann nur bei gestrecktem Kniegelenk erreicht werden (Entspannung des M. quadriceps femoris). Kontrakturen im Bereich des Kniegelenkes sind bei der Bewegungsprüfung im Hüftgelenk zu berücksichtigen.

b) Ab-/Adduktion (Abb. 87): Sie wird sowohl in Streckstellung wie bei 90 Grad Hüftbeugung gemessen.

– In Streckstellung (Abb. 88 a) gelten die beiden Spinae iliacae ant. sup. als Bezugspunkte, deren Verbindungsgerade mit der Linie zwischen Spina iliaca ant. sup. und Epicondylus lat. femoris (oder Tractus iliotibialis) bei der Neutral-0-Stellung einen rechten Winkel bildet. Für die Adduktionsmessung (Abb. 88 b) muß die Gegenseite etwas im Hüftgelenk gebeugt werden.

– In Beugestellung von 90 Grad dient ebenfalls die Querachse durch die beiden Spinae iliacae als Bezugslinie (Abb. 89).

Bei Säuglingen ist die Abduktion nur bei Beugestellung in den Hüftgelenken möglich. – Bei starker Einschränkung der Beweglichkeit muß die Abduktion oft in einer mittleren Beugestellung gemessen werden (im Protokoll vermerken!).

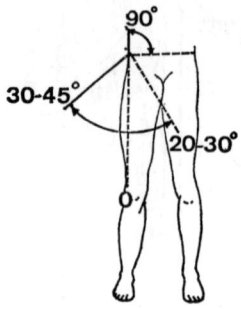

Abb. 87   Ab-/Adduktion im Hüftgelenk.

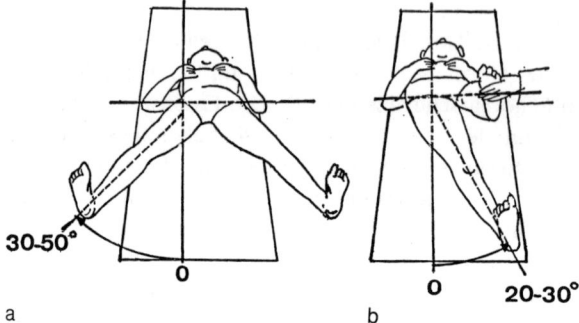

Abb. 88 a–b   Ab-/Adduktion im Hüftgelenk in Streckstellung.

a   b

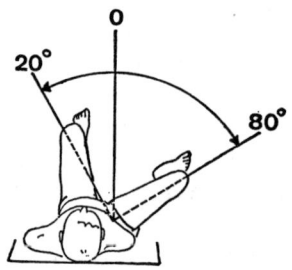

Abb. 89   Ab-/Adduktion im Hüftgelenk in Rückenlage bei rechtwinklig gebeugtem Hüftgelenk.

c) Außen-/Innenrotation: Standardmessung sowohl in Streckstellung wie bei Beugung um 90 Grad. In Streckstellung (Abb. 90 a) erfolgt die Messung in Bauchlage, das Knie wird rechtwinklig gebeugt, der Unterschenkel dient als Zeiger. Bei Beugestellung von 90 Grad wird in Rückenlage gemessen (Abb. 90 b), Knie- und Hüftgelenk sind dabei rechtwinklig gebeugt. Die Rotation wird in bezug auf die quere Spinaachse gemessen. Bei schwerer Beeinträchtigung der Bewegungsfähigkeit im Hüftgelenk kann oft nur in einer Mittelstellung gemessen werden. Es muß dann in der Legende des Protokolles vermerkt werden, in welcher Beugestellung die Prüfung erfolgte.

Abb. 90a–b   Innen-/Außenrotation im Hüftgelenk
a) bei gestrecktem Hüftgelenk in Bauchlage,
b) bei gebeugtem Hüftgelenk in Rückenlage oder im Sitzen.

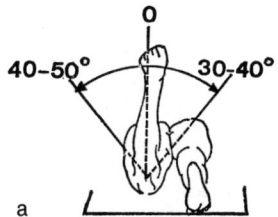

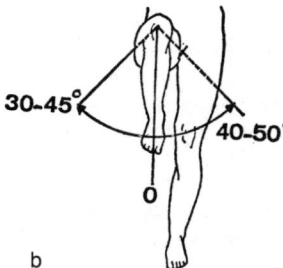

Röntgenuntersuchung

Die Kenntnis der normalen Entwicklung, der Anatomie der verschiedenen Entwicklungsstadien und die genaue Bestimmung der anatomischen Verhältnisse am Röntgenbild bilden die Grundlage für die Diagnostik der Erkrankung im Bereich des Hüftgelenkes, ebenso für die Beurteilung der therapeutischen Erfolge. Es werden hier nur die
wichtigsten Untersuchungsmethoden angegeben, deren Beherrschung vom angehenden
Orthopäden verlangt werden muß. Dazu werden einige schwerer aufzufindende Tabellen
reproduziert, die einen Überblick über die hauptsächlichsten Befunde geben.

Standardaufnahmen

(Fokus-Film-Abstand ca. 1 m)

Becken a.-p. (oder p.-a.) (Abb. 91)

Da die meisten Hüftaffektionen bilateral sind, wird in der Orthopädie die einfache
Aufnahme eines Hüftgelenkes selten verlangt (Kontrollen usw.). Die a.-p. Aufnahme

Abb. 91   Einstellung der Beckenaufnahme a.-p.
Die Knie dürfen weder nach außen noch nach innen gedreht werden
(Abb. 91–98 aus *M. E. Müller:* Die hüftnahen Femurosteotomien. Thieme,
Stuttgart 1957).

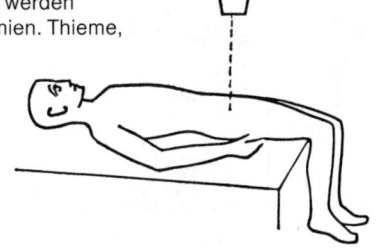

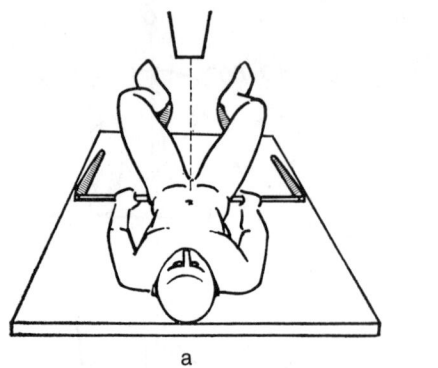
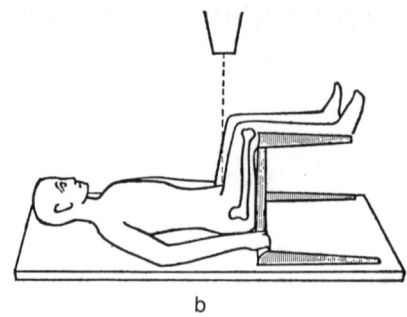

a   b

Abb. 92a–b Einstellung des Patienten zur axialen Röntgenaufnahme nach *Rippstein* auf dem Bucky-Tisch für die Antetorsionsaufnahme.

Tabelle 24 Ermittlung des reellen AT- und CCD-Winkels (aus *M. E. Müller:* Die hüftnahen Femurosteotomien. Thieme, Stuttgart 1957)

Projizierter Antetorsionswinkel = Proj. AT ∢

Projizierter Centrum-Collum-Diaphysen-Winkel = Proj. CCD ∢

	5°	10°	15°	20°	25°	30°	35°	40°	45°	50°	55°	60°	65°	70°	75°	80°
100°	4	9	15	20	25	30	35	40	45	50	55	60	65	70	75	80
	101	100	100	100	100	99	99	98	97	96	95	94	94	93	92	91
105°	5	9	15	20	25	31	35	41	46	51	56	60	65	70	75	80
	105	105	104	104	103	103	102	100	100	99	98	97	96	95	94	92
110°	5	10	16	21	27	32	36	42	47	52	56	61	66	71	76	80
	110	110	109	108	108	106	106	105	104	103	101	99	98	97	95	93
115°	5	10	16	21	27	32	37	43	48	52	57	62	67	71	76	81
	115	115	114	112	112	111	110	109	107	105	104	102	101	99	96	94
120°	6	11	16	22	28	33	38	44	49	53	58	63	68	72	77	81
	120	119	118	117	116	115	114	112	110	108	106	104	103	101	98	95
125°	6	11	17	23	28	34	39	44	50	54	58	63	68	72	77	81
	125	124	123	121	120	119	118	116	114	112	109	107	105	103	100	95
130°	6	12	18	24	29	35	40	46	51	55	60	64	69	73	78	82
	130	129	127	126	125	124	122	120	117	116	112	109	107	104	101	96
135°	7	13	19	25	31	36	42	47	52	56	61	65	70	74	78	82
	135	133	132	131	130	129	126	124	120	118	114	112	109	105	102	96
140°	7	13	20	27	32	38	44	49	53	58	63	67	71	75	79	83
	139	138	137	135	134	132	130	127	124	120	117	114	111	107	103	97
145°	8	14	21	28	34	40	45	50	55	59	64	68	72	75	79	83
	144	142	141	139	138	136	134	131	128	124	120	117	114	110	104	98
150°	8	15	22	29	35	42	47	52	56	61	65	69	73	76	80	84
	149	147	146	144	143	141	138	136	134	129	124	120	116	112	105	100
155°	9	17	24	32	38	44	50	54	58	63	67	71	74	77	81	84
	154	152	151	149	148	145	142	139	137	132	128	124	119	115	108	102
160°	10	18	27	34	44	46	52	57	61	65	69	73	76	79	82	85
	159	158	157	155	153	151	147	144	141	134	132	128	122	116	111	103
165°	13	22	31	39	47	53	57	62	67	69	73	76	78	81	83	86
	164	164	163	161	158	156	153	148	144	140	135	130	122	119	113	106
170°	15	27	37	46	53	58	63	67	70	73	76	78	80	83	84	87
	169	167	166	164	163	159	157	154	150	145	142	134	130	122	118	113

Obere Zahl = reeller AT ∢, untere Zahl = reeller CCD ∢

soll bei gestreckten Hüftgelenken, paralleler Stellung der Beine und bei nach vorne gerichteten Knien gemacht werden. Beachte, daß bei Kontrakturen entweder das Becken *oder* der Oberschenkel richtig gelagert ist!

Hüftgelenk axial (nach Lauenstein)

Flexion ca. 70 Grad im Hüftgelenk, Abduktion ca. 50 Grad.

Hüftgelenk axial, zur Bestimmung der Antetorsion

(nach Rippstein-Müller, Abb. 92 a, b, Tab. 24).

Diese Aufnahme kann die Aufnahme nach Lauenstein ersetzen:
Hüftgelenk genau 90 Grad gebeugt, Abduktion genau 20 Grad (gemessen an einer Linie Trochanter major → Condylus femoris lateralis), Unterschenkel genau parallel zur Tischkante. Dies ist wesentlich, ebenso, daß die Oberschenkel in einer zu dem Tisch senkrechten Ebene liegen. Dann verläuft die hintere Begrenzung der Femurkondylen so, daß ihre Projektion parallel zur unteren Bildkante liegt.

Orthograde Aufnahme des Schenkelhalses

(Bei Epiphysenlösung, immer beide Seiten röntgen!)

a) A.-p. Aufnahme mit Innenrotation im Hüftgelenk von 20 Grad;
b) axiale Aufnahme bei rechtwinklig gebeugtem Hüftgelenk und Abduktion von 45 Grad. Der Schenkelhalswinkel beträgt durchschnittlich 135 Grad, bei einer Abduktion von 45 Grad liegt er parallel zur Filmebene;
c) bei versteiftem Hüftgelenk muß der Patient so gedreht werden, daß der Schenkelhals genau orthograd a.-p. und axial getroffen wird; in diesen Fällen muß jede Seite für sich aufgenommen werden.

Röntgenaufnahmen nach Letournel

(zur Darstellung des vorderen und hinteren Teils des Azetabulums bei Beckenfrakturen):

Bei Azetabulumfrakturen sind zu empfehlen (Abb. 93):

a) Normale a.-p. Aufnahme (Abb. 93 a).
b) Foramen-obturatum-Projektion (45 Grad gegen die gesunde Seite gedreht). Foramen obturatum, innere Kontur der Fossa iliaca, hinterer Azetabulumrand sind sichtbar (Abb. 93 b).
c) Beckenschaufelprojektion (45 Grad gegen verletzte Seite gedreht). Hinterer Darmbeinrand, Incisura ischiadica und vorderer Azetabulumrand sind sichtbar (Abb. 93 c, entspricht ungefähr der Aufnahme nach Waller).

Femurkopfkontur vorne und hinten

A.-p. Aufnahme mit Neigung der Röhrenachse um 30 Grad nach kaudal resp. kranial zur Darstellung der hinteren resp. vorderen Kopfkontur. Die vordere Kopfkontur kann auch mit einer a.-p. Aufnahme und Beugung im Hüftgelenk von 45 Grad erhalten werden.

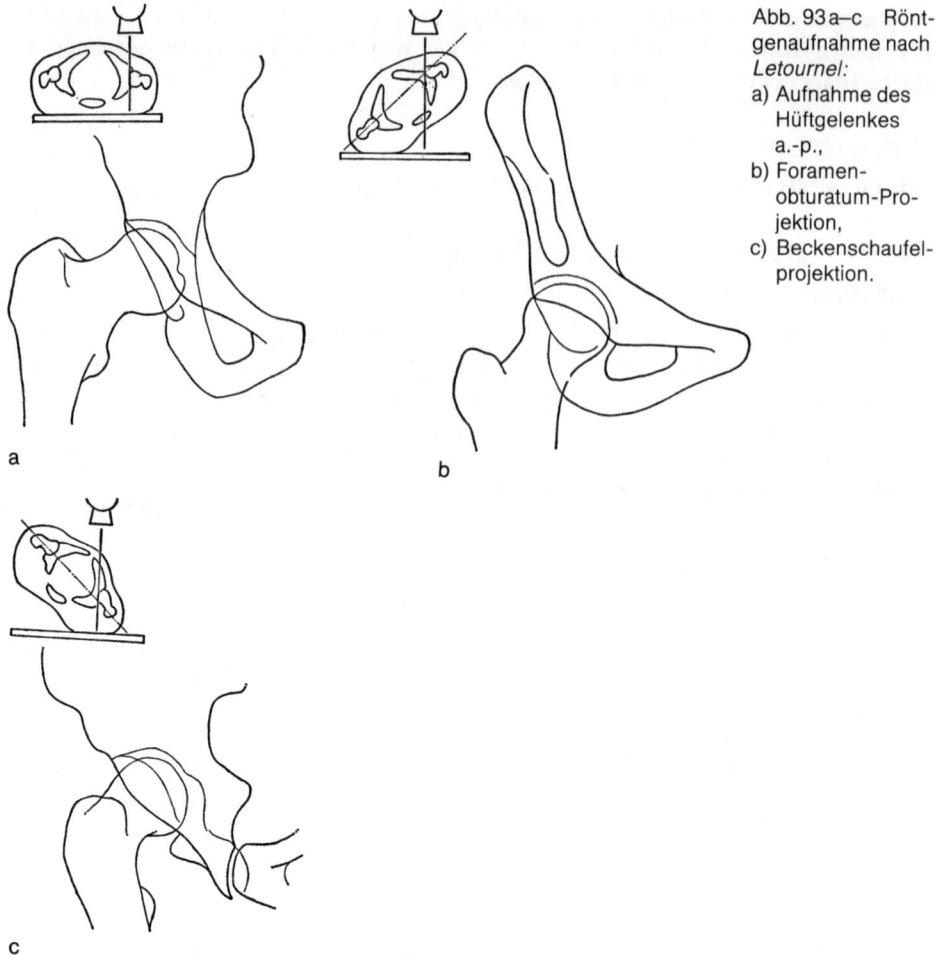

Abb. 93a–c Rönt-
genaufnahme nach
Letournel:
a) Aufnahme des
   Hüftgelenkes
   a.-p.,
b) Foramen-
   obturatum-Pro-
   jektion,
c) Beckenschaufel-
   projektion.

Stereoaufnahmen

Verschiebung des Fokus um 10 cm, parallel zur Beckenquerachse.

Tomographien

Meist a.-p.

Computertomographie

Das CT ist eine sehr wertvolle Ergänzung zur konventionellen Röntgenuntersuchung.
Insbesondere Erkrankungen und Frakturen des Beckens, des Sakrums, des Azetabulums, aber auch Prozesse im Femurkopf (Femurkopfnekrose) können mittels CT
genauer abgeklärt werden.

Ultraschalluntersuchung, Sonogramm

Das Sonogramm gibt Grenzschichten in den Weichteilen wieder. Dementsprechend kann es zur Abklärung von Weichteilprozessen im Hüftbereich eingesetzt werden. In der Frühdiagnose der Hüftdysplasie wird das Sonogramm als nichtinvasive Methode vielfach eingesetzt. Die Konturen im Bereich des Hüftgelenkes, z. B. die vordere Begrenzung des Femurhalses und Kopfes, können gut dargestellt werden. Als Hilfe beim Screening ist die Methode sicher sehr wertvoll.

Anmerkung

Die Strahlenbelastung des Patienten muß berücksichtigt werden, da bei orthopädischen Affektionen spätere Kontrollbilder zu erwarten sind. Deshalb sind auch die Gonaden zu schützen! Nur die notwendigen Kontrollen anordnen; mit einer einwandfreien Röntgentechnik arbeiten, damit keine Fehlaufnahmen erfolgen; schlechte Aufnahmen nur wiederholen, wenn die Aussage des Bildes wirklich nicht genügt! Bei langdauernden Krankheiten nur alle 3–4–6–12 Monate röntgen, wenn möglich klinisch genau untersuchen, so daß ein Röntgenbild erspart werden kann.
Strahlenbelastung: Becken a.-p. bei 70–75 kV: Gesamtbelastung für Erwachsene 2000 bis 5500 mR.
Gonadenbelastung: Mann bis 2 J.: 160 mR, bis 7 J.: 280 mR, Erw.: 370–1100 mR.
                                Frau bis 2 J.: 90 mR, bis 7 J.: 140 mR, Erw.: 210–240 mR.
Die höchstzulässige biologische Äquivalenzdosis beträgt 5 rem/Jahr, bis zum 30. Lebensjahr max. 60 rem (1 rem entspricht ca. 1 R).
Für den Erwachsenen bedeuten 2 Beckenaufnahmen/Jahr 4–5 R, entsprechen also der (für strahlungsexponiertes Personal!) höchstzulässigen biologischen Äquivalenzdosis.

Anatomische und röntgenologische Grundlagen der Messungen im Bereich des Hüftgelenks

Gelenkpfanne

Die Form der Gelenkpfanne, die Incisura acetabuli und die Pfannendachecke sind zu beurteilen.

a) *Pfanneneingangsebene* (Abb. 94): Als Äquivalent der Pfanneneingangsebene, die nach ventral-kaudal-lateral „sieht", wird auf der a.-p. Aufnahme der Winkel zwischen

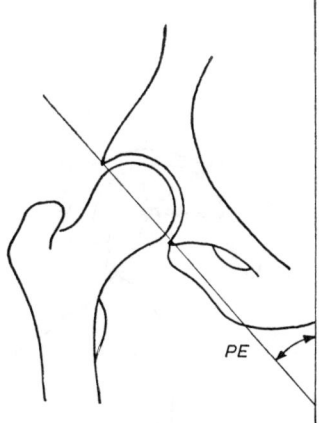

Abb. 94   Messung der Pfanneneingangsebene PE. Auf der a.-p. Aufnahme projiziert sich der Winkel anders als auf dieser Abbildung. Die Neigung der Pfanneneingangsebene kann nur am Präparat genau gemessen werden.

der Geraden durch obere und untere Pfannenecke mit der Sagittalen gemessen. Die Neigung der Pfanneneingangsebene beträgt

– beim Erwachsenen: Mittel 42 Grad, Mann: 28–47,5 Grad,
    Frau: 33–53 Grad;

– beim Kind (anatomische Messung!):

4. Fetalmonat 39 Grad,	Geburt:	31 Grad,
5. Fetalmonat 46 Grad,	6 Monate	34 Grad,
7. Fetalmonat 47 Grad,	10. L.-Jahr	39 Grad,
8. Fetalmonat 51 Grad,	Erw.	42 Grad.
9. Fetalmonat 35 Grad,		

b) *Pfannentiefe, Pfannenindex* (Abb. 95): Verhältnis von Pfannentiefe zu Pfannenlänge:
in den ersten 6 Monaten der Fetalzeit 5/10,
Geburt   4/10,
Erwachsener   6/10.

Femur

a) *Schenkelhals-Schaft-Winkel = CCD-Winkel (Centrum-Collum-Diaphysen-Winkel* nach Müller) wird gebildet durch den Neigungswinkel der Schenkelhalsachse zur Schenkelhalsschaftachse.

b) *Antetorsionswinkel (AT-Winkel).* Neigungswinkel der beiden Ebenen, die gebildet werden durch 1. quere Femurkondylenachse und Oberschenkelschaftachse, 2. Schenkelschaftachse und Schenkelhalsachse. Bei der Aufsicht auf den Femur in der Richtung der Schenkelschaftachse wird der Winkel gebildet durch die Projektionen der Schenkelhalsachse und der queren Femurkondylenachse. Auf diese Weise kann der AT-Winkel genau gemessen werden (Abb. 96).
Infolge der Antetorsion ist auf dem Röntgenbild nur die *Projektion* des CCD-Winkels meßbar. Eine auf ca. ± 5 Grad genaue Messung ist möglich durch Ausmessen der Standardaufnahmen a.-p. und axial nach Rippstein (Abb. 97 a, b). Aus technischen Gründen ist die Röntgenaufnahme in der Richtung der Schenkelschaftachse am

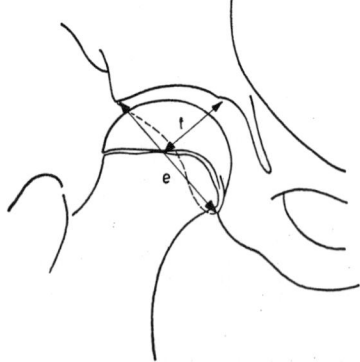

Abb. 95   Die Bestimmung von Pfannentiefe t und Pfannenlänge e im a.-p. Bild. Ist der Pfannenindex kleiner als 0,5, spricht man von Flachpfanne. Pfannenindex = t : e.

Abb. 96 Projektion von Schenkelhalsachse und Femurkondylenebene, gesehen in Richtung der Femurlängsachse. Die Projektionen der beiden Geraden schließen den Antetorsionswinkel AT ∡ ein. OSA = Oberschenkelschaftachse.

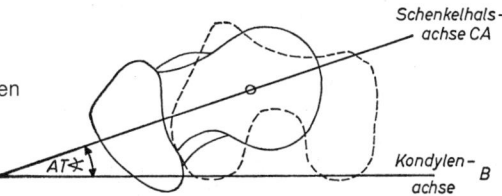

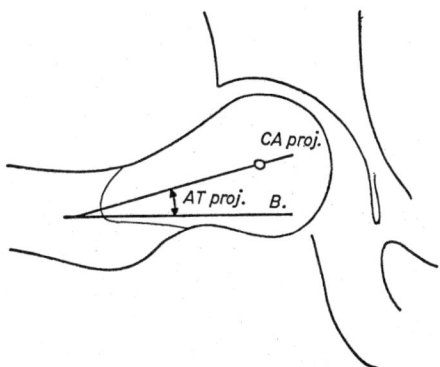

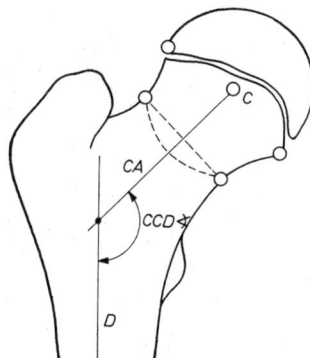

Abb. 97a   Projektion des Antetorsionswinkels auf der axialen Standardaufnahme nach *Rippstein*. Die Parallele zur unteren Bildkante B schließt mit der Projektion der Schenkelhalsachse CA proj. den projizierten AT-Winkel AT proj. ein.

Abb. 97b   Die Konstruktion des Femurkopfmittelpunktes C, der Schenkelhalsachse CA, der Femurdiaphysenachse D und des projizierten Schenkelhalswinkels CCD auf der a.-p. Aufnahme.

Lebenden nicht durchführbar, so daß diese Aufnahme mit einem standardisierten Fehler (Abduktion von 20 Grad) durchgeführt wird (axiale Aufnahme nach Rippstein). Sind die Filmränder parallel zu den Tischkanten orientiert, so lassen sich die projizierten AT- und CCD-Winkel messen. Da immer der gleiche Fehler gemacht wird, kann aus diesen Werten der reelle AT-Winkel bzw. CCD-Winkel errechnet werden. In der Tab. 24 kann mit der erreichbaren Genauigkeit von 5 Grad aus den gemessenen Werten direkt der reelle Winkel abgelesen werden. Voraussetzung sind zwei genau eingestellte Standardaufnahmen. Schon geringe Abweichung von der richtigen Einstellung der Kondylenachse kann Fehler verursachen, die größer sind als Tabellenfehler. Für die extremen Werte ist die Tabelle nicht genau genug. Zur genauen Bestimmung extremer Antetorsions- und CCD-Winkel sind Aufnahmen notwendig, welche so gemacht werden, daß der untersuchte Winkel in eine Ebene gebracht wird, die parallel zur Filmebene verläuft. Dann kann der Winkel direkt vom Röntgenbild abgelesen werden (z. B. bei Antetorsion von ca. 80 Grad: Hüftgelenk a.-p. in Innenrotation von 80 Grad ergibt den genauen CCD-Winkel).

c) *Schätzung des AT-Winkels* (Abb. 98). Eine recht brauchbare Schätzung des AT-Winkels ist mittels einer einfachen klinischen Untersuchung möglich: Das Hüftgelenk

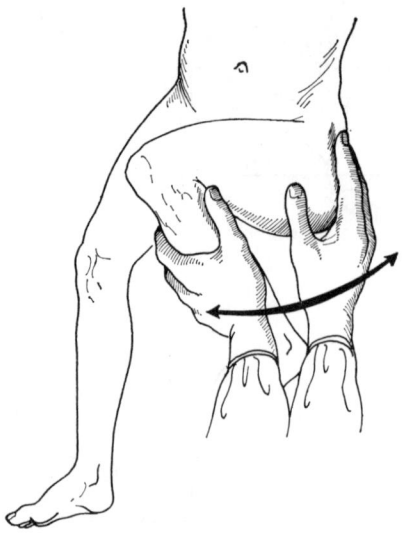

Abb. 98   Die klinische Schätzung der Antetorsion (normal – vermehrt – stark vermehrt).

wird etwas angebeugt, der Unterschenkel mit der einen Hand wie ein Zeiger um die Femurachse herum bei angebeugtem Knie rotiert. Gleichzeitig wird der Trochanter major palpiert: Bei nicht zu großem Fettpolster gelingt es nach kurzer Übung, den Schenkelhals so einzustellen, daß er in der Frontalebene liegt. Die Innenrotation entspricht dann der Antetorsion. Auf diese Weise gelingt es, die normale von der vermehrten und der stark vermehrten AT zu unterscheiden, was z. B. bei der Torsionsbeurteilung bei Knickplattfüßen wertvoll ist.

d) Die vordere Kontur von Schenkelhals und -kopf kann beim älteren Säugling und beim Kleinkind durch das Sonogramm dargestellt werden. Allerdings besteht zwischen der erhaltenen Kontur und der Schenkelhalsachse eine Divergenz von 0 bis 10 Grad, die bei der Bestimmung der Antetorsion eingerechnet werden muß. Für Kontroll- und Screeninguntersuchungen scheint diese nicht belastende Methode jedoch zweckmäßige Resultate zu geben.

Die Bestimmung der Antetorsion mit dem CT liefert sicher genaue Meßwerte, sie ist jedoch aufwendig, belastend und sollte nur für spezielle wissenschaftliche Fragestellungen und bei außerordentlichen Fällen eingesetzt werden.

e) *Entwicklung des CCD- und AT-Winkels* (Abb. 99). Die beiden Winkel entwickeln sich vor und nach der Geburt in einer auffallenden Gesetzmäßigkeit, indem die AT bis zur Geburt zunimmt, um nachher wieder bis zum Erwachsenenalter abzunehmen, während der Schenkelhalswinkel bis zum 7. Fetalmonat abnimmt, bis zur Geburt ansteigt und dann wieder abnimmt. In einer ähnlichen, aber gegenläufigen Kurve verläuft die Neigung der Pfanneneingangsebene. (Umwegige Entwicklung der Gelenkkörper.)

f) *Ausmessen der AT- und CCD-Winkel auf dem Röntgenbild.* Die Winkel auf dem Röntgenbild sind so präzis wie möglich zu messen. Die Angabe ist auf den Grad genau zu machen. Da die Meßpunkte und -linien aber nicht ganz exakt bezeichnet werden können, haftet den Winkelangaben ein systematischer Fehler von wenigen

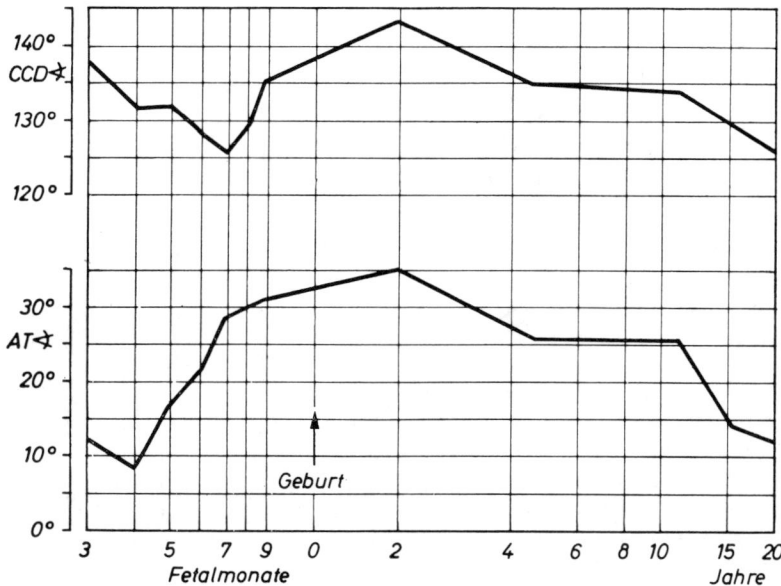

Abb. 99   Die Entwicklung des Schenkelhalswinkels CCD und der Antetorsion vor und nach der Geburt (nach *von Lanz* u. *Wachsmuth*).

Graden an, der bei der *Interpretation* der Ergebnisse berücksichtigt werden muß. Zur Messung der Winkel sind 2 Kardinalpunkte und 2 Linien notwendig (Abb. 100 a–d, 97 b):

- *Das Zentrum des Femurkopfes:* beim Erwachsenen infolge der regelmäßigen Rundung des Kopfes geometrisch leicht zu finden, indem die Kontur durch einen Kreis angenähert wird, dessen Zentrum dann das Kopfzentrum bildet.
  Beim Kind beachten, daß der Femurkopf durch die Epiphyse und die mediale Halsecke (Schenkelhalsspitze oder Diaphysenstachel) gebildet wird. Das Kopfzentrum liegt meist in der Epiphysenlinie. Bei stark deformierten Köpfen muß entschieden werden, ob das stärker gewölbte oder das flachere Kopfstück mehr zu berücksichtigen ist. Es wird dann meist der Abschnitt, der belastet ist, gewählt. Die genaueste Zentrumbestimmung ist auf dem Arthrogramm möglich.
- Das *Pfannenzentrum:* Mittelpunkt des Kreises, der 1. durch die Pfannendachecke, 2. den tiefsten Punkt des Os ilium in der Y-Fuge (beim Erwachsenen durch die mediale Begrenzung der Gelenktragfläche) und 3. durch die Mitte der Verbindungsstrecke zwischen unterem Rand der Köhlerschen Tränenfigur und unterer Ecke des Azetabulums am Os ischii geht.
- *Schenkelhalsachse:* Verbindungslinie zwischen Kopfzentrum und Mitte des Schenkelhalses. (Man schlägt einen Kreisbogen um das Kopfzentrum, der den tiefsten Punkt der äußeren Halskontur schneidet, und führt ihn gegen die innere Halskontur weiter. Die Mitte dieses Bogenabschnittes ist eindeutig festzulegen. Bei der Coxa vara [Abb. 100 d] nimmt man anstelle der inneren Halskontur eine Linie, die

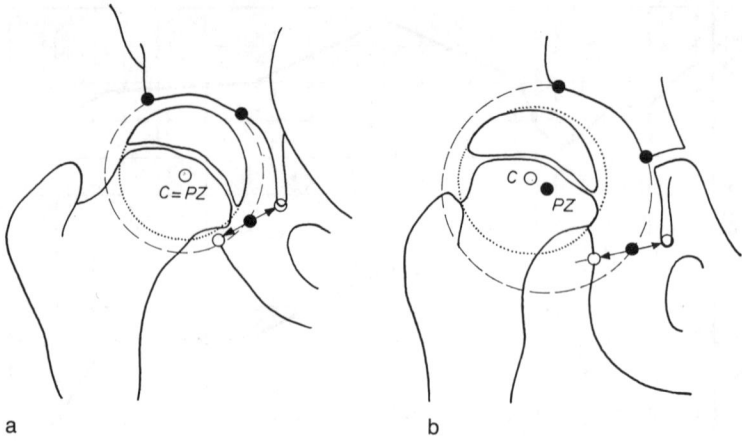

a   b

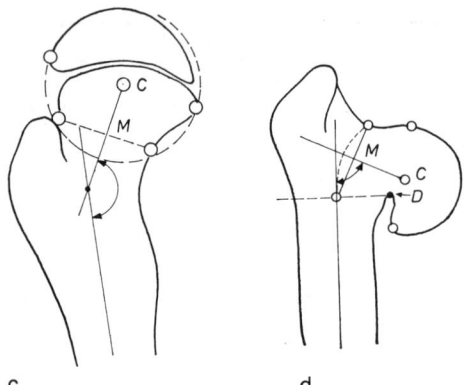

c   d

Abb. 100 a) Die Konstruktion des Pfannen-
zentrums auf der a.-p. Aufnahme. Beim normalen Hüftgelenk fallen Pfannen- und Kopfzentrum zusammen. – b) Konstruktion des Pfan-
nenzentrums bei dezentriertem Hüftgelenk.
Kopfzentrum C und Pfannenzentrum PZ fallen
nicht zusammen. Der dem Kopfzentrum umschriebene Kreis ist punktiert, der dem Pfannenzentrum umschriebene Kreis gestrichelt
dargestellt. – c) Bestimmung der Schenkelhalsachse auf dem a.-p. Bild: Verbindungsgerade
zwischen dem Kopfzentrum und der Schenkel-
halsmitte M. – d) Bestimmung der Schenkelhalsachse bei der Coxa vara. Da die distale
Kontur des Femurhalses fehlt, wird ein äquivalenter Punkt an der Schnittstelle zwischen der
Diaphysenachse und einer Horizontalen durch den höchsten Punkt der distalen Schenkelhalskontur
D zur Bestimmung der Halsmitte M herangezogen (Abb. 97–100 aus *M. E. Müller:* Die hüftnahen
Femurosteotomien. Thieme, Stuttgart 1957).

senkrecht zur Schaftachse verläuft und die untere Kante (D) des verkürzten Halses
berührt.)
 – *Schenkelschaftachse:* Mittellinie zwischen den sichtbaren Schaftkonturen unterhalb
des Trochantermassivs.
g) *Interpretation der gefundenen Werte.* Der Normalbereich von AT- und CCD-Winkel
beträgt ca. ± 8–10 Grad. Abweichungen von mehr als 8–10 Grad sind als pathologisch
zu werten (Abb. 100 c, d):
CCD-Winkel: Coxa valga > Norm > Coxa vara,
AT-Winkel: vermehrte AT > Norm > verminderte AT-Retrotorsion.

Weitere Messungen auf den Standardröntgenaufnahmen

a) *CE-Winkel (Center, End of the roof,* nach Wiberg) (Abb. 101). Winkel zwischen der Sagittallinie und der Verbindungslinie zwischen Kopfzentrum und Pfannendachecke. Pathologische Werte sprechen für Subluxation und Luxation.

4–13 J.: Norm > 20 Grad. Unter 15 Grad sicher pathologisch.

Über 14 J.: Norm > 25 Grad. Unter 20 Grad sicher pathologisch.

b) *Pfannendachwinkel = Azetabulumwinkel* (Abb. 101, 102). Winkel zwischen der Verbindungsgeraden durch die beiden untersten Ecken des Os ilium in der Y-Fuge und der Verbindungsgeraden zwischen diesem Punkt und der Pfannendachecke. Wegen der Veränderung des Winkels bei Veränderung der Lendenlordose am besten auf der axialen Standardaufnahme messen! Der Winkel ist kein sicheres Kriterium!

Mittelwerte:

Neugeborenes	29 Grad,	3–4 Jahre 15 Grad,
1 Jahr	22–24 Grad,	15 Jahre unter 10 Grad

c) *Hilfslinien* von Hilgenreiner und Erlacher (s. Abb. 101, 112): Hilgenreinersche Linie: Verbindungsgerade der beiden untersten Ecken des Os ilium in der Y-Fuge (Y-Linie).

Linie nach Erlacher (auch Ombrédanne, Perkins usw.): Senkrechte E durch die Pfannendachecke (parasagittal!). Daraus ergeben sich folgende Verhältnisse:

– Diaphysenhöhe h: Distanz des oberen Diaphysenendes von der Hilgenreinerschen Linie;

– Abstand der Diaphysenhöhe h von der unteren Ecke des Os ilium (Y-Koordinate Ponsetti) = a;

– Distanz des oberen Diaphysenendes von der Sitzbeinkontur = d. Solange ein Kopfkern nicht vorhanden ist, mißt h mindestens 5 mm, d höchstens 5 mm (d < h). Die senkrechte Hilfslinie E schneidet normalerweise ⅓ des Halsschattens. Der Kopfkern erscheint im unteren inneren Quadranten (s. Abb. 112 und S. 150ff). Bei Subluxation und Luxation treten Femurschaft, -hals und -kopf nach oben und außen.

Abb. 101   Bestimmung des CE-Winkels (nach *Wiberg*) und des Pfannendachwinkels α. y = Hilgenreiner-Linie.

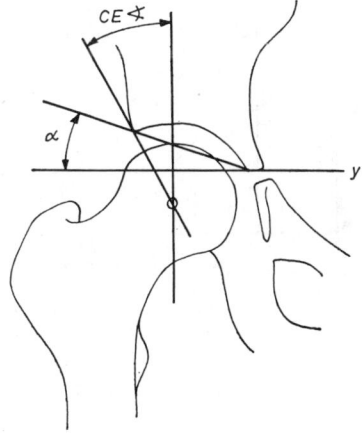

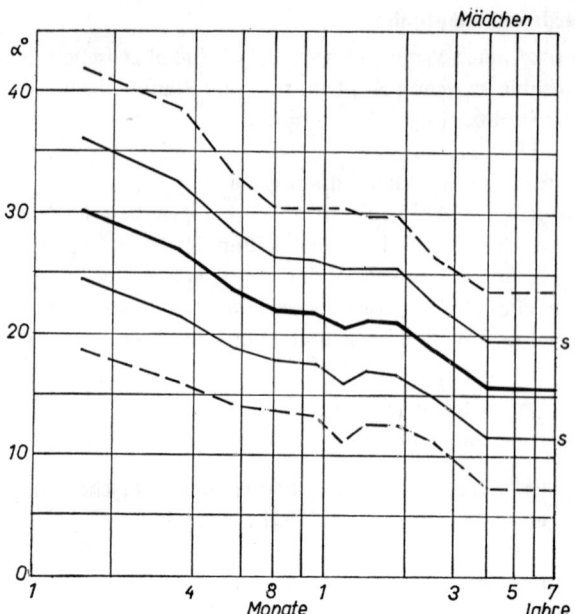

Abb. 102a–b   Größe des Pfannendachwinkels α bei Kindern
von 0–7 Jahren (mit Standardabweichung s und 2s) (nach
Tönnis-Brunken).

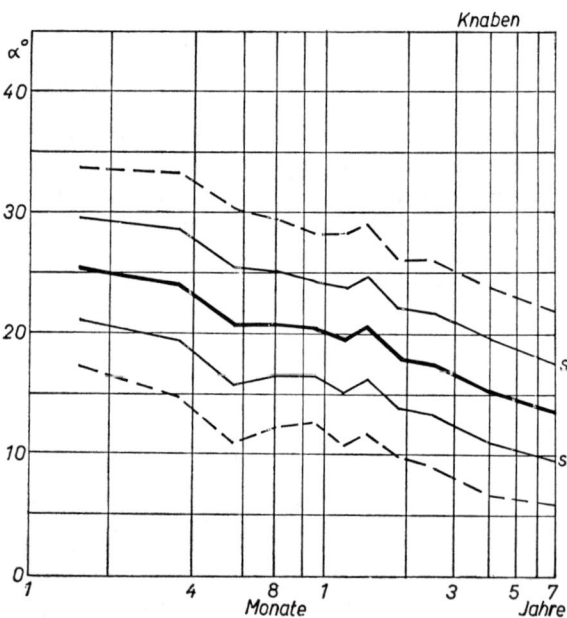

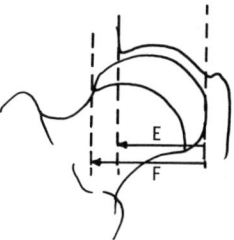

Abb. 103   Pfannenkopf-
index E/F: Verhältnis des
überdachten Kopfteils E
zur Breite F des Hüft-
kopfes.

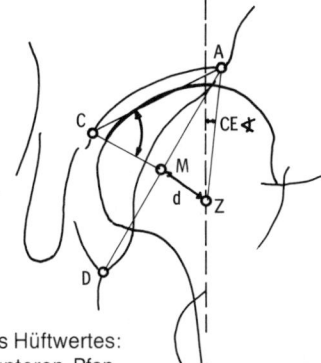

Abb. 104   ACM-Winkel (Idelberger/Frank) und Bestimmung des Hüftwertes:
Von der Pfannendachecke A wird die Verbindungslinie zum unteren Pfan-
nenrand D gezogen. Die Mittelsenkrechte in M schneidet die Pfannenkontur
(Fortsetzung des Pfannenkreises, nicht die Tiefe der Inzisur!) im Punkt C. Der Winkel ACM wird
gemessen. – Der Wibergsche CE-Winkel wird vom Kopfzentrum Z aus gemessen (s. Abb. 101).
Der Abstand d vom Punkt M zum Kopfzentrum Z ergibt die Dezentrierung d.

d) *Obturatorbogen* (nach Shenton-Menard) = SM. Unterer Rand des Os pubis und des
  Schenkelhalses gehen gleichmäßig ineinander über. Bei Subluxation ist der Bogen
  unterbrochen. Bei starker Außenrotation oder AT ist diese Linie ebenfalls unterbrochen.

e) *Pfannenkopfindex**: Das Verhältnis des überdachten Kopfteils zur Kopfbreite E/F
  (s. Abb. 103) dient als Maß für die Kopfüberdachung oder der Lateralisation (Extru-
  sion) des Kopfes (z. B. beim Perthes). Normal sind Werte bis 0,9, Werte unter 0,9
  gelten als pathologisch.

f) *Radiusquotient:* Verhältnis des Kopfradius der kranken zu dem der gesunden Seite

$$RQ = 100 \times \frac{Rp}{Rg}$$

Rp = Radius der kranken Seite
Rg = Radius der gesunden Seite

MOSE unterscheidet beim Perthes
 – normal kugelförmiger Kopf RQ < 1,15,
 – abgeflacht, kugeliger Kopf, Radius vergrößert RQ > 1,15,
 – unregelmäßige Krümmung, Kreiskontur unterbrochen.

g) *Sphärizität des Kopfes:* Bei manchen Affektionen des Hüftgelenkes weicht die
  Projektion des Kopfes von der einfachen Kreislinie ab. Bei unregelmäßiger Kopfform
  können oft 2 oder mehrere Kreisbogen mit unterschiedlicher Krümmung durch
  unterschiedliche Radien und Mittelpunkte der Kopfkontur angenähert werden. Ent-

---

* In der Hüftdiagnostik verwendet man den Begriff „Index" zur Beschreibung einer Seite; er wird
  mit Normwerten verglichen. Der Begriff „Quotient" wird ausgedrückt als Verhältnis des Index
  der kranken zu demjenigen der gesunden Seite.

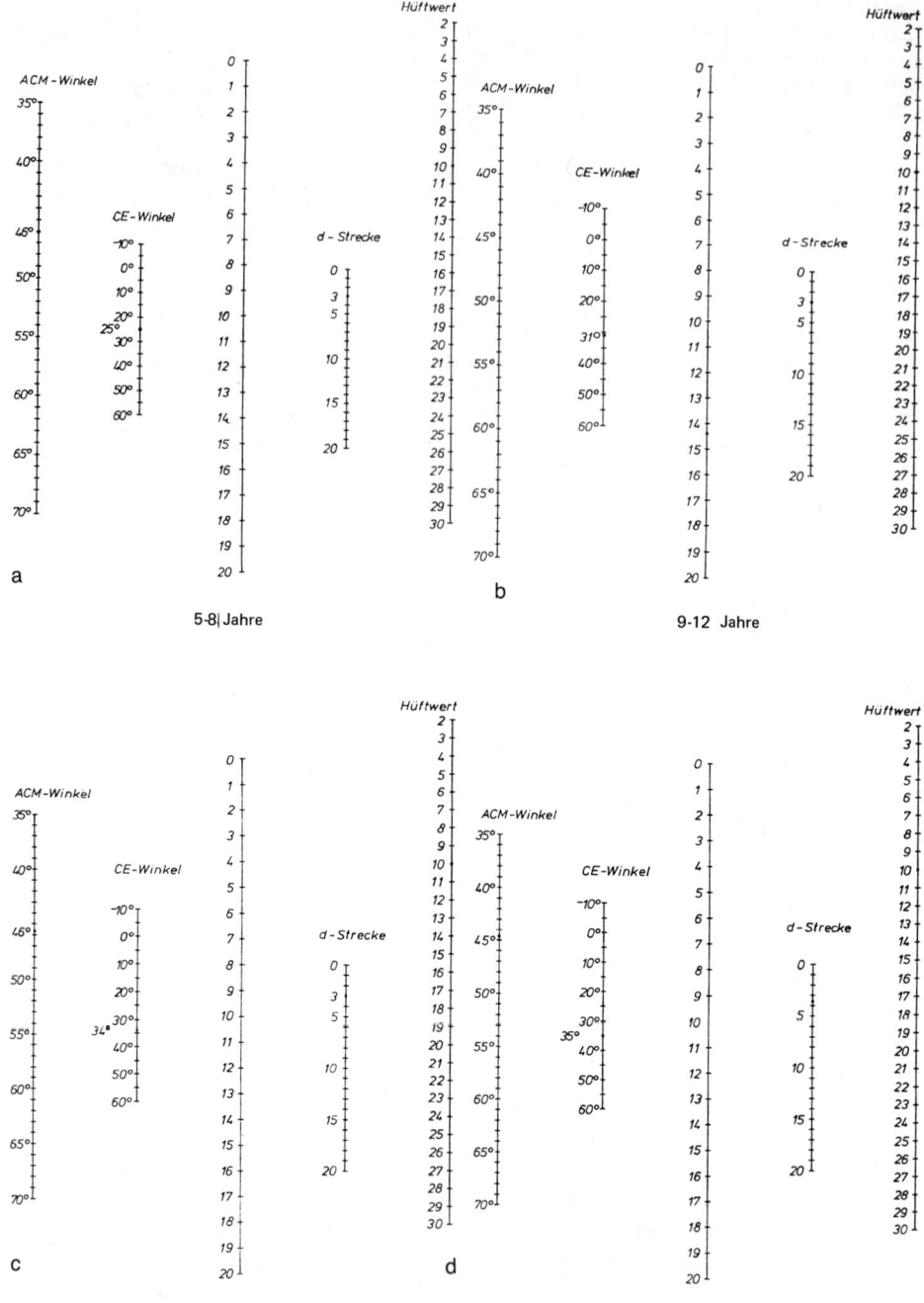

Abb. 105 Nomogramme zur Ermittlung des Hüftwertes. Von der Skala des ACM-Winkels trifft man über die Skala des CE-Winkels auf die dritte Skala. Von ihr findet man über die Skala des d-Wertes den Hüftwert. a) 5–8 Jahre; b) 9–12 Jahre; c) 13–16 Jahre; d) 17–20 Jahre; e) 20–50 Jahre.

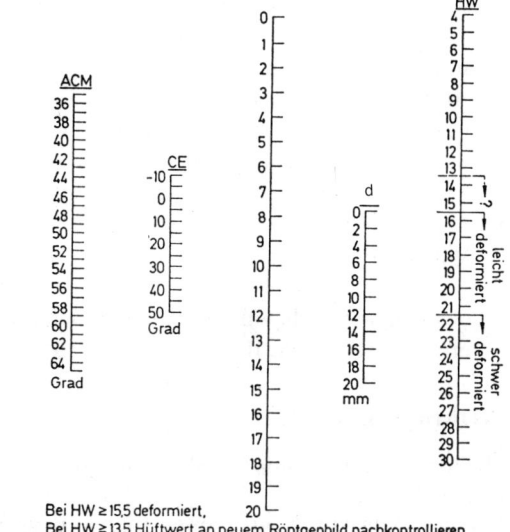

Abb. 105 e

Bei HW ≥ 15,5 deformiert,
Bei HW ≥ 13,5 Hüftwert an neuem Röntgenbild nachkontrollieren

Tabelle 25 Hüftwert (nach Tönnis): a) Formel zur Berechnung des Hüftwertes aus ACM-Winkel, CE-Winkel und Dezentrierung d. b) Normalbereich und Klassierung der Dysplasie nach dem Hüftwert. c) Mittelwerte und Streuung der für den Hüftwert benötigten Einzelwerte in den verschiedenen Altersklassen

a)

$$HW = A + B + C + 10$$

$$A = \sqrt{3}\ \frac{ACM\text{-Mittelwerte ACM}}{\text{Streuung ACM}}$$

$$B = \sqrt{3}\ \frac{\text{Mittelwert CE–CE}}{\text{Streuung CE}}$$

$$C = \sqrt{3}\ \frac{\text{d-Mittelwert d}}{\text{Streuung d}}$$

b)

Altersstufe	5–18 J.	18 J.
Normalbereich	6–15	6–16
leicht dysplastisch	15–20	16–25
schwer dysplastisch	20–25	25–32
extrem dysplastisch	25	32

c)

		5–8 J.	9–12 J.	13–16 J.	17–20 J.	20–50 J.
ACM	Mittelwert	45,9	45,0	45,6	44,6	45,0
	Streuung	2,7	2,4	2,8	3,0	3,2
CE	Mittelwert	24,7	31,1	34,3	35,1	35,7
	Streuung	6,3	5,0	5,7	5,4	6,5
d	Mittelwert	3,2	2,9	3,1	3,6	3,9
	Streuung	1,7	1,5	1,5	1,5	1,7

scheidend sind dann die belasteten Partien des Kopfes. Radius und Mittelpunkt werden durch Anlegen einer Schablone mit mehreren konzentrischen Kreisen bestimmt.

h) *ACM-Winkel (Idelberger-Frank):* Dieser Winkel wird für die Ermittlung des Hüftwertes benötigt (Abb. 104. Der Punkt C entspricht nicht unserer üblichen Nomenklatur!) Normalwert 45 Grad, Streuung s = 3,2 Grad. Werte über 50 Grad gelten als pathologisch.

i) *Hüftwert HW (Tönnis):* Er ist eine Kombination von ACM-Winkel, CE-Winkel nach Wiberg und der „Dezentrierungsstrecke" d (Abstand des Punktes M bei der Konstruktion des ACM-Winkels und dem Kopfzentrum Z, Abb. 104). Zur Berechnung des Hüftwertes hat Brückl Nomogramme berechnet, die eine rasche Bestimmung ermöglichen (Abb. 105 a–e und Tab. 25).

Arthrographie

Die genaue Beurteilung der knorpeligen Gelenkverhältnisse ist nur durch Arthrographie möglich:

Punktion von vorne oder unten (neben dem Tuber ischiadicum). Füllung mit 1–2 ml wasserlöslichem Kontrastmittel 30% oder 5–10 ml Luft. Aufnahme in verschiedenen Richtungen (Abb. 106 a–d).

Für Luxation typisch:

a) eingeschlagener Limbus,
b) verengter Isthmus,
c) Hypoplasie und Ausziehung des Lig. capitis femoris,
d) Vergrößerung der Weichteile im Pfannengrund,
e) Verwachsungen von Kapsel und Kopf.

Bei der Subluxation ist der Limbus über die Hilgenreinersche Linie hochgedrückt.

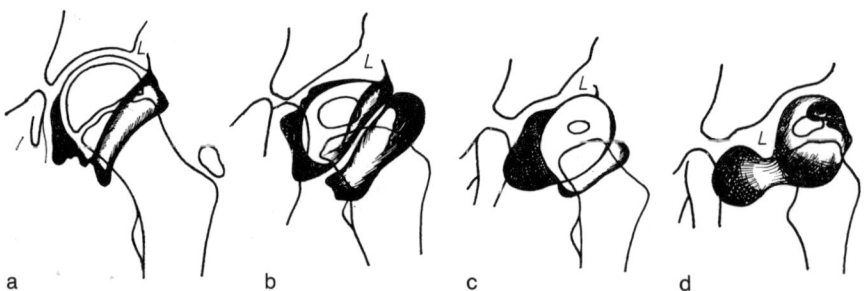

a   b   c   d

Abb. 106   Arthogramm des Hüftgelenkes mit positivem Kontrastmittel (Kleinkind). a) Normales Bild: regelmäßiger, dünner Kontrastsaum um den Kopfknorpel, oberer Rezessus der Kapsel außerhalb des Limbus, in Höhe der Y-Linie, die davon ausgehende bogenförmige Linie, nach innen und unten gebogen, entspricht dem Limbusrand. Umschlagsfalte der Synovialis regelmäßig. b) Leichte Subluxation: Inkongruenz Pfanne–Kopf, Limbus (L) horizontal stehend, Pfannengrund verbreitert. c) Hohe Subluxation: Limbustasche oberhalb der Y-Linie, Limbus (L) abgeflacht, breit, hinaufgedrückt. d) Luxation: Limbus (L) eingeschlagen, zwischen Kopf und Pfannengrund, verdickt, wulstig. Weichteile im Pfannengrund vergröbert, Gelenkraum durch den sanduhrförmigen Isthmus in zwei Teile getrennt. Gelenkkopf steht oberhalb des knöchernen Pfannendaches.

Auftreten und Wachstum der Knochenkerne, Verschluß der Epiphysenlinien am Hüftgelenk

	Auftreten	Verschmelzung
Femurkopfepiphyse (Abb. 107)	5.–8. Monat	16.–20. Jahr
Trochanter-major-Apophyse	3.–5. Jahr	15.–22. Jahr
Trochanter-minor-Apophyse	6.–11. Jahr	14.–20. Jahr

Die Größe der Femurkopfepiphyse ist wichtig für die Diagnostik des Morbus Perthes: Er ist sehr oft mit Mikroepiphysen vergesellschaftet. Auf der Standard-a.-p.-Aufnahme wird die Höhe und Breite der Epiphyse gemessen und mit den Normalwerten verglichen (Tab. 26 und Abb. 108).

Tabelle 26   Größe des proximalen Epiphysenkernes des Femurs (in mm)

Alter	Breite	Höhe	Fehler
6 Mon.	7,8	5,7	
1 Jahr	11,4	8,2	B: ± 2,9
2 Jahre	14,8	9,2	H: ± 1,9
3 Jahre	18,4	12,1	
4 Jahre	21,7	13,2	————
5 Jahre	24,5	14,8	
6 Jahre	27,7	14,8	B: ± 3,0
7 Jahre	31,1	13,3	H: ± 2,1
8 Jahre	34,0	18,0	
9 Jahre	36,0	17,8	
10 Jahre	38,4	19,6	
11 Jahre	39,5	20,3	————
12 Jahre	41,9	21,8	B: ± 3,9
13 Jahre	45,5	23,6	H: ± 2,7
14 Jahre	48,8	25,5	

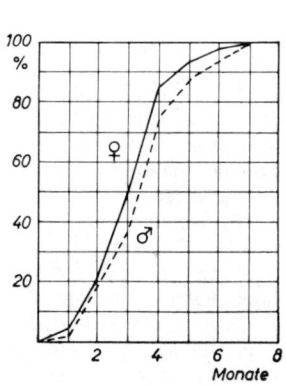

Abb. 107

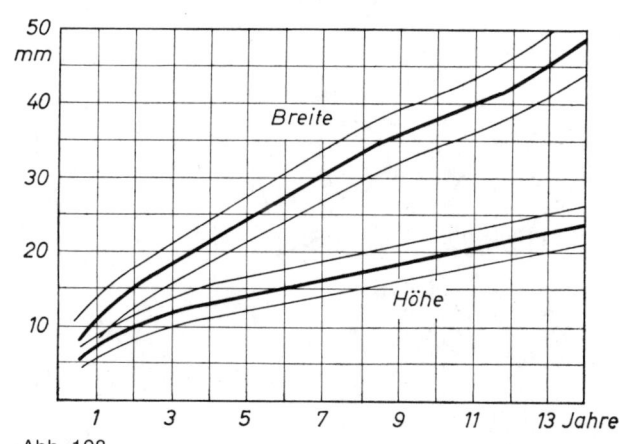

Abb. 108

Abb. 107   Das Auftreten des proximalen Femurkopfkernes beim Säugling. Dargestellt ist der Prozentsatz, in dem der Femurkopfkern sichtbar ist (nach *Kaiser*).

Abb. 108   Das Wachstum der proximalen Femurkopfepiphyse beim Kind. Neben den Mittelwerten ist die Streuung ± s (= Fehler) angegeben (nach *Schmid-Weber*).

Röntgenbild des Beckens bei angeborenen Skelettaffektionen

Die Erkennung und Diagnose der verschiedenen Formen der Dysostosen im weitesten Sinne ist für den Orthopäden wichtig. Neuere Untersuchungen ergaben Störungen des Mucopolysaccharidstoffwechsels bei gewissen enchondralen Dysostosen (z. B. Pfaundler-Hurler, Morquio). Es ist wahrscheinlich, daß den verschiedenen Formen der Dysostosen differenzierte angeborene Stoffwechselanomalien zugrunde liegen. Die verschiedenen Formen unterscheiden sich auch, indem sie charakteristische Störungen im Aufbau des Beckenskeletts aufweisen.

Bei Chromosomopathien finden sich oft typische Veränderungen am Becken, vor allem in der Stellung und Form der Darmbeinschaufeln. So ist bei Trisomie 21 (Langdon-Downsches Syndrom) in 80% eine typische Beckenform festzustellen, die als Mongoloidenbecken bezeichnet wird (KAUFMANN 1964) und die anscheinend für die Trisomie 21 typisch ist. Bei dieser Beckenform erscheint die Darmbeinschaufel in der Höhe etwas reduziert und sehr breit nach der Seite ausladend. Umgekehrt findet man beim Turner- und Klinefelter-Syndrom eher sehr steil gestellte Darmbeinschaufeln, die schmal und schlank sind; die Trochanterbreite übertrifft die Kristabreite sehr stark (Abb. 109–111). Die Beachtung dieser Formveränderungen am Becken kann von diagnostischem Interesse werden.

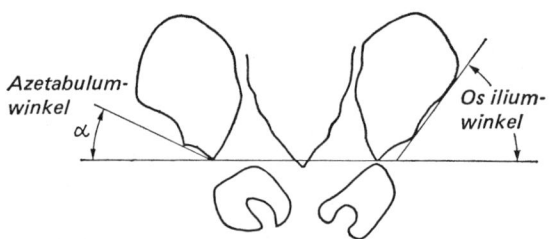

Abb. 109   Die Bestimmung des Azetabulumwinkels α und des Os-ilium-Winkels auf dem Röntgenbild.

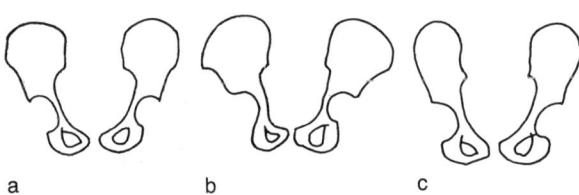

Abb. 110   Schematische Darstellung der Beckenform beim normalen Becken (a), beim Mongoloidenbecken (b) (niedriges, breites, ausladendes Os ilium, kleiner Azetabulum- und Os-ilium-Winkel, Fehlen der Spina iliaca posterior superior, schmaler langer Ramus inferior des Os ischii, Coxa valga) und des Beckens bei Turner- und Klinefelter-Syndrom (c) (nach *Kaufmann*).

Abb. 111a   Die Mittelwerte
des Azetabulumwinkels mit
Streubreite ± s im ersten
Lebensjahr beim normalen
Becken und beim Mongo-
loidenbecken.

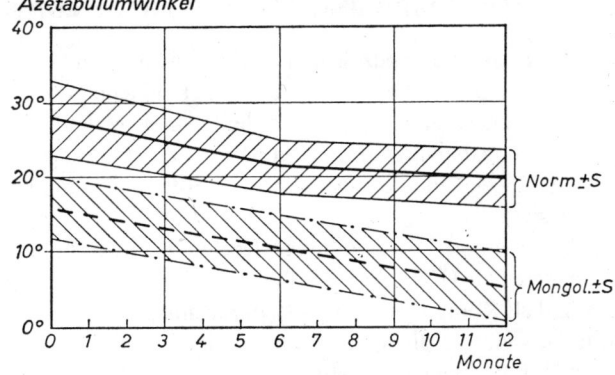

Abb. 111b   Die Entwicklung
des Os-ilium-Winkels mit
Streubreite ± s im ersten
Lebensjahr beim normalen
Becken und beim Mongo-
loidenbecken.

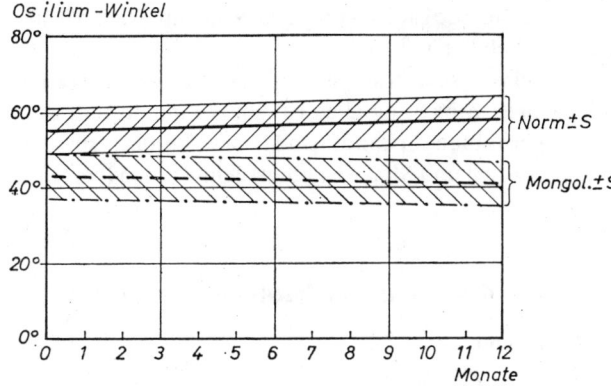

Abb. 111c   Die Entwicklung
des Iliumindex (= ½ der
Summe beider Azetabulum-
winkel und beider Os-ilium-
Winkel) mit Streubreite ± s
beim Normalbecken und
beim Mongoloidenbecken
(nach *Kaufmann*).

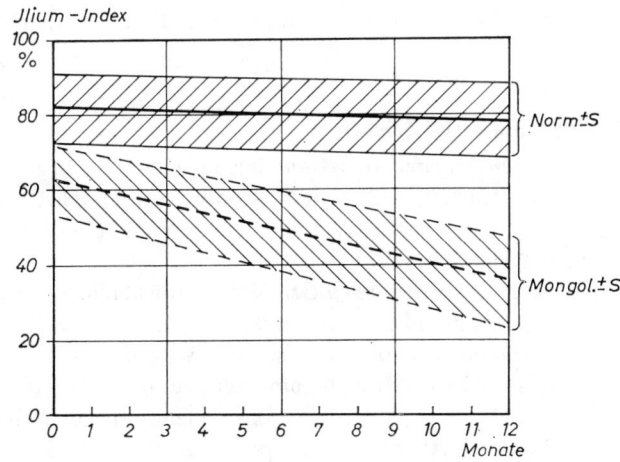

Dysplasia coxae und Luxatio coxae congenita

Als *Dysplasia coxae* bezeichnen wir eine Störung in der Entwicklung des Hüftgelenkes, die zum dysplastischen Hüftgelenk führt: Flachpfanne, Mißverhältnis zwischen Größe von Kopf und Pfanne, Störungen der Torsionsverhältnisse des oberen Femurendes usw.

Als *Luxationsbereitschaft* bezeichnen wir einen Zustand beim Neugeborenen und Säugling, bei welchem das dysplastische Hüftgelenk eine starke Tendenz zur Luxation aufweist.

Subluxation und *Luxation* des Hüftgelenkes treten in der Regel erst nach der Geburt in dysplastischen Hüften auf (deshalb die Bezeichnung „sog. kongenitale Hüftluxation"). Sie sind als Komplikation der Dysplasie aufzufassen.

Daneben gibt es die sog. *teratologische Luxation* und *Subluxation,* die, oft als kombinierte Mißbildungen, schon vor der Geburt vorhanden sind und eine gesonderte Stellung in der Therapie einnehmen.

Die Dysplasie kommt bei ca. 2% der Neugeborenen vor. Verhältnis Luxation : Subluxation : Dysplasie 1 : 3 : 5. Ein Großteil kommt familiär vor. Das Risiko einer Dysplasie ist für die Geschwister von Dysplasiepatienten 1 : 40, jedoch 1 : 10, wenn ein Elternteil ebenfalls befallen ist.

Die Dysplasie ist so früh als möglich zu erfassen. Wenn die genaue Untersuchung aller Neugeborenen nicht möglich ist, sollten mindestens alle Neugeborenen, die mit Merkmalsträgern blutsverwandt sind oder Verdachtsmomente aufweisen, in den ersten Lebenswochen und Monaten untersucht werden (gezielte Reihenuntersuchung [Debrunner 1964]).

Diagnose der Dysplasie beim Neugeborenen

Verdachtsmomente

a) *Familiäre Belastung,*
b) *Vorgeschichte:* Geburt häufig in Steißlage,
c) *Kombination mit anderen Mißbildungen:* Klumpfüße, Schiefhals, Skoliose usw.,
d) *Asymmetrie der Hüftgegend:* Vermehrung der Adduktorenhautfalten, Asymmetrie der Gesäßfalte und des Gesäßumrisses, Trochanterhochstand, Unterschied der Beinlänge.

Pathognomonische Zeichen

a) *Einschränkung der Abduktion,* bei gestrecktem und gebeugtem Hüftgelenk, Innenrotation vermehrt, Außenrotation entweder vermehrt oder vermindert. Zu beachten ist, daß bei spastischer Lähmung gelegentlich eine ähnliche Einschränkung der Beweglichkeit besteht!
b) *Schnapp-Phänomen nach Ortolani:* In Rückenlage wird das eine Bein im Hüftgelenk stark gebeugt und das Becken damit fixiert. Die andere Hand faßt das Knie und den Oberschenkel der zu untersuchenden Seite so, daß die Finger auf den Trochanter, der Daumen unterhalb der Inguinalfalte zu liegen kommen. Durch Daumendruck und axialen Druck wird versucht, das Gelenk über den hinteren Rand zu luxieren und wieder durch Abduktion zu reponieren. Wenn der Kopf über den hinteren Pfannen-

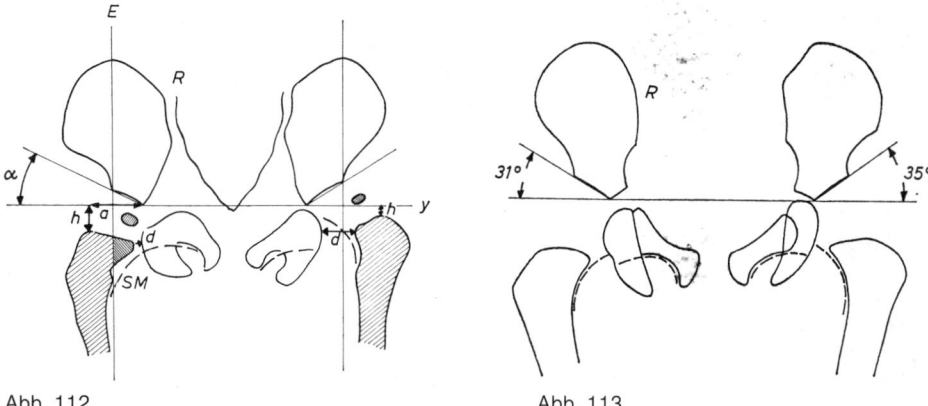

Abb. 112   Abb. 113

Abb. 112   Das Röntgenbild der Hüftdysplasie und der Subluxation. Zu beachten sind: Ausbildung der Gelenkpfanne (Azetabulumwinkel α), Diaphysenhöhe h, Diaphysendistanz d, Shenton-Menardsche Linie, Entwicklungsrückstand. Rechts: Normales Gelenk, links: Subluxation.

Abb. 113   Das Röntgenbild der Hüftdysplasie beim Neugeborenen. Beidseits ist die Shenton-Menardsche Linie unterbrochen, Azetabulumwinkel rechts 31 Grad, links 35 Grad, also an der oberen Grenze der Norm, links Hochstand der Femurdiaphyse.

rand springt, fühlt und hört man ein deutliches „Klick": das Ortolani-Phänomen ist positiv. Es ist in den ersten Lebenstagen und evtl. -wochen vorhanden, verschwindet dann wieder. Es ist typisch für die Luxationsbereitschaft.

c) *Röntgenbefund:* A.-p. Aufnahme, Beine geschlossen in neutraler Rotationsstellung (Abb. 112, 113). Die wichtigsten Befunde sind:
   – Azetabulumwinkel: Mittel 28 Grad, über 35 Grad sicher pathologisch.
   – Hochstand des Trochanters: Diaphysenhöhe h = Abstand des oberen Metaphysen-poles von der Hilgenreinerschen Linie normal 8–10 mm, unter 5–6 mm pathologisch.
   – Diaphysendistanz d = Abstand der medialen Schenkelhalsspitze vom Os ischii Mittel 4–5 mm, über 7,5 mm pathologisch.
   – Entwicklungsrückstand (breite Synchondrosis ischiopubica usw.).
   A.-p. Aufnahme nach v. Rosen: Beine maximal gespreizt, in starker Innenrotation (Abb. 114): Normalerweise trifft die verlängerte Femurachse das Pfannendach oder die Pfannendachecke und bildet mit der Sagittalen (Wirbelsäulenachse) einen Winkel von 45 Grad, wobei sie den Wirbelkörper L 4 trifft. Bei Subluxation und Luxation verläuft die Femurachse durch die Pfannendachecke oder höher, sie bildet einen kleineren Winkel als 40 Grad mit der Sagittalen und trifft die Wirbelsäule oberhalb des Wirbelkörpers L 3.

Die Diagnose der Luxationsbereitschaft und der Dysplasie ist *sehr wahrscheinlich,* wenn eines oder mehrere der pathognomonischen Zeichen vorhanden sind. Diese Hüften müssen behandelt werden (Spreizlagerung), bis die Befunde wieder normal sind. Die sichere Diagnose kann oft erst nach Auftreten des Femurkopfkernes gestellt werden.

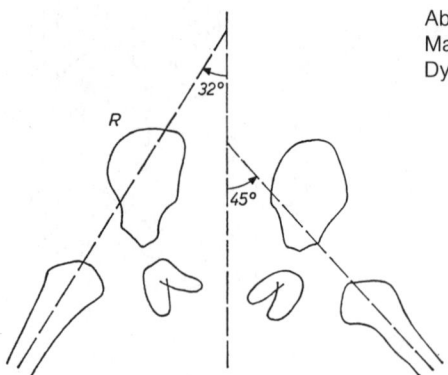

Abb. 114   Aufnahme des Beckens (nach *v. Rosen*).
Maximale Abduktion der Hüftgelenke. Rechts sichere
Dysplasie, links normales Gelenk.

Diagnose der Dysplasie, Subluxation und Luxation bei Säugling und Kleinkind

a) Wenn ein gesundes Kind mit 10 Monaten noch nicht steht oder mit 13–14 Monaten nicht frei geht, kann es sich um eine Dysplasie oder (Sub-)Luxation handeln.

b) *Klinische Zeichen:* Asymmetrie der Hautfalten, der Gesäßgegend, des Bewegungsumfanges. Verstärkte Antetorsion. Leichtes Hinken, Trendelenburg-Zeichen positiv, bei Luxation Watschelgang.

c) *Röntgenbild:* Flache Pfanne, Azetabulumwinkel zu groß, CE-Winkel (Wiberg) zu klein, Hochstand des Femurkopfes (der Epiphysenkern liegt normalerweise unterhalb der Hilgenreinerschen Linie). Obturatorbogen (nach Shenton-Menard) gebrochen, Diaphysenhöhe und Diaphysendistanz pathologisch. Deutlicher Entwicklungsrückstand des befallenen Hüftgelenkes: Femurkopfkern später auftretend und kleiner, Synchondrosis ischiopubica weiter. Vermehrte Antetorsion (ergibt in der Projektion eine Coxa valga).
(Nach TÖNNIS [1985] wird die dysplastische Hüfte durch einen erhöhten Hüftwert charakterisiert [s. Abb. 104, 105]).

d) *Arthrographie* (s. Abb. 106 a–c):
Sie kann vor jedem Eingriff und zur Kontrolle der Ergebnisse durchgeführt werden, da sie die Beurteilung des Gelenkinnenraumes ermöglicht und die Unterscheidung der hohen Subluxation von der Luxation erlaubt (eingeschlagener Limbus? enger Isthmus der Gelenkkapsel? usw.).

Epiphyseolysis capitis femoris

Altersverteilung und Konstitution

Häufung in der Präpubertät und Pubertät, Knaben von 11–14 Jahren, Mädchen von 10–13 Jahren (s. S. 31, Tab. 7).
Ausnahmen: Endokrine Störungen bei Morbus Cushing, Hypophysen- und Gonadentumoren.

Abb. 115   Die Häufigkeit der Epiphysenlösung in bezug auf Skelettalter, Wachstumsschub und Hormonproduktion. M = Menarche (aus *W. Taillard:* Verh. dtsch. orthop. Ges. 48 [1961]).

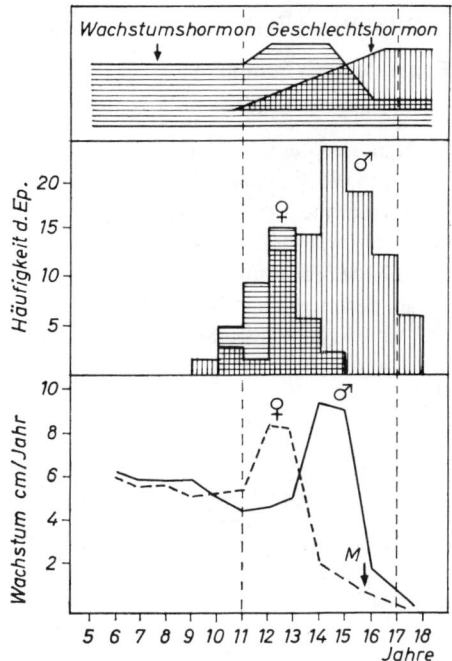

Auffallend ist die zeitliche Übereinstimmung mit dem präpuberalen Wachstumsschub (Abb. 115). Nach der Menarche treten praktisch keine Epiphysenlösungen mehr auf. Im Sommer tritt die Epiphysenlösung 3mal häufiger auf als im Winter. Sie kommt vorwiegend bei dienzephal-hypopituitärer (ca. ⅔) und hypogonadaler Stigmatisation vor. Knaben sind doppelt so häufig befallen wie Mädchen!

Klinische Zeichen

Die Epiphysenlösung verläuft sehr oft ohne subjektive Beschwerden.

a) *Subjektive Beschwerden:* Leichte Ermüdung nach Anstrengungen, evtl. mit leichtem Hinken, rasch vorübergehend. Gelegentlich leichte Schmerzen, entweder im Hüftgelenk oder gegen das Knie ausstrahlend.

b) *Objektive Zeichen:* Oft nur vorübergehend nachzuweisen! Leichte Einschränkung der Innenrotation und der Abduktion. Bei längerem Bestehen leichte Muskelschwäche und Atrophie der Oberschenkelmuskulatur. Leichtes Trendelenburgsches Hinken, Trendelenburg-Zeichen im Stehen oft auch positiv, vor allem nach Anstrengungen. Jeder *Verdacht* auf Epiphysenlösung (Alter, Konstitutionstypus, klinische Zeichen, auch wenn nur gering) erfordert eine Beckenübersichtsaufnahme. Sie zu unterlassen ist ein Kunstfehler! Da in der überwiegenden Zahl die Epiphysenlösung bilateral ist, genügt das Röntgen einer Hüfte nicht (orthograde Aufnahmen des Schenkelhalses).

Röntgenzeichen

Epiphyseolysis imminens

Lockerung der Epiphysenzone, noch keine Dislokation der Epiphyse (Abb. 116).

a) Femurkopfepiphysenplatte verbreitet, aufgesplittert, unregelmäßig geformt.
Wenn die Trochanter-major-Epiphysenlinie schmäler erscheint als die Femurkopfepiphysenlinie, ist dies verdächtig.

b) Metaphyse stellenweise aufgelockert.

c) Leichte Verminderung des Kalkgehaltes des befallenen Hüftgelenkes (bei ca. 70%),
am besten am medialen Schenkelhalsteil erkennbar.

d) Oft leichte Schwellung der Gelenkkapsel sichtbar (die Aufnahme soll eher weich
sein!).

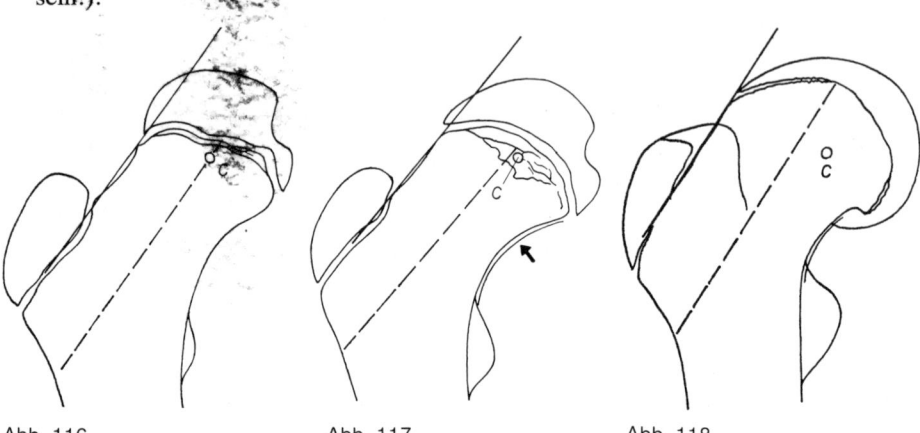

Abb. 116   Abb. 117   Abb. 118

Abb. 116   Das Röntgenbild der Epiphyseolysis imminens: Femurkopfepiphysenlinie
verbreitert, aufgesplittert, Epiphyse kaum
verschoben.

Abb. 117   Das Röntgenbild der Epiphyseolysis incipiens: Abflachung der oberen Kopf-
Hals-Kontur, verbreiterte Epiphysenlinie,
periostale Apposition am medialen Schen-
kelhalsbogen.

Abb. 119

Abb. 118   Stark verschobene Epiphyse im
a.-p. Bild. Sehr starke Verlagerung des
Kopfzentrums C aus der Schenkelhalsachse.

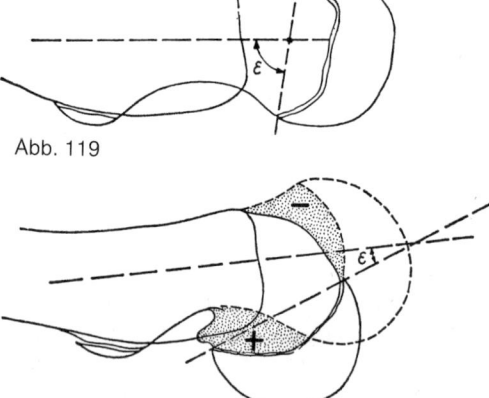

Abb. 119   Die axiale Aufnahme der Epiphyseolysis incipiens: Verkleinerung des
Epiphysenwinkels ε unter 85 Grad, d.h.
beginnendes Abrutschen der Epiphyse.

Abb. 120

Abb. 120   Die axiale Aufnahme bei schwerer Epiphysenlösung: Weitgehend abgerutschte Epiphyse (ε = 22 Grad). Durch Apposition (+) und Abbau (−) von Knochensubstanz wurde der
Femurhals sehr stark deformiert. Die gestrichelte Linie gibt die ursprüngliche Lage des Femurkopfes wieder.

Epiphyseolysis incipiens

Leichte Verschiebung der Epiphyse (bis ca. 5 mm).

a) Abflachung der oberen Kopf-Hals-Kontur (Abb. 117). Normalerweise schneidet die Verlängerung der Tangente an die obere Halslinie eine Kuppe von 4–5 mm Höhe von der Epiphyse ab. Beim Abgleiten verschwindet der deutlich erkennbare Knick am Übergang Schenkelhals – Kopf.

b) Die mediale Halskortikalis erscheint im Bereich der Metaphyse unscharf, der mediale Halsteil wird etwas transparenter.

c) Periostale Knochenapposition am medialen und hinteren Rand der Halsmetaphyse.

d) Auf der axialen Aufnahme (Abb. 118): Die Basis der Epiphyse bildet normalerweise mit der Schenkelhalsachse einen Winkel ε von 85 bis 90 Grad. Beim Epiphysengleiten verkleinert sich dieser Winkel und kann als Maß für das Gleiten gebraucht werden.

e) Die Höhe der Epiphyse wird beim Abrutschen nach hinten auf dem Röntgenbild geringer. Das Zentrum des Femurkopfes kommt bei zunehmendem Abrutschen unterhalb der Schenkelhalsachse zu liegen.

Starkes Gleiten der Epiphyse

Bei langsamem Gleiten finden sich im Bereich der Metaphyse folgende Veränderungen (Abb. 119):

a) Oberer Rand der Metaphyse weitgehend resorbiert und abgerundet.

b) Unterer und hinterer Rand von Metaphyse und Schenkelhals durch periostale Anlagerungen verbreitert und ausgezogen.
   Durch das Abrutschen der Epiphyse (langsam oder rasch) ergibt sich eine fehlerhafte Projektion der Epiphyse.

c) Auf dem a.-p. Bild ist die Epiphyse weniger hoch, nach medial gerutscht, das Kopfzentrum liegt unterhalb der Schenkelhalsachse.

d) Auf dem axialen Bild (Abb. 120) ist die Epiphyse nach hinten gerutscht. Die Basis der Epiphyse bildet mit der Schenkelhalsachse einen Winkel unter 80 Grad (bis gegen 0 Grad).

e) Der Grad des Epiphysengleitens kann auf zwei Arten bestimmt werden: 1. Durch Messung der Gleitstrecke auf dem a.-p. Bild (in Bruchteilen des Kopfdurchmessers oder in cm), 2. durch die Messung des Winkels, der auf der axialen Aufnahme von der Schenkelhalsachse und der Basis der Epiphyse gebildet wird.

Verlauf

Komplikationsloser Verlauf

Im Laufe von 1–2 Jahren nach Beginn der Epiphyseolysis erfolgt der Schluß der Epiphysenlinie spontan, weitgehend unabhängig vom Grad des Gleitens. Je nach dem Gleiten bleibt dann eine Deformation des oberen Schenkelendes, die als präarthrotische Deformation bezeichnet wird. Der komplikationslose Verlauf ist nicht selten. Er wird oft post festum auf der weniger stark befallenen Seite bei bilateralen Fällen gefunden. Ein bedeutender Teil der Koxarthrosepatienten mit typischer Deformation der Hüftgelenke nach Epiphysenlösung weiß von der Erkrankung nichts!

Komplikationen

a) Rasches oder akutes Abgleiten: plötzlich auftretende starke klinische Erscheinungen; das typische Bild des starken Gleitens kann *jederzeit* auftreten, z. B. beim Treppensteigen, Ein- und Aussteigen aus dem Auto, bei leichtem Sturz oder beim Spielen und Springen.

b) Knorpelnekrose (WALDENSTRÖM 1930) bei ca. 5%: Verschmälerung des Gelenkspaltes, subchondrale Aufhellung, starke Einschränkung der Beweglichkeit (coxite laminaire juvenile nach Taillard u. Grasset).

c) Kopfnekrose: nach akutem Gleiten, geschlossener Reposition, subkapitaler Osteotomie usw.

d) Arthrosis deformans in mindestens ¾ aller Fälle, beginnend zwischen ca. 20 und 50 Jahren. Abhängig vom Ausmaß des Gleitens: starkes Gleiten → frühe, schwere Koxarthrose (in 90%), leichtes Gleiten → spät auftretende, leichte Arthrose (in 30%).

Aus der Kenntnis der Komplikationen und des späteren Schicksals ergeben sich die folgenden Forderungen: 1. Bei jedem Verdacht auf Epiphysenlösung sind beide Hüftgelenke zu röntgen. 2. Jede erkannte Epiphysenlösung muß behandelt werden. Die andere Hüfte ist bis zum Abschluß des Wachstumsschubes regelmäßig zu kontrollieren. 3. Starkes Abgleiten der Epiphysen muß operativ korrigiert werden, um die Arthrosis deformans möglichst leicht zu gestalten.

Morbus Legg-Calvé-Perthes

Die Perthessche Erkrankung gehört zum Formenkreis der aseptischen Knochennekrosen. Der Femurkern wird nekrotisch, die nekrotischen Teile werden resorbiert und wieder aufgebaut. Nicht selten ist auch die Metaphyse befallen.

Altersverteilung

Auftreten zwischen 3–12 Jahren, am häufigsten von 5–7 Jahren. 80% der Befallenen sind Knaben. Dauer der Erkrankung 4–5 Jahre. Bei 20% der Befallenen sind beide Seiten erkrankt, die zweite Seite kann Monate oder Jahre nach der ersten befallen sein.

Klinische Zeichen

Der Perthes verläuft oft ohne starke subjektive Beschwerden und wird dann erst spät, oft zufällig erkannt.

Subjektive Beschwerden: Rasche Ermüdbarkeit, Schonhinken bei größeren Anstrengungen mit unbestimmten Beschwerden im Bein, leichte Schmerzen im Hüftgelenk, Oberschenkel oder Knie.

Objektive Zeichen: Leichtes Trendelenburgsches Hinken nach Anstrengungen, Einschränkung der Innenrotation und Abduktion (am besten unmittelbar nach Anstrengungen festzustellen). Im fortgeschrittenen Stadium Adduktionsstellung des Hüftgelenkes mit scheinbarer Verkürzung des Beines und Atrophie der Hüft- und Oberschenkelmuskulatur, verbunden mit stärkerer Einschränkung der Beweglichkeit. Typisch ist die rasche Erholungsfähigkeit der Beschwerden und der Bewegungseinschränkung durch Ruhe im Anfangsstadium.

Röntgenzeichen

Anfangsstadium, Initialstadium

Trias von Waldenström (Abb. 121, 122 a):

a) Kopfkern etwas kleiner und oben abgeplattet.
b) Verbreiterung des röntgenologischen Gelenkspaltes und Vergrößerung des Abstandes Kopfkern zur Köhlerschen Tränenfigur.
c) Verbreiterung des Schenkelhalses.
   Dazu kommt oft eine leichte generelle Osteoporose des ganzen Hüftgelenkes.

Florides Stadium (Sklerosierung, Fragmentation, Osteolysestadium)
(degeneratives Stadium, Abb. 122 b)

a) Kopfkern mehr abgeplattet und verbreitert.
b) Strukturveränderungen im Kopfkern mit stellenweiser Sklerose, Fragmentierung und Auflösung der Knochenstruktur.
c) Oft ist auch die Metaphyse befallen und zeigt epiphysennah Sklerose und Fragmentierung (axiale Aufnahme!).

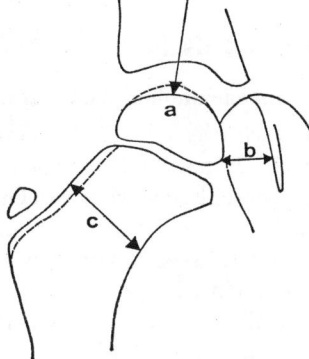

Abb. 121 Morbus Perthes. Trias von Waldenström
als Frühzeichen:
a = Kopfkern kleiner und abgeflacht,
b = Verbreiterung des Abstandes Tränenfigur–Kopfkern,
c = Verbreiterung des Schenkelhalses.

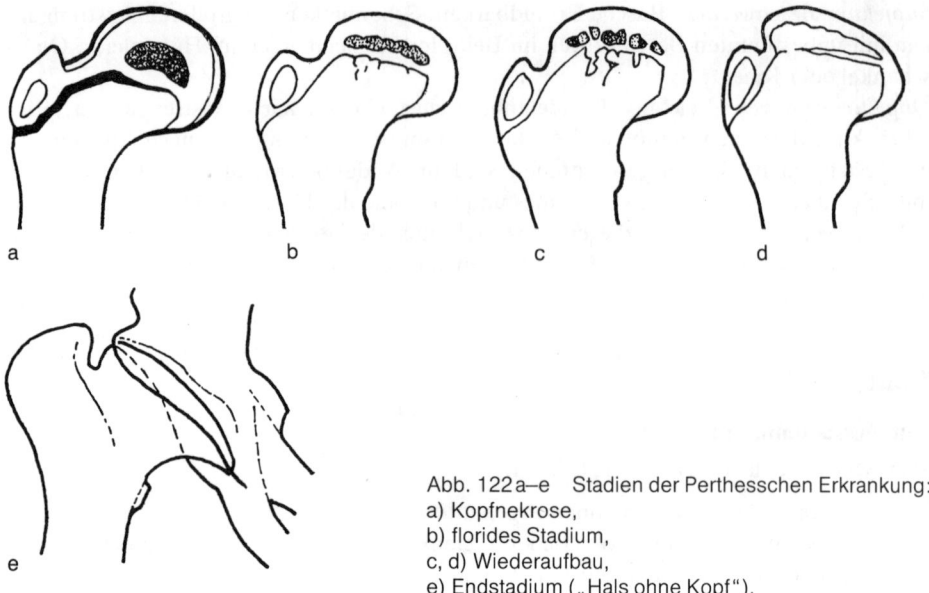

a   b   c   d

e

Abb. 122 a–e   Stadien der Perthesschen Erkrankung:
a) Kopfnekrose,
b) florides Stadium,
c, d) Wiederaufbau,
e) Endstadium („Hals ohne Kopf").

Wiederaufbaustadium, Reparationsstadium
(regenerative Phase, Abb. 122 c, d)

a) Neben den sklerotischen Stellen und den Resorptionsstellen treten wolkige Knochen-
inseln auf, die sich vergrößern und allmählich den ganzen Kopfkern ausfüllen.
b) Oft frühzeitige Verknöcherung der Epiphysenlinie, vor allem lateral.

Endstadium (Abb. 122 e)

a) Mehr oder weniger starke Deformierung des oberen Femurendes: Verkürzung und
Verbreiterung des Femurhalses, pilzförmige oder walzenförmige Abflachung des
Kopfes und entsprechende Deformierung der Pfanne. Oft Subluxationsstellung des
Femurkopfes (s. a. präarthrotische Deformierung S. 165).
b) Gelenkspalt breit, Konturen unregelmäßig, gewellt.

Prognostische Beurteilung des Morbus Perthes

Gruppeneinteilung nach Catterall im floriden Stadium

Je nach Ausdehnung der Veränderungen in der Kopfepiphyse ergeben sich 4 verschiedene Gruppen mit unterschiedlichem Verlauf und zunehmend schlechter werdender
Prognose. In den einzelnen Gruppen verlaufen die Veränderungen auf dem Röntgenbild
nach den beschriebenen Stadien. Gruppe 1 hat 95% gute, Gruppe 4 70% schlechte
Resultate. Beginn vor dem 4.–5. Lebensjahr ergibt eine bessere Prognose als Beginn
über 5 Jahren. – Die Catterall-Gruppe kann erst im Verlauf des Fragmentationsstadiums
einigermaßen sicher festgestellt werden.
Die Unterscheidung Gruppe 2 und 3 ist oft schwierig.

1. Gruppe
   - nur die vordere Hälfte der Epiphyse ist betroffen (axiale Aufnahme),
   - kein Kollaps der Epiphyse,
   - vollständige Resorption ohne Sequesterbildung,
   - im a.-p. Bild ist die Höhe der Epiphyse erhalten, Veränderungen eher zystisch,
   - keine metaphysäre Störung im Beginn, später eventuell geringe und umschriebene Reaktion,
   - zunehmende Resorption mit Regeneration von der Peripherie her.
2. Gruppe
   - mehr als die vordere Hälfte der Epiphyse betroffen,
   - nach der Resorptionsphase Kollaps, dichtes Röntgenbild, evtl. Sequester, der vor der Aufbauphase resorbiert wird,
   - im a.-p. Bild Sequester dicht, oval, medial und lateral jedoch noch vitaler Knochen,
   - Höhe der Epiphyse bleibt erhalten,
   - auf dem axialen Bild typisch für Gruppe 2: Der hintere Teil des Sequesters wird von einem V-förmigen Fragment vitalen Knochens eingefaßt,
   - metaphysär gut definierte Zyste im vorderen Teil, transitorisch.
3. Gruppe
   - nur ein kleiner Teil der Epiphyse wird nicht sequestriert,
   - im a.-p. Bild „Kopf im Kopf", später zentral kollabierend, nur sehr wenig vitaler Knochen medial und lateral. Oft ein kleines laterales Fragment osteoporotisch. Beim Kollaps wird die Epiphyse mitsamt der Wachstumsfuge nach vorne-seitlich verschoben, dadurch Verbreiterung des Kopfes,
   - axial: nur ein kleines Epiphysenstück vorne nicht befallen,
   - Verlauf wie in Gruppe 2: Resorption vor dem Wiederaufbau, der von der Peripherie her stattfindet. Das osteoporotische laterale Fragment wird erst jetzt sichtbar beim Wiederaufbau,
   - Metaphyse stark involviert, stark verbreitert.
4. Gruppe
   - ganze Epiphyse sequestriert,
   - a.-p. Bild: dichter Sequester der ganzen Epiphyse,
   - früh Abflachung der Epiphyse,
   - Epiphyse auch nach hinten verbreitert, Pilzform des Kopfes,
   - axial: kein hinterer vitaler Epiphysenrest,
   - Metaphysenveränderungen ausgedehnt, wie Gruppe 3.

Risikofaktoren

Die Prognose wird ungünstig beeinflußt durch eine Reihe von Risikofaktoren:

- Alter bei Krankheitsbeginn über 5–6 Jahre,
- im floriden Stadium erscheint eine Verkalkungsinsel am lateralen Rand der Epiphyse (meist außerhalb der Pfannenüberdachung),
- Lateralisierung des Femurkopfes,
- horizontal gestellte Epiphysenlinie,
- starke metaphysäre Veränderungen,
- von der Norm abweichende Index- und Quotientenwerte.

Beurteilung des Endstadiums (Adoleszentenalter)

Nach dem Abschluß der Krankheit bleibt eine mehr oder weniger stark ausgeprägte Deformierung des Femurkopfes zurück. Zur prognostischen Beurteilung hat CATTERALL ein Beurteilungsschema angegeben:

Gut: keine klinischen Symptome, voller Bewegungsumfang, Kopf rund, Gelenkspalt regelmäßig, die Epiphyse ist höchstens ganz wenig erniedrigt, von der Pfanne voll überdeckt.

Mittel: keine klinischen Symptome. Die Bewegungen sind nur wenig (vor allem die Innenrotation) eingeschränkt. Kopf rund, etwas verbreitert, höchstens ⅕ nicht überdeckt. Pfanne mit leichten Anpassungsveränderungen, Epiphyse nur wenig erniedrigt.

Schlecht: nicht symptomfrei. Deutliche Bewegungseinschränkung, vor allem der Rotation und der Abduktion. Kopf entrundet, flach, verbreitert, weniger als ⅘ von der Pfanne überdeckt. Azetabulum mit deutlichen Anpassungen, Gelenkspalt vor allem medial verbreitert. Metaphyse stark verbreitert.

Beurteilung des Endstadiums nach Stulberg

Diese etwas abweichende Beurteilung scheint prognostisch bessere Schlüsse zu ergeben. Das Endstadium wird in 5 Klassen mit zunehmend schlechterer Prognose eingeteilt (s. Abb. 123):

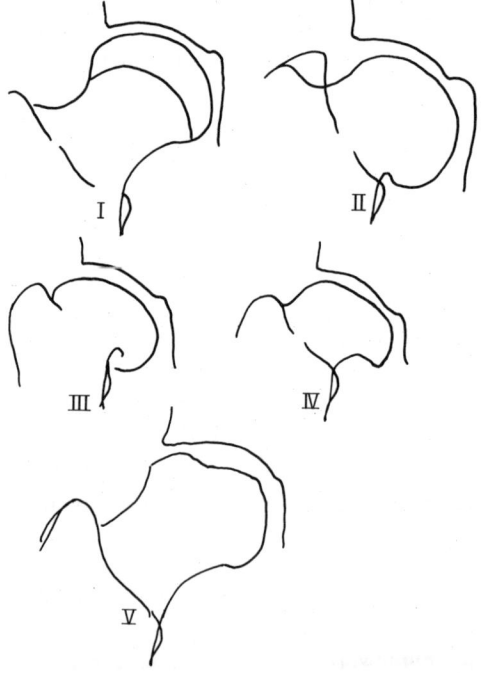

Abb. 123   Die Endstadien nach Morbus Perthes (nach *Stulberg*), Klasse I bis V.

1. Klasse: vollständig normales Hüftgelenk.
2. Klasse: sphärischer Kopf, Radius auf dem a.-p. und axialen Bild gleich. Dazu möglich: Kopf vergrößert (Coxa magna); Schenkelhals verkürzt; steiles Pfannendach.
3. Klasse: Kopf nicht sphärisch (Eiform, Pilzform), aber nicht flach. Dazu Veränderungen möglich wie in Klasse 2.
4. Klasse: flacher Femurkopf, dazu Veränderungen an Hals und Pfanne.
5. Klasse: flacher Femurkopf, aber normaler Hals und Pfanne. Diese Form tritt vor allem bei Gruppe 2 nach Catterall bei spätem Krankheitsbeginn (über 7 Jahre) auf und endet sehr früh mit einer Koxarthrose. Häufig findet man hier eine Osteochondritis dissecans im Belastungsbereich des Kopfes.

Differentialdiagnose

Obschon die Diagnose des Morbus Perthes bei einiger Übung nicht schwierig ist, muß man an einige seltenere Erkrankungen denken (Tab. 27).

Tabelle 27   Differentialdiagnose des Morbus Perthes

1. *Unspezifische Koxitis*
   a) der Femurkern ist im Anfangsstadium nicht abgeplattet und nicht verkleinert,
   b) lokale Atrophie des Skelettes ausgeprägter,
   c) Schatten der Gelenkkapsel verbreitert,
   d) Gelenkspalt oft schon bald verschmälert,
   e) klinische Beschwerden stärker, Fehlhaltung ausgeprägter,
   f) bei Bettruhe verschwinden die Symptome nicht,
   g) allgemeine Entzündungszeichen: Blutbild, Senkungsreaktion, Fieber.

2. *Synovitis transitoria*
   a) klinische Beschwerden ähnlich wie bei Morbus Perthes,
   b) in der Anamnese oft entzündliche Affektionen der oberen Luftwege, besonders Pharyngitis, vor 2–4 Wochen,
   c) Knochenform und -struktur nicht verändert,
   d) Schatten der Gelenkkapsel verbreitert,
   e) Gelenkspalt oft etwas verbreitert,
   f) vollständige Wiederherstellung nach zwei Wochen Bettruhe und Salizyl- oder Dipyrinbehandlung.

3. *Tuberkulose*
   a) früh ausgesprochene Kalkverarmung des Skelettes,
   b) lokale Aufhellung, oft im Femurhals lokalisiert,
   c) Tomogramme zeigen Osteolyseherd,
   d) Senkungreaktion erhöht, Blutbild wenig verändert,
   e) Anamnese genau aufnehmen, Primärherd suchen!

4. *Osteomyelitis*
   a) im Anfangsstadium oft schwer von Koxitis und Perthes zu unterscheiden,
   b) herdförmige Auflösung der Knochenstruktur, meist im Femurhals, auch subperiostal. Periostale Reaktion,
   c) Schmerzen und Funktionsstörungen stärker,
   d) Allgemeinbefinden, Senkungsreaktion und Blutbild stark gestört.

Koxarthrose und Femurkopfnekrose

Immer Becken a.-p. röntgen: 70–80% aller Koxarthrosen sind bilateral! Die beidseitige a.-p. Aufnahme zeigt die Stellung der Oberschenkel zum Becken besser, die Iliosakralgelenke und unterste LWS sind sichtbar, was für die Indikation zur Therapie ausschlaggebend werden kann (Spondylose, Spondylarthrose!). Die axiale Aufnahme, evtl. auch frontale Aufnahme ist wohl interessant in einzelnen Fällen, doch wegen der Strahlenbelastung soll sie nur bei strenger Indikation gemacht werden. Das Röntgenbild bei Beginn der Beschwerden, also in einem früheren Stadium, kann später für die Beurteilung des Verlaufes wichtig werden. Also: Verdacht auf Koxarthrose oder die klinische Diagnose verlangen ein Beckenübersichtsbild!

Die Deformierung der Gelenkkörper ist zur Hauptsache und sicher in frühen Stadien durch *präarthrotische Deformierung* bedingt. Später wird sie vor allem durch Osteophyten verstärkt (Osteophyten lassen fast immer die ursprüngliche Kontur des Femurkopfes erkennen!), die sich im Knorpelüberzug der unbelasteten Kopfoberfläche, des unbelasteten Pfannenteiles und vom Knorpelrand aus entwickeln. Relativ spät kann z. B. bei größeren Zysten der obere Kopfteil einbrechen und damit eine zusätzliche Deformierung, meist Abplattung, der oberen Kopfkuppe hervorrufen.

Bei allen Koxarthrosen ist die Hüftgelenksfunktion gestört. Der Erfolg einer operativen Behandlung wird zweckmäßig nach der Bewertungstabelle von MERLE D'AUBIGNÉ beurteilt (Tab. 28).

Präarthrotische Deformierung

Die präarthrotische Deformierung ist je nach Ätiologie verschieden.
Die wichtigsten Formen werden im folgenden dargestellt.

Tabelle 28   Bewertung der Hüftgelenksfunktion (aus *R. Merle d'Aubigné:* Rev. orthop. 35 [1949] 541)

	Schmerzen	Motilität	Gang
0	Schmerzen sehr stark und dauernd	Ankylose in schlechter Stellung	unmöglich
1	Schmerzen sehr stark, stören den Schlaf	Ankylose in günstiger Stellung	nur mit Krücken
2	starke Schmerzen beim Gehen hindern jede nützliche Aktivität	Flexion < 40 Grad, Abduktion = 0 Grad oder leichte Fehlstellung	nur mit 2 Stöcken
3	starke Schmerzen, erträglich, eingeschränkte Aktivität	Flexion 40–60 Grad	weniger als 1 Std. mit 1 Stock, sehr schwierig ohne Stock
4	Schmerzen gering beim Gehen, verschwinden in Ruhe	Flexion 60–80 Grad, Schuhbinden möglich	mit 1 Stock 1 Std., kurze Zeit ohne Stock (mit Hinken)
5	leichte Schmerzen, inkonstant, hindern die normale Aktivität nicht	Flexion 80–90 Grad Abduktion > 25 Grad	ohne Stock mit leichtem Hinken
6	keine Schmerzen	Flexion > 90 Grad Abduktion > 25 Grad	normal

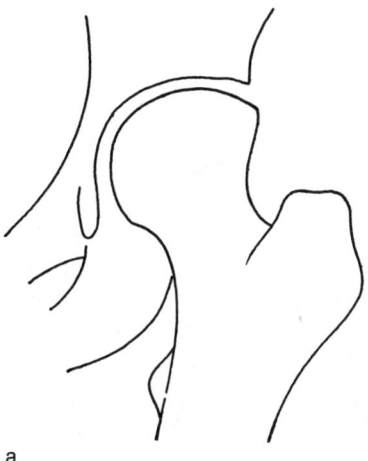

a

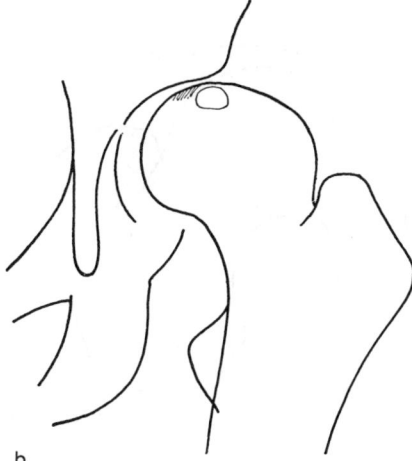

b

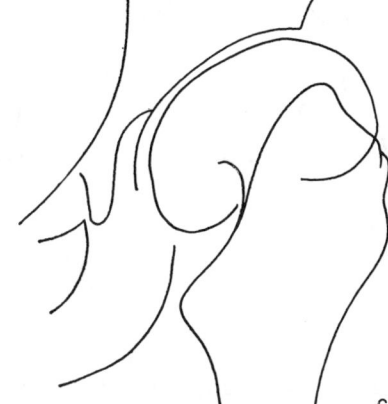

c

Abb. 124 a–c   Präarthrotische Deformierung des Hüftgelenkes: Dysplasie und kongenitale Subluxation
(Abb. 124–127 aus *M. R. Francillon, H. U. Debrunner:*
Orthopädie der Coxarthrose. Documenta rheumatolo-
gica 1957).

Bei Dysplasie (inkl. Luxatio coxae congenita; Abb. 124 a–c)

a) Flache Pfanne (normalerweise hat die Pfanne eine Form, die einer halben Orange
   entspricht, bei Flachpfanne entspricht sie einer halben Zitrone), Pfannentiefe unter
   0,5–0,6 (Abb. 95, S. 136).
b) Starke Antetorsion, oft zu Unrecht wegen der Projektion als Coxa valga bezeichnet.
c) Subluxationsstellung des Femurkopfes, oft Coxa valga luxans.
d) Fehlende Zentrierung Kopf – Pfanne.
e) Mißverhältnis in der Größe von Kopf und Pfanne, die Gelenkpfanne deckt den Kopf
   nicht genügend.

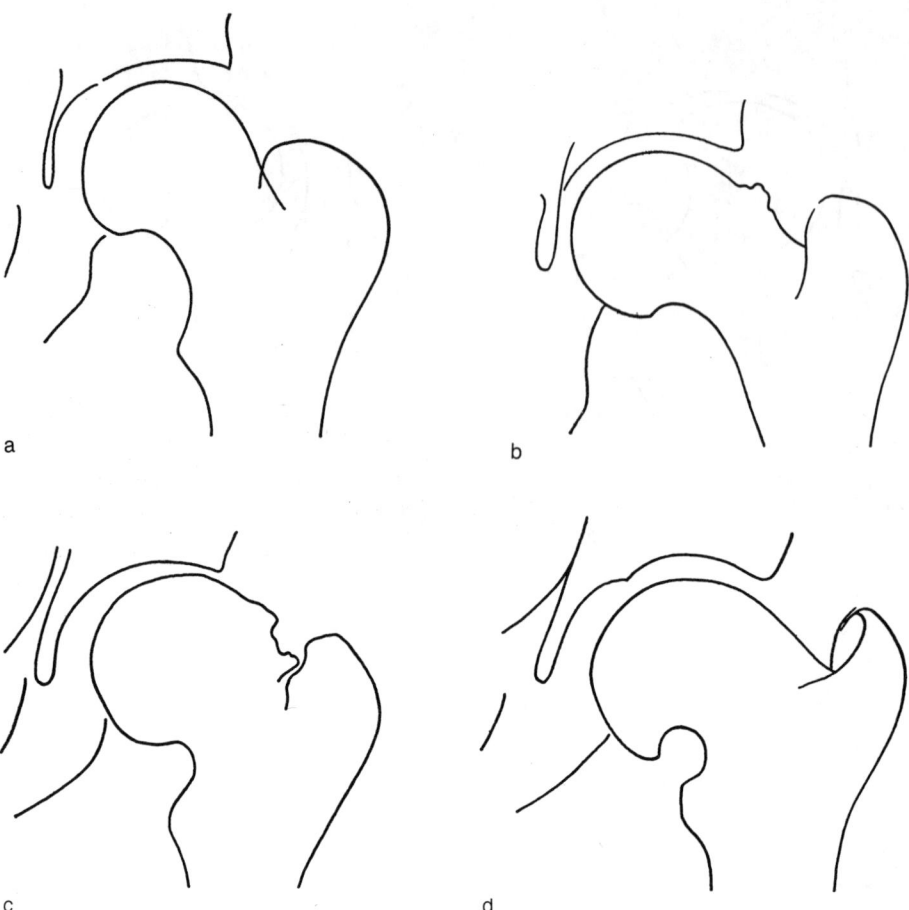

a   b

c   d

Abb. 125a–d   Präarthrotische Deformierung des Hüftgelenkes: Epiphyseolyse. Verschiedene Stadien des Abgleitens, typisch die gut ausgebildete Pfanne und die Verlagerung des Kopfzentrums unterhalb der Schenkelhalsachse.

Nach Epiphyseolyse (Abb. 125 a–d)

a) Epiphyse gegenüber dem Schenkelhals abgerutscht! Das Kopfzentrum liegt unterhalb der Schenkelhalsachse (sehr typisches Zeichen!). Auch die andere Seite und die Anamnese sind zu beachten!

b) Obere Kontur von Kopf–Hals entspricht normalerweise der Halskontur eines Pferdes mit erhobenem Kopf, die Epiphysenlösung „läßt den Kopf hängen"! Bei starker Außenrotation ist dieses Zeichen nicht sicher.

c) Verbreiterung und Vergrößerung des Kopfes (scheinbar durch den Gleitvorgang)!

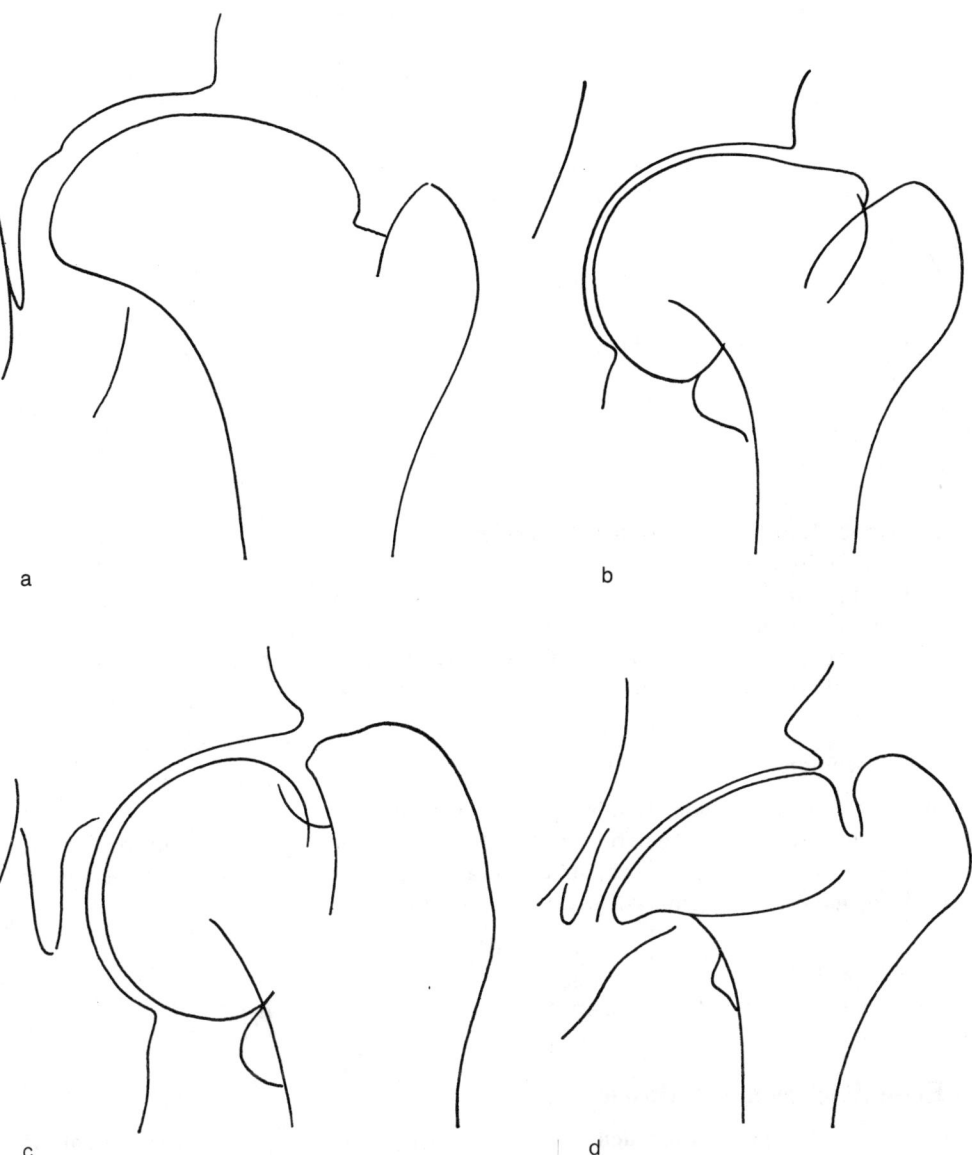

a

b

c   d

Abb. 126a–d   Präarthrotische Deformierung des Hüftgelenkes: Perthes. Typisch der breite, ausge-
walzte Kopf, der verkürzte oder fast verschwundene Schenkelhals, die Abflachung und Ausziehung
des Pfannendaches. Nach schweren Wachstumsstörungen bei kongenitaler Hüftsubluxation können ähnliche Bilder entstehen.

Nach Morbus Perthes (Abb. 126 a–d)

a) Breite, pilz- oder walzenförmige Deformierung des Kopfes, ein eindeutiges Kopfzentrum ist oft nicht festzustellen.

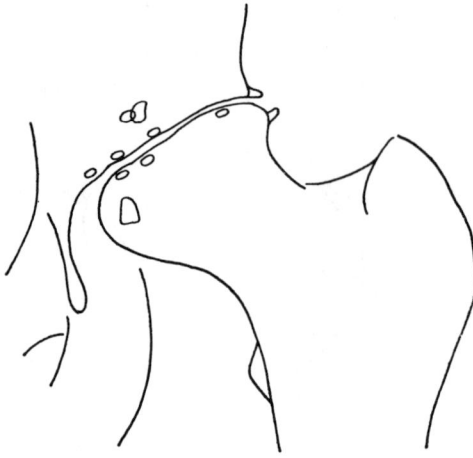

Abb. 127   Präarthrotische Deformierung
des Hüftgelenkes: Status nach unspezifi-
scher Koxitis. Starke Deformierung des Gelenkes. Schon früh starke Verschmälerung
des Gelenkspaltes.

b) Pfannendach oft schräg nach oben geneigt.
c) Gelenkspalt unregelmäßig, breit.
d) In schweren Fällen ist der Hals oft sehr stark verkürzt, wie in den weichen Kopf
hineingestaucht.
e) Wachstumsstörungen des Kopfes bei Subluxation zeigen oft die Zeichen von Dysplasie und Perthes kombiniert!

Nach Entzündungen (Abb. 127)

a) Entweder weitgehende Zerstörung des Femurkopfes oder
b) Konzentrische Verschmälerung des Gelenkspaltes mit geringer Deformierung des
Kopfes, schon sehr früh starke subchondrale Sklerosierung und viele kleine Zysten in
Kopf und Pfanne, oft nur kleine Osteophyten, Osteoporose.

Nach Frakturen

Verschiedene Bilder, je nach Fragmentstellung und Nekrose des Kopfes.

Erste Zeichen der Arthrose

Sie gehen nicht parallel mit den klinischen Zeichen und Beschwerden, man sieht oft
Divergenzen von vielen Jahren.

a) Verschmälerung des Gelenkspaltes, besonders in der Belastungszone, damit unregelmäßige Breite des Gelenkspaltes.
b) Subchondrale Sklerose in der Belastungszone von Kopf und Pfanne.
c) Osteophyten, häufig zuerst am Rand der Fovea centralis, aber auch am Rande des
Knorpelüberzuges am Kopf. Die Osteophyten am Innenrand des Azetabulums
erscheinen als double fond!
d) Verdickung der Gelenkkapsel, am Weichteilschatten erkennbar, dazu oft leichte
Osteoporose des ganzen Gelenkes.

Zeichen der schweren Arthrose

a) Starke subchondrale Sklerosierung, besonders in der Belastungszone von Kopf und Pfanne.

b) Zystenbildung in der sklerosierten Spongiosa.

c) Größere Osteophyten am Kopfrand, am Pfannendach, als double fond.

d) Starke Verschmälerung des Gelenkspaltes, er ist in schweren Fällen in der unregelmäßigen Zone von Sklerose und Zysten oft nicht mehr sichtbar.

e) Subperiostale Auflagerung am medialen Schenkelhals-Schaft-Übergang, damit Verbreiterung des Trochantermassivs.

f) Oft sehr starke Stellungsanomalien: Subluxation, Adduktion, vor allem Außenrotation und Flexion.

g) Gelegentlich starke Gelenkchondromatose.

Tabelle 29   Klassierung des Arthrosegrades bei der Koxarthrose (und anderen Arthrosen). a) nach Tönnis, b) nach Mose

a) Arthrosegrad	0	normal, altersentsprechend
	1	Sklerosierung von Pfanne oder Kopf, geringer Randwulst, Verschmälerung des Gelenkspaltes weniger als 1 mm
	2	starke Sklerosierung in Kopf und Pfanne, kleine Zysten in Kopf oder Pfanne, Verschmälerung des Gelenkspaltes 1–3 mm, starke Osteophyten, Kopfentrundung
	3	große Zysten in Kopf oder Pfanne, starke Sklerosierung, starke Verschmälerung des Gelenkspaltes bis zum Schwund, erhebliche Kopfentrundung und Destruktion

b)		Punkte
Osteophyten	keine	0
	an einem Pol	1
	mehrere	2
	viele	3
Gelenkspaltverschmälerung	keine	0
	1–2 mm	1
	2–4 mm	2
	über 4 mm	3
Osteoporose	Schätzung	0–3
Sklerosierung	keine	0
	leicht Pfanne	1
	mäßig Pfanne/Kopf	2
	stark Pfanne/Kopf	3
Zysten, Kopf oder Pfanne	keine	0
	einzelne	1
	mittel	2
	große 15 mm oder viele	3

Arthrosegrad	keine	0	Punkte
	leicht	1–4	Punkte
	mittel	4–7	Punkte
	stark	8–14	Punkte

Das Röntgenbild darf nicht überbewertet werden. Frühere Bilder sind zu beachten, da oft nur der Verlauf näheren Einblick in den Einzelfall erlaubt! Es ist nicht immer möglich, allein aufgrund des Röntgenbildes die Ätiologie der Koxarthrose festzustellen. Bei stärkerer Destruktion des Gelenkes wird die Erkennung unsicher. Einbruch von Zysten im Femurkopf und Pfannendach sowie Resorption des Knochengewebes können eine sekundäre Subluxation des Kopfes herbeiführen. Die Apposition von Osteophyten stört bei der Diagnose weniger. Die Anamnese, der Verlauf und, wenn möglich, frühere Bilder ermöglichen die Diagnose, besonders wenn man beachtet, daß Morbus Perthes, Epiphysenlösungen u. ä. vor 40–50 Jahren oft unter der Diagnose einer „Hüftgelenksentzündung" liefen!

Die Arthrose kann je nach der Schwere der Symptome oder der röntgenologischen Veränderungen in verschiedene Grade eingeteilt werden. Man begnügt sich i. allg. mit der radiologischen Einteilung (die auch für andere Gelenke Gültigkeit hat) (Tab. 29).

Femurkopfnekrose beim Erwachsenen

Das Röntgenbild der Femurkopfnekrose ist charakterisiert durch das Nebeneinander von fleckiger Strukturverdichtung und -aufhellung. Einwandfreie Röntgenbilder a.-p. und axial, evtl. Tomogramme, sind zur sicheren Beurteilung notwendig. Schmerzen und Einschränkung der Funktion sind anfänglich gering, verstärken sich aber mit längerem Verlauf.

Die Femurkopfnekrose ist selten total, in den meisten Fällen betrifft sie den oberen vorderen Kopfteil. Häufig sind beide Seiten befallen.

Nekrosen der gelenkbildenden Skeletteile der Erwachsenen finden sich seltener am Humeruskopf, Knie, Fußgelenk, Handgelenk u. a.

Typische Röntgenbefunde der Femurkopfnekrose, die einzeln oder in Kombination vorkommen, sind

– subchondrale Demineralisierung (Frühstadium oft nur im axialen Bild),
– fleckige Verdichtung und Rarefizierung der Knochenstruktur mit oft flauer Trabekelzeichnung und Fragmentierung,
– Lokalisation: dreieckförmig, im vorderen oberen Kopfsegment, Spitze im Kopfzentrum,
– oft teilweise Infraktion der befallenen Knochenpartien. Oberfläche nicht selten am seitlichen Rand der Läsion eingesunken,
– periostale Anlagerung an der unteren Femurhalsregion,
– gelegentlich mehr oder weniger große, wie ausgestanzt erscheinende subchondrale Defekte,
– Protrusio acetabuli gehäuft,
– Gelenkspalt verschmälert sich spät,
– bei jüngeren Patienten mit längerem Verlauf oft rasch fortschreitende Arthrose des Gelenkes.

Zur Unterscheidung gegen Arthrosis deformans diene die Erfahrung, daß bei der Arthrosis deformans die Knorpelveränderung meist vor den Knochenstrukturveränderungen einsetzt, bei der Nekrose bleibt der Gelenkspalt lange breit. Zudem sind die

Tabelle 30   Ätiologie und ätiologische Faktoren der Femurkopfnekrose des Erwachsenen

traumatisch:	1. Trauma, Schenkelhalsfraktur, Pfannenfraktur, Hüftluxation
nicht traumatisch:	2. Kortikosteroidmedikation
	3. Morbus Cushing
	4. Idiopathische Hüftkopfnekrose
	5. Stoffwechselstörungen
	a) Hyperurikämie, Gicht
	b) Diabetes mellitus
	c) Leberfunktionsstörung, Alkoholismus
	d) Hyperlipidämie, Hypercholesterinämie
	e) Lipoidspeicherkrankheiten
	6. Hämolytische Blutkrankheiten
	a) Sichelzellanämie
	b) Thalassämie
	7. Kollagenosen
	Lupus erythematodes disseminatus
	8. Caissonkrankheit
	9. Gelenkinfektionen (Osteomyelitis)
	10. Tumoren
	11. Röntgenbestrahlung
	12. Persistierende juvenile Osteochondrosen

Strukturveränderungen bei der Nekrose im allgemeinen enger begrenzt als bei der Arthrose, die das ganze Gelenk befällt.

Die Ätiologie der Femurkopfnekrose ist nicht immer sicher erkennbar. Bei verschiedenen Krankheitszuständen tritt sie gehäuft auf (Tab. 30).

15. Kniegelenk

Körperliche Untersuchung

Die Untersuchung der Kniegelenke umfaßt immer beide Knie zum Vergleich, beginnend mit der gesunden Seite. Bei der Protokollierung bewährt sich stets die Reihenfolge rechts–links, unabhängig von der Seite der Erkrankung.

Inspektion

Achsenabweichung: Genu valgum, varum, flexum (nicht voll streckbar) und recurvatum (überstreckbar)?

Lokale Schwellung? Leichte Schwellungen sind besser zu sehen als zu palpieren: parapatellare Partien beim gestreckten Knie gefüllt? Recessus suprapatellaris verdickt? Hoffascher Fettkörper geschwollen? Verdickung des Gelenkspaltes vor oder hinter dem Lig. collaterale mediale?

Atrophie der Muskulatur? Vom M. quadriceps femoris ist vor allem der Vastus medialis sehr früh betroffen. Sie ist bei aktiver Streckung des Knies im Stehen gut zu sehen.

Hinken? Wird das Knie in der Standphase durchgestreckt? Wird es beim Vorschwingen gebeugt?

Palpation

Die Palpation des Gelenkes kann am liegenden Patienten erfolgen. Besser ist es, den Patienten vor sich auf den Tischrand sitzen zu lassen und den Fuß auf den Schoß zu stellen. In dieser Stellung ist das Kniegelenk locker gebeugt.

Gelenkspalt: Der palpierende Finger gleitet von distal her über den Tibiarand zum Gelenkspalt: Schwellung? Resistenz? Druckempfindlichkeit des Meniskus, der hinteren Meniskuspartien? Hoffascher Fettkörper?

Gelenkkapsel: An der Umschlagfalte medial und lateral vorne auf den Kondylen kann die Gelenkkapsel palpiert werden (weich? verdickt? höckerig?).

Schwellung der paraartikulären Weichteile? Bursae? Tonus der Muskulatur, besonders des M. quadriceps femoris und des Vastus medialis?

Intraartikulärer Erguß: Füllung der Gelenkkapsel, Tanzen der Patella (bei gestrecktem Knie wird mit der einen Hand der Recessus suprapatellaris, mit der anderen der übrige Gelenkraum komprimiert. Der Erguß sammelt sich dann unter der Patella, die beim Drücken gegen die Femurgelenkfläche schlägt).

Poplitea: In Bauchlage bei gebeugtem Knie ist die Gelenkkapsel entspannt. Schwellungen der Gelenkkapsel und der Bursae (besonders des M. semimembranosus) sind besser bei gestrecktem Knie in Bauchlage zu finden.

Bewegungsumfang

Neutral-0-Stellung: Gestrecktes Knie.

Bezugspunkte: Epicondylus lateralis und medialis des Femurs, medialer und lateraler Kniegelenkspalt, Tuberositas tibiae, Wadenbeinköpfchen, oberer und unterer Pol der Patella.

Der beste Bezugspunkt im Bereich des Kniegelenkes ist der mediale (bzw. laterale) Kniegelenkspalt. Andererseits kann auch der obere oder der untere Pol der Patella als Bezugspunkt benützt werden, wenn durch die Anspannung des M. quadriceps femoris das Lig. patellae gespannt ist; unter dieser Voraussetzung besteht eine konstante Relation zur Tibia und in Streckstellung auch zum Femur.

a) Flexion/Extension (Abb. 128): Die Prüfung erfolgt in Rückenlage bei leicht gebeugtem Hüftgelenk. Bei auch nur geringer Kontraktur der Oberschenkelmuskulatur muß diese berücksichtigt werden, indem die Funktionsprüfung so erfolgt, daß die zweigelenkigen verkürzten Muskeln entspannt sind (Flexion bei gebeugtem und Extension bei gestrecktem Hüftgelenk).

b) Abduktion/Adduktion: ist physiologischerweise in gestrecktem Zustand nicht möglich.

Abb. 128   Flexion/Extension des Kniegelenkes
(aus *H. U. Debrunner:* Gelenkmessung
[Neutral-0-Methode], Längenmessung,
Umfangmessung. AO-Bulletin).

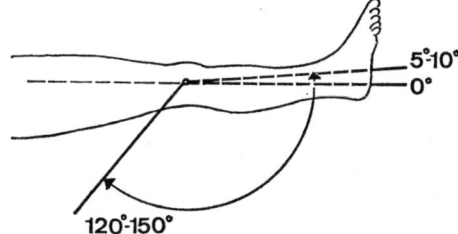

c) Innen-/Außenrotation: ist in Streckstellung blockiert. Bei Flexion von 90 Grad messen wir die freie Außenrotation (normal bis 25 Grad) und die Innenrotation (bis 10 Grad).

Die Stabilität des Kniegelenkes und ihre Störungen (Instabilität, Laxität)

Form und Kongruenz der Gelenkflächen sowie die 7 Hauptligamente sind für Bewegungsablauf, Bewegungsumfang und Stabilität verantwortlich. Bei Insuffizienz der Bänder (Elongation, Zerreißung) ist das normalerweise vorhandene Gelenkspiel (joint play) verstärkt. Das Ausmaß dieser Instabilität wird geschätzt:

– Grad I   +   leicht   Verschiebung 3– 5 mm oder bis 5 Grad,
– Grad II   ++   mittel   Verschiebung 5–10 mm oder bis 10 Grad,
– Grad III +++ ausgeprägt Verschiebung   10 mm oder bis 10 Grad.

Die *einfache Instabilität* ist um je eine Achse oder Ebene nur leicht vermehrt bei isolierter Insuffizienz nur eines Bandes (Grad I):

– Aufklappbarkeit im Varus/Valgussinn: nur ein Seitenband insuffizient,
– vermehrte Rotationsfähigkeit: Nach Meniskusresektion oder geringgradiger Bandverletzung in der Peripherie des Gelenkes,
– nur Schublade und bei Insuffizienz nur eines Kreuzbandes.

Die *kombinierte Instabilität* ist Instabilität um eine Achse und in einer Ebene, leicht bis mittel (Grad I–II).
Die *komplexe Instabilität* ist mittel bis ausgeprägt (Grad II–III), es sind 3 oder mehr Bänder insuffizient:

– anteromediale (Rotations-)Instabilität,
– posteromediale (Rotations-)Instabilität,
– posterolaterale Instabilität.

Klinische Tests

Seitenbandkontinuität

Patient in Rückenlage, das gestreckte Bein etwas angehoben. Der Untersucher steht auf der Außenseite des Knies, die kraniale Hand umfaßt den Oberschenkel oberhalb des Knies, die andere den Tibiakopf von medial her, der Zeigefinger liegt auf dem medialen

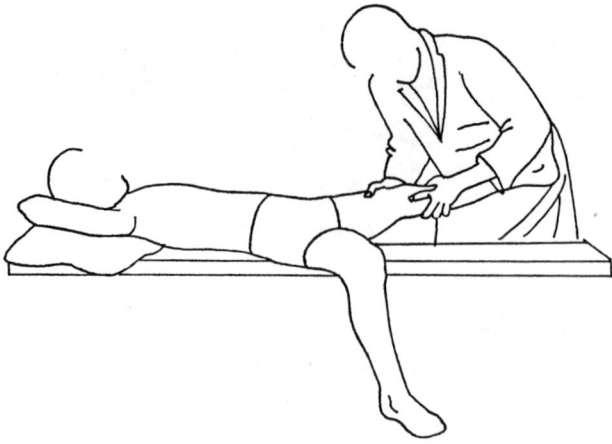

Abb. 129   Prüfung der Stabilität der Seitenbänder am Kniegelenk (nach *Smillie*).

Seitenband. Mit dem Ellbogen wird der Unterschenkel am inneren Knöchel nach außen gedrückt. Dabei spannt sich das intakte Seitenband spürbar an, bei zerrissenem Band ist keine Spannung zu spüren (Abb. 129).
Das laterale Seitenband wird auf gleiche Weise geprüft.

Seitenbänder und Kapselapparat

Patient in Rückenlage, das Bein angehoben. Der Untersucher steht zur Prüfung der medialen Strukturen auf der Außenseite des Knies, zur Prüfung der lateralen Seite setzt er sich auf den Untersuchungstisch und hält das Knie von medial her. Eine Hand umfaßt den Fuß, die andere unterstützt seitlich unten das Kniegelenk.

Prüfung in Streckstellung:
+   bei anterolateraler Instabilität Grad III vorhanden,
++   Ruptur des Seitenbandes und der hinteren Kapsel bis Gelenkmitte und Ruptur des hinteren oder beider Kreuzbänder.
Prüfung bei 20 Grad Beugung (in AR des Unterschenkels):
++   bei anteromedialer Instabilität Grad III.
Der Abduktionstest ist bei anteromedialer Instabilität Grad I und II in Streckstellung negativ, bei Flexion von 20 Grad negativ bis +!

Die Röntgenaufnahme a.-p. in gehaltener Abduktion bzw. Adduktion des Unterschenkels bestätigt die Zerreißung des Ligamentes (Aufklappbarkeit von 5 Grad oder mehr ist pathologisch).

Schubladentest bei 20 Grad Beugung, Lachmann-Test

Ein positiver Lachmann-Test ist der sicherste Nachweis einer Insuffizienz des vorderen Kreuzbandes (in über 90% positiv).
Lagerung auf einem Kissen bei Knieflexion von 20 Grad. Die rechte Hand faßt den Tibiakopf kräftig, Daumen auf der Tuberositas. Die linke Hand umfaßt von vorne das distale Femur unmittelbar oberhalb der Patella. Quadrizeps und Kniebeuger müssen

Abb. 130   Prüfung des Schubladenphäno-
mens und der Rotationsstabilität des Kniegelenkes (nach *Slocum*).

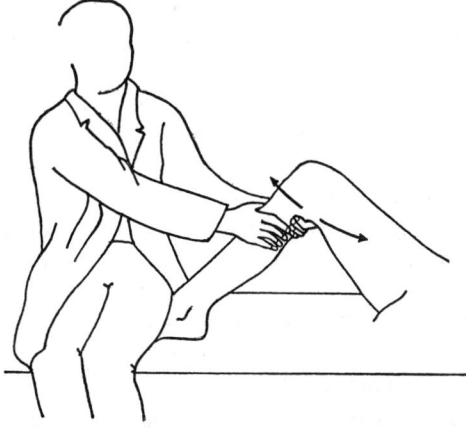

vollständig erschlafft sein. Mit kräftigem Ruck wird die Tibia nach vorne gezogen.
Notiert wird sowohl Weglänge der Schubladenbewegung als auch der vordere Anschlag
(hart/weich/fehlend). Der Test ist negativ bei einer Schubladenbewegung bis 5 mm und
hartem, eindeutigem Anschlag. Er ist positiv bei weichem oder fehlendem Anschlag. Bei
einer Schubladenbewegung über 5 mm ist der Vergleich mit der Gegenseite wesentlich.

Schubladentest bei 90 Grad Beugung

Rückenlage, Knie rechtwinklig gebeugt. Der Untersucher sitzt auf dem aufgesetzten Fuß
des Patienten und fixiert ihn auf dem Untersuchungstisch. Mit beiden Händen drückt
man bei entspannten Ischiokruralmuskeln den Tibiakopf nach vorne bzw. hinten
(Abb. 130). Eine Verschiebung von 3–5 mm gilt als schwaches (+), bis 10 mm als
mittleres (+ +) und über 10 mm als starkes Schubladenphänomen (+ + +).
Isolierte Insuffizienz des vorderen Kreuzbandes ergibt keine oder nur geringe vordere
Schublade. Ein ausgeprägtes Schubladenphänomen weist immer auf Insuffizienz des
vorderen Kreuzbandes und Mitbeteiligung der medialen Kapsel (bei AR von 15 Grad)
oder eine Läsion der tiefen Schichten des Tractus iliotibialis (bei 30 Grad IR) hin.

Pivot-shift-Test

Der Tractus iliotibialis rutscht bei 30–40 Grad Beugung hinter die Beugeachse. Bei
Insuffizienz des vorderen Kreuzbandes wird die Rollphase des lateralen Femurkondyls
auf dem konvexen lateralen Tibiaplateau bei der Beugung aus Streckstellung verlängert.
Bei 30–40 Grad Beugung zieht dann der Tractus iliotibialis plötzlich das nach vorne
subluxierende Tibiaplateau in seine Normalposition zurück mit einem deutlichen Klick.
Das Pivot-shift-Phänomen ist positiv bei anteromedialer Instabilität Grad II bis III. Bei
vollständigem Riß des medialen Seitenbandes kann es fehlen, auch wenn das vordere
Kreuzband gerissen ist. Beim Gehen und Laufen kann ein positives Pivot-shift-Phänomen zum „Aushängen" des Knies führen (giving way).
Prüfung nach Galway: in Rückenlage wird das Bein gestreckt angehoben. Eine Hand
umfaßt den Schienbeinkopf von hinten lateral, die andere umfaßt die Ferse. Es wird eine

innenrotierende und valgisierende Kraft ausgeübt und gleichzeitig das Knie gebeugt. Bei Insuffizienz des vorderen Kreuzbandes erfolgt die plötzliche Reposition der Subluxation des lateralen Tibiaplateaus bei einer Beugung von 30–40 Grad.

Prüfung nach Slocum: In Halbseitenlage erfolgt lagerungsbedingt ein Valgusstreß mit Innenrotation der Tibia und Subluxation des lateralen Tibiaplateaus. Durch einfaches Beugen unter Innenrotation und Valgusstreß kann das Pivot-shift-Phänomen ausgelöst werden.

„Jerk"-Test: Bei 90 Grad Beugung wird der Unterschenkel innenrotiert und eine valgisierende Kraft auf das Kniegelenk ausgeübt. Bei Streckung des Knies ist die ventrale Subluxation des lateralen Tibiaplateaus bei etwa 30 Grad am größten. Bei weiterer Streckung kommt es dann zu einer ruckartigen Reposition.

Hinteres Schubladenphänomen

Der Patient liegt in Rückenlage, die Hüftgelenke etwa 60 Grad, Kniegelenke rechtwinklig gebeugt, die Füße auf dem Untersuchungstisch aufgestellt. Beim Vergleich mit der anderen Seite steht die Tibia gegenüber den Femurkondylen nach dorsal verschoben. Durch Zug an der Tibia nach vorne kann sie leicht in Normallage gebracht werden. Diese Reposition darf nicht als vordere Schublade fehlgedeutet werden. Aus der Normallage kann die Tibia ohne harten Anschlag nach hinten gedrückt werden. Das hintere Schubladenphänomen ist immer Zeichen einer Läsion des hinteren Kreuzbandes.

Röntgenuntersuchung

Standardaufnahmen

a) *A.-p. Aufnahme* (Abb. 131 a): Knie gestreckt, Patella genau nach vorne gerichtet (entsprechend muß der innere Fußrand senkrecht stehen). Tibia- und Femurachse

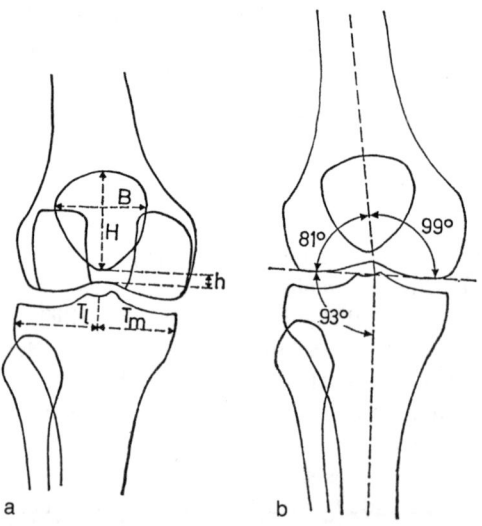

Abb. 131 a–b   A.-p. Aufnahme des Kniegelenkes:
a) Messung der Tibiabreite: Tl = lateraler Kondylus, Tm = medialer Kondylus. Messung der Breite (B) und Höhe (H) der Patella sowie des Patellastandes: Normal liegt die Spitze der Patella etwa 1 cm über dem Kniegelenkspalt (h ≈ 1 cm);
b) Messung der Achsenverhältnisse am Kniegelenk: Tibia- und Femurachse bilden einen Winkel von 174 Grad, Winkel zur queren Knieachse.

a   b

Abb. 132 a–b
a) Profilaufnahme des Kniegelenkes bei Beugung von
30 Grad. Die Blumensaat-
sche Linie B bildet mit der
Femurachse einen Winkel
von 45 Grad, die Patellaspitze steht normalerweise
höchstens 1 cm über der Blumensaatschen Linie;
b) Flexion bei 90 Grad. Der
obere Patellarpol wird von
der Tangente T an die ventrale Femurkontur getroffen. Die
tibiale Gelenkfläche G bildet
mit der Tibiaachse einen Winkel von 86 Grad, sie ist um
4 Grad nach hinten geneigt.

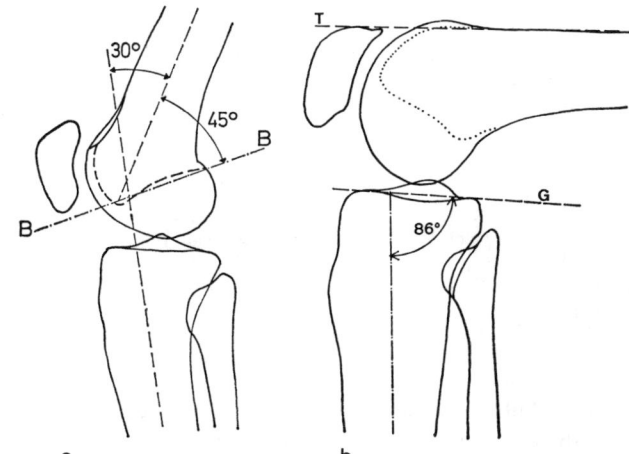

a   b

müssen auf dem Bild sicher zu beurteilen sein (ca. ⅓ Tibia und ⅓ Femur)
(Abb. 131 b).

Auf dem Röntgenbild beurteilt man die Achsenverhältnisse (Tibia-Femur-Achse,
Lage und Richtung des Gelenkspaltes), Breite des Gelenkspaltes, Breite der Tibiage-
lenkflächen, Breite und Höhe der Femurkondylen, Höhe und Breite der Patella und
ihre Stellung zum Gelenkspalt.

b) *Seitliche (Profil-)Aufnahme* (Abb. 132 b): Standardaufnahme bei 30 Grad Beugung,
senkrecht zur a.-p. Aufnahme. Zur genaueren Beurteilung der Patellalage im Femoropatellargelenk sind seitliche Aufnahmen zusätzlich bei 60 Grad und 90 Grad
Beugung zu empfehlen (entsprechend dem Kontakt mit der mittleren bzw. oberen
Patellarzone. Bei 30 Grad Beugung steht oft nur der untere Patellarpol in Kontakt
mit dem Femur).

Auf dem Bild beurteilt man die Neigung der Tibiagelenkfläche zur Tibiaachse
(Abb. 132 b) und die Höhe der Patella (bei 30 Grad Beugung berührt der untere
Patellarpol normalerweise die Verlängerung der Blumensaatschen Linie).

c) *Tunnelaufnahme (interkondyläre Aufnahme)* (Abb. 133): Der Patient liegt in Bauchlage, Knie 45 Grad gebeugt, Platte flach auf dem Tisch, Röhre um 22½ Grad nach
kaudal geneigt. Oft gute Darstellung einer Osteochondritis dissecans, Verkalkungen
im Bereich der Ligg. cruciata sind gut erkennbar.

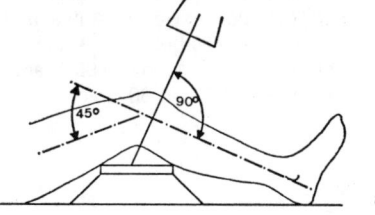

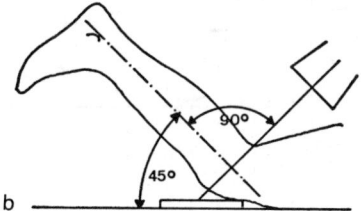

a   b

Abb. 133   Tunnelaufnahme des Kniegelenks zur Darstellung der Fossa intercondylaris.
a) in Rückenlage, b) in Bauchlage. Der Zentralstrahl steht senkrecht zur Tibiaachse.

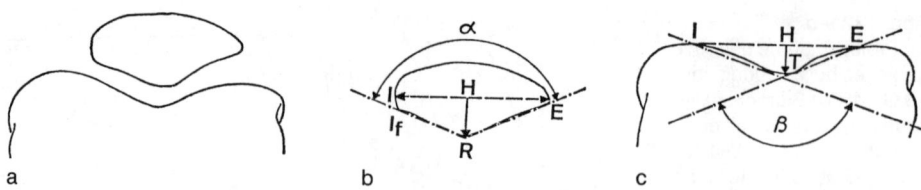

a   b   c

Abb. 134 a–c   Axiale Aufnahme der Patella: a) Beurteilung des Gelenkspaltes; b) Beurteilung der Patellarmasse (nach Ficat, Brattstroem), Patellarindex: RE: $RI_f = 1-3$ (I_f = Anfang der Randverdichtung), Tiefenindex der Patella: IE : HR ≈ 3,6–4,2, Öffnungswinkel der Patella: α = 120–140 Grad; c) Beurteilung der Femurkontur: Tiefenkoeffizient N = EI : HT = 4,2–6,5, Öffnungswinkel β = 120–140 Grad.

Die Aufnahme kann auch in Rückenlage ausgeführt werden: Knie um 45 Grad gebeugt, Kniekehle auf der Kassette. Richtung des Zentralstrahles auf den unteren Patellarpol, senkrecht zur Tibiaachse.

d) *Axiale Aufnahmen der Patella und des Femoropatellargelenkes* (Abb. 134): Standardaufnahmen bei 30 Grad Flexion des Knies. Zu empfehlen sind Aufnahmen bei Beugung von 30 Grad, 60 Grad und 90 Grad (Defilée-Aufnahmen), besonders in Kombination mit der Arthrographie (Abb. 135).

Auf den axialen Aufnahmen sind zu messen (s. Abb. 134):
  – Patellarindex (normal 1–3),
  – Tiefenindex der Patella (normal 3,6–4,2),
  – Öffnungswinkel der Patella (normal 120–140 Grad),
  – Tiefenindex der Facies patellaris femoris,
  – Öffnungswinkel der Facies patellaris femoris.

e) *Arthrographie:* Die aufschlußreichsten Bilder ergibt die Doppelkontrastmethode. Die Arthrographie ist im allgemeinen zu empfehlen
  – bei Unsicherheit der Diagnose eines Meniskusschadens (von manchen Autoren abgelehnt),
  – zur Beurteilung der Facies articularis patellae und femoris im axialen Strahlengang bei verschiedener Beugung (Defilée-Aufnahmen),
  – zum Nachweis der Kommunikation einer Poplitealzyste mit dem Gelenksraum.

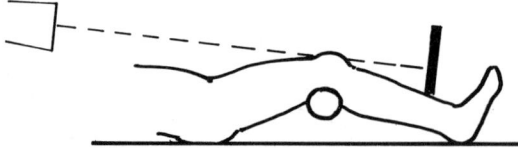

Abb. 135   Aufnahmetechnik nach *Hepp/Knutsson* für Defilée-Aufnahmen des Femoropatellargelenkes. Man beginnt bei einer Beugung von 90 Grad, geht dann auf 60 und 30 Grad.

Meniskusschaden, Osteochondritis dissecans, Poplitealzyste, Hämarthros

Meniskusschaden

In der Anamnese findet sich oft ein Rotations-Flexions-Trauma. Bei einer Meniskusläsion besteht oft ein Gelenkserguß, ein typischer Druckschmerz, eine Streckhemmung; das einzige regelmäßig vorkommende Zeichen ist jedoch die funktionelle Knieinsuffizienz, oft in der Form von Gelenkkrisen mit Gelenkerguß, Instabilitätsgefühl, Einklemmungen und typischem Druckschmerz, abwechselnd mit beschwerdefreien Intervallen.

Blockierung: Kommt bei ungefähr der Hälfte der Meniskusverletzungen vor, oft nur anamnestisch zu erheben. Echte Blockierungen treten plötzlich auf, ebenso die Entblokkierung (meist bei ca. 10 Grad Beugung). Echte Blockierungen gibt es nur bei Meniskusläsion oder freiem Gelenkkörper. Die für Meniskusläsion typische Blockierung ist eine Streckhemmung bei intakter Flexion (pathognomonisch für Korbhenkelriß), bei freiem Gelenkkörper sind Beugung und Streckung federnd gehemmt (Pseudoblockierung s. Patella S. 182).

Es wurden viele *Meniskuszeichen* beschrieben: bei positivem Ausfall ist eine Meniskusläsion wahrscheinlich, negativer Ausfall ist kein Beweis für intakten Meniskus.

Läsion des medialen Meniskus

a) Lokaler Druckschmerz im Gelenkspalt vor dem Lig. collaterale mediale spricht für Läsion im Vorderhorn, hinter dem Lig. collaterale mediale für Hinterhornläsion,

b) Wandern des Druckschmerzes beim Strecken des Knies nach vorne, beim Beugen nach hinten (Steinmann-Zeichen II),

c) Verstärkung des Druckschmerzes bei Innenrotation und Streckung des Knies (Bragardsches Zeichen),

d) Schmerz im medialen Gelenkspalt bei plötzlicher Außenrotation am leicht gebeugten Knie (Steinmann-Zeichen I),

e) Außenrotationsschmerz bei belastetem und gebeugtem Knie im Stehen (Merkesches Zeichen),

f) bei vertikalem Druck auf das Knie im Türkensitz deutet Schmerz an der Innenseite des Kniegelenkes auf mediale Hinterhornläsion (Payrsches Zeichen),

g) Zeichen nach Mc Murray: Patient liegt in Rückenlage, Knie und Hüftgelenke stark gebeugt. Eine Hand des Untersuchers faßt das Knie, die andere den Fuß. Schmerz beim Strecken des Knies in Außenrotation und Abduktion des Unterschenkels deutet auf Läsion des inneren Meniskus, in Innenrotation auf den äußeren Meniskus. Ein Schnappen bei starker Flexion tritt auf, wenn eine Meniskuszunge am Hinterhorn eingeklemmt wird. Schnappen in Rechtwinkelstellung deutet auf eine Läsion im mittleren Meniskusabschnitt.

h) Unterscheidung Kapselbandschaden – Meniskusschaden (Apleysches Zeichen, Grinding-Test): Bauchlage; der Oberschenkel wird mit dem Knie des Untersuchers fixiert, Knie rechtwinklig gebeugt. Schmerz bei Drehung unter axialem Druck (durch das Gewicht des Untersuchers) deutet auf Meniskusschaden, Schmerz bei Außendrehung auf Läsion des inneren Meniskus. Schnappen bei Scheibenmeniskus, Meniskuszyste oder traumatischer Läsion des lateralen Meniskus.

Läsion des lateralen Meniskus

Wegen seiner vermehrten Beweglichkeit seltener traumatisiert als der mediale Meniskus. Häufiger degenerative Läsionen, nicht selten quere oder vertikale Risse.

a) Druck- und Bewegungsschmerz über dem lateralen Gelenkspalt,
b) Test nach Mc Murray und Apley bei Innenrotation,
c) Blockierung selten und nur ganz kurzdauernd,
d) inkonstanter, unbestimmter Schmerz im medialen Gelenkspalt.

Gonarthrose

Die Kniefunktion kann durch arthrotische Veränderungen im Femorotibialgelenk, im Femoropatellargelenk oder in beiden empfindlich gestört werden. Oft besteht daneben eine Instabilität, die auch als Ursache der Arthrose im Femorotibialgelenk in Frage kommt. Die folgenden Symptome sind typisch:

– Ruheschmerz, gleichmäßig, verstärkt in den Endstellungen,
– Gelenkerguß bei Reizsynovitis,
– Anlaufschmerz,
– vermehrter Schmerz beim Bergauf/Bergabgehen, beim Treppensteigen ist typisch für einen Knorpelschaden vor allem im Femoropatellargelenk,
– Einklemmungserscheinungen oder Blockaden bei Meniskusriß, freiem Körper, hypertrophem Fettkörper mit Einklemmung von Zotten,
– Einknicken, „giving way", plötzliche Schwäche: bei Insuffizienz des vorderen Kreuzbandes und der posterolateralen Strukturen, auch bei habitueller Patellarluxation.

Arthrose im medialen Kompartment nach Meniskusentfernung

Die Entwicklung einer Arthrose im medialen Kompartment des Kniegelenkes ist eine häufige Komplikation nach Entfernung des medialen Meniskus. Die Entwicklung dauert jahrelang. Sie kann in verschiedene Grade eingeteilt werden:

Grad I: kleine Randkonsole am Tibiakondylus (Raubersches Zeichen).
Grad II: Randosteophyten an Femur und Tibia, eventuell Ausziehung an der Eminentia intercondylica.
Grad III: stärkere Osteophyten an Femur und Tibia, meßbare Verschmälerung des Gelenkspaltes.
Grad IV: starke Osteophytenbildung, starke Gelenkspaltverschmälerung mit deutlicher subchondraler Sklerosierung.

Plikasyndrom des Kniegelenkes

Synonyme: medial shelf, Plica alaris medialis, Plica medialis synovialis.

Als Folge einer mangelhaften Involution der embryonalen Septen des Kniegelenkes kann eine Faltenbildung im Sinne einer Synoviaduplikatur persistieren:

Plica infrapatellaris, vom unteren Patellarpol zum Interkondylenbereich ziehend (Lig. mucosum). Sie ist am häufigsten und hat keine pathologische Bedeutung.

Plica suprapatellaris, in unterschiedlicher Ausbildung vom mehr oder weniger vollständigen Septum bis zur Falte von der Quadrizepssehne zur medialen Kapselwand ziehend, hat kaum pathologische Bedeutung.

Plica mediopatellaris, vom oberen Rand der Patella zur medialen Gelenkkapsel ziehend. Wird bei 20 bis 25% der Arthroskopien gefunden, etwa ⅕ davon macht pathologische Symptome.

Praktisch bedeutungsvoll ist die Plica mediopatellaris. Die Diagnose wird bei der Arthroskopie gestellt (sie ist eventuell auch auf der Arthrographie erkennbar), bei der auch die Resektion durchgeführt wird. Die Symptome sind wenig charakteristisch: Uncharakteristische Schmerzen, Druckschmerz über dem medialen Kondylus oberhalb des Gelenkspaltes.

Schnapp-Phänomen im Plikabereich bei Bewegungen. Oft ist im Plikabereich ein schmerzhafter Strang palpabel.

Ein leichter Reizerguß kann vorliegen.

Osteochondritis dissecans

a) Haltlosigkeit und Instabilität des Kniegelenkes unter Beanspruchung, Gehen mit auswärts gedrehtem Fuß,
b) Schwäche des M. quadriceps femoris,
c) Schwellung der Gelenkkapsel, gelegentlich leichter Erguß,
d) Blockierung mit federnder Streck- und Beugehemmung bei freiem Gelenkkörper,
e) Test nach Wilson: Rückenlage, das rechtwinklig gebogene Knie wird unter starker Innenrotation des Unterschenkels allmählich gestreckt. Schmerz über dem Condylus femoris medialis bei einer Beugestellung von 30 Grad, der bei Außenrotation verschwindet, spricht für Osteochondritis dissecans,
f) Röntgenbefund.

Poplitealzyste (Baker-Zyste)

Es handelt sich um zystische Erweiterungen der Bursa gastrocnemio-semimembranosa, der Bursa semimembranosa oder der Kniegelenkkapsel.

Die Beschwerden sind oft gering und unbestimmt. Man findet eine Schwellung in der Poplitea medial, bei Beugung des Knies am besten zu palpieren, bei Streckung zu sehen. Die Schwellung ist meist druckschmerzhaft. Hauptsymptome sind neben den Schmerzen Schwäche des Knies und Instabilität.

Differentialdiagnostisch zu unterscheiden: Zyste des Meniskus, Ruptur des M. semi-membranosus, Varixknoten in der Poplitea, Aneurysma der A. poplitea usw.

Unterscheidung Hämarthros – traumatischer Synovialerguß

a) Nach trivialem Trauma ist Hämarthros selten, nach Meniskusläsion ungewöhnlich,
b) Intervall: Hämarthros erscheint in wenigen Minuten, traumatischer Erguß in einigen Stunden,
c) Schmerz: Hämarthros macht stärkere Schmerzen (rasche Kapseldehnung),
d) Palpation: Der Recessus suprapatellaris ist resistenter bei Hämarthros,
e) Allgemeinreaktion: Hämarthros macht Erhöhung der Körpertemperatur und Lokal-reaktion, der traumatische Erguß keine Lokalreaktion und nie Allgemeinreaktion.

Patella und Femoropatellargelenk (Patellarsyndrom)

Alle pathologischen Veränderungen von Patella und Femoropatellargelenk verursachen ähnliche Symptome, die als *Patellarsyndrom* zusammengefaßt werden (Abb. 136–138, Tab. 31).

a) Spontanschmerz:
   - unter der Patella (selten am medialen oder lateralen Patellarrand) bei bestimmten Kniestellungen.
b) Provozierter Schmerz:
   - bei Palpation des Patellarrandes und der patellaren Gelenkfläche nach Verschieben der Patella nach medial bzw. lateral,
   - bei Druck oder Schlag auf die Patella oder den oberen Patellarpol,
   - bei Bewegung des Knies unter Druck auf die Patella (oft bei bestimmter Beugestellung).

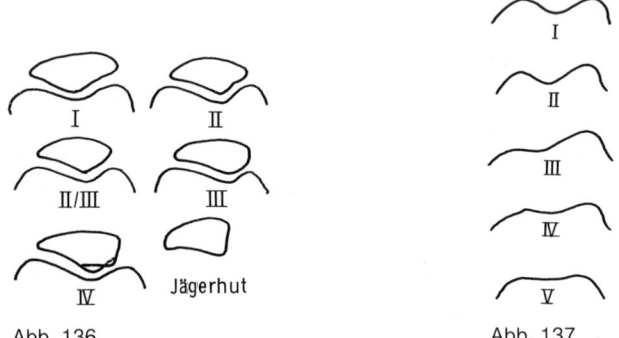

Abb. 136   Abb. 137

Abb. 136   Die Typen der Patellahypoplasie nach *Wiberg-Baumgartl* (Typ I–IV).

Abb. 137   Die Formen der Trochlea femoris im axialen Bild bei Flexion von 60 Grad: I und II normale Form, III–V dysplastische Formen.

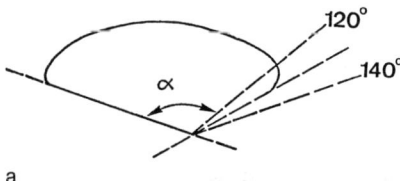

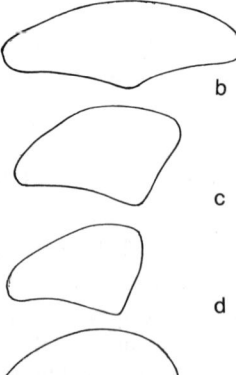

Abb. 138a–e   Die Typen der Patellahypoplasie nach *Ficat:*
a) Normale Patella Öffnungswinkel $\alpha = 120$–140 Grad,
b) Kieselsteinform, $\alpha > 145$ Grad, c, d) Patella en béret, $\alpha < 115$ Grad, e) halbmondförmige Patella.

Tabelle 31   Form- und Lageveränderungen der Patella

I. *Mißbildungen der Patella*
   A. Aplasie
   B. Hypoplasie
      global (Patella parva) im Seitenbild Diagonaldurchmesser (Länge) bei Frauen < 35 mm, bei Männern < 40 mm
      mediale Hypoplasie (Wiberg Typ II–III, Abb. 135)
      (Typ I: innere Facette konkav, symmetrisch, normal)
      Typ II: innere Facette konkav, schmal
      Typ III: innere Facette konvex, kurz
      partiell   (nach Ficat, Abb. 138) nach dem Öffnungswinkel der Patella (normal 120–140 Grad):
         > 145 Grad: Kieselsteinform der Patella
         < 115 Grad: béretförmige Patella
                        halbmondförmige Patella
   C. Dysplasie: Jägerhut-, Kieselstein- oder Halbmondform
                        Wiberg, Baumgartl Typ IV, Patella partita
   D. Hyperplasie: Patella magna, seitlicher Diagonaldurchmesser bei Frauen > 50 mm, bei Männern > 55 mm
II. *Fehlstellungen der Patella, Dystopie*
   A. Höhe der Patella
      Normalstellung:
      a) Auf dem a.-p. Bild (gestrecktes Kniegelenk) steht der untere Patellarpol 1 cm über dem Kniegelenkspalt,
      b) auf der seitlichen Aufnahme in 30 Grad Beugestellung berührt der untere Patellarpol die Blumensaatsche Linie oder steht höchstens ½ cm höher (Blumensaatsche Linie = durch die Fossa intercondylaris gebildete linienförmige Verdichtungszone) (Abb. 132a). Bei 90 Grad Beugestellung stößt der kraniale Patellarpol auf Höhe der Tangente an die ventrale Femurschaftbegrenzung.
      Patellarhochstand, Patella alta (Abb. 139–141)
      Patellartiefstand, Patella baja (Abb. 139–141)
   B. Verschiebungen nach außen
      Stabile Form:
      a) Luxation der Patella, Patella ganz aus dem Sulcus intertubercularis ausgetreten,
      b) permanente Subluxation (nach Ficat, Abb. 142), bis zur Hälfte der seitlichen Patellarfacette überragt die Kondylenhöhe
         Stadium I: leichte Verschiebung mit normalem Gelenkspalt
         Stadium II: stärkere Verschiebung mit Arthrose im Femoropatellargelenk
         Stadium III: starke Verschiebung mit generalisierter Gonarthrose
      c) Lateralisation: Ausbuchtung des femoropatellaren Bogens (Abb. 143)
      Instabile Form:
         Rezidivierende Luxation (häufig mit Hochstand der Patella und Hypoplasie des lateralen Femurkondylus).
III. *Gleichgewichtsstörung im Femoropatellargelenk*
   A. Ohne Dislokation, rein funktionell
   B. Mit subchondraler Sklerosierung der lateralen Gelenkfacette der Patella
   C. Hypoplasie der medialen Gelenkteile (Femur und Patella)
   D. Unregelmäßiger Gelenkspalt (medial breiter als lateral)
IV. *Degenerative Veränderungen*
   A. Chondropathie
      (umschriebene Degeneration des Patellarknorpels: Erweichung, Fibrillierung, Fissuren, Ulzerationen)
      a) primäre Form (ohne erkennbare Ursachen)
      b) sekundäre Form: Störung der Achsenstellung
                        Dysplasie der Patella und der Kondylen
                        Gonarthrose
                        dauernde und rezidivierende Subluxation und Luxation der Patella
                        Traumafolgen (Fraktur, Kontusion)
                        Knorpeldegeneration nach Entzündungen des Gelenkes
   B. Arthrose des Femoropatellargelenkes
      (Patellar- und Femoralknorpel ± gleichmäßig betroffen)

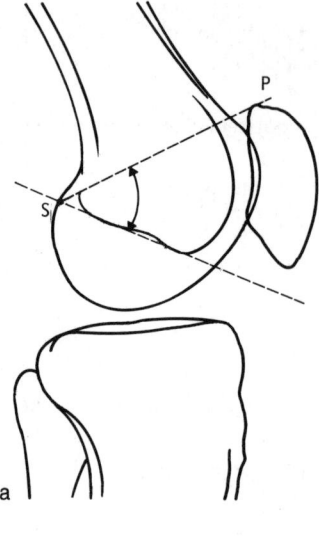

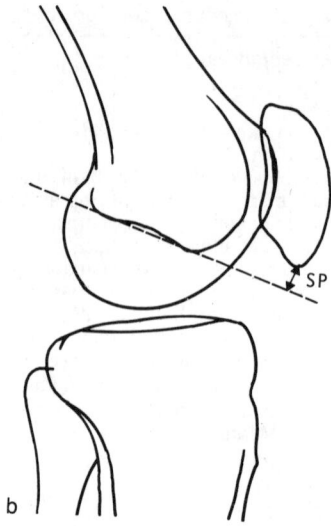

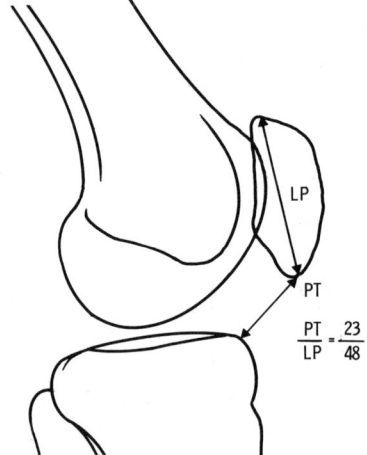

$$\frac{PT}{LP} = \frac{23}{48} = 0,48$$

Abb. 139   Bestimmung der Patellahöhe.
a) Patellahöhenwinkel nach *Hepp:* Der Winkel wird zwischen der Blumensaatlinie und der Verbindung ihres Schnittpunktes mit der hinteren Femurkontur S und dem oberen Patellarpol P gemessen.
b) Höhe der Patellaspitze SP über der Blumensaatlinie.
c) Index PT/LP (nach *Trillat*): PT ist die Distanz zwischen der Patellaspitze und dem vorderen oberen Pol des Tibiakopfes, LP ist der größte diagonale Patelladurchmesser. Der Index beträgt normalerweise etwa 0,5 bis 0,6, ein Wert von 0,9 und darüber bedeutet Patella alta, unter 0,4 Patella baja.

c) Retropatellarer Druckschmerz:
   – beim Aufstehen nach langem Sitzen, auch während des Sitzens,
   – beim Treppabgehen (weniger treppauf),
   – bei Strecken des Knies gegen Widerstand und gleichzeitigem Druck auf die Patella.
d) Gleithemmung:
   – Reiben und Krepitation bei Bewegungen der Patella,
   – Pseudoblockierung,
   – Raspelgeräusch unter der Patella bei Druck auf die Patella und gleichzeitiger Bewegung.

Abb. 140 Bereich des Patellahöhenwinkels nach Hepp für normale Topik. Patella alta und baja bei verschiedenen Kniebeugewinkeln.

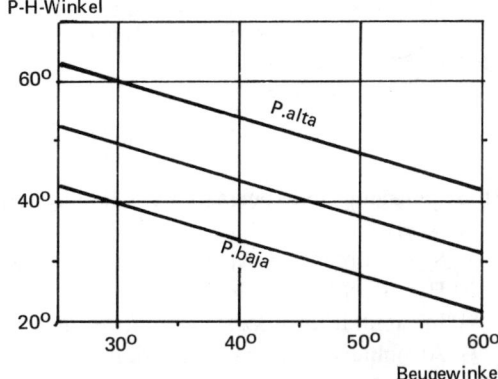

Abb. 141 Bereich der Höhe der Patellaspitze H über der Blumensaat-Linie für normale Topik, Patella alta und baja bei verschiedenen Kniebeugewinkeln.

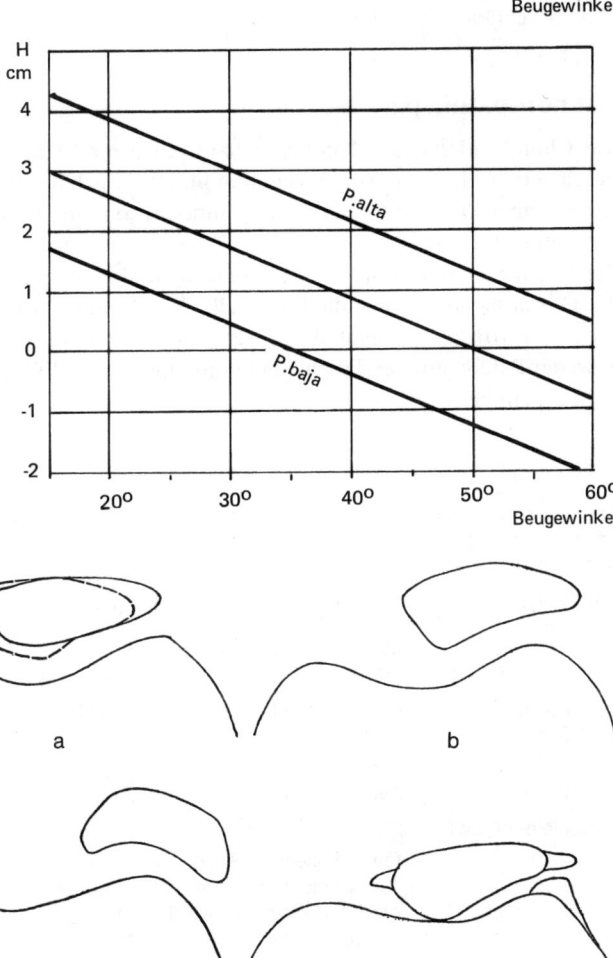

Abb. 142 Die Subluxationsstellungen der Patella (nach Ficat): a, b) Stadium I, c) Stadium II, d) Stadium III.

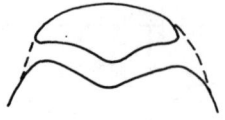

Abb. 143   Die Konstruktion des femorapatellaren Bogens zur Bestimmung der Dystopie.

e) Begleitsymptome (bei stärkerer Chondropathie bzw. Arthrose des Femoropatellargelenkes):
  - Synovialreaktion, Kapselverdickung, selten Erguß,
  - Hypertrophie des Hoffaschen Fettkörpers,
  - Instabilität, Insuffizienzgefühl, besonders beim Bergabgehen,
  - Atrophie und Tonusverminderung des M. quadriceps femoris, besonders ausgeprägt des Vastus medialis.

Chondropathia patellae

Die Chondropathie der Patella ist häufig, sie macht meistens keine oder nur geringe Beschwerden. Im 3. und 4. Dezennium findet sie sich bei 40% der Männer. Sie wird nicht nur bei einer Dysplasie der Patella gefunden, sondern auch bei anatomisch regelrechten Verhältnissen.
Die Diagnose einer Dysplasie des Femoropatellargelenkes wird sicher zu häufig gestellt. Als Dysplasie sollten nur die in Tabelle 32 angeführten Bereiche von Patellarform und Trochlearprojektion aufgefaßt werden. Viel wichtiger ist die Kongruenz der Bewegungsbahn der Patella auf der Trochlea und ihre muskuläre Führung, die auf dem Röntgenbild nicht erkennbar ist.

Tabelle 32   Dysplasie und Dystopie der Patella und des femoropatellaren Gelenkes (nach *Hepp*)

Dysplasie der Patella:

Euplasie	Wiberg I
mediale Dysplasie	Wiberg II–III
Dysplasie	Jägerhut-, Kieselstein-, Halbmondform
	Baumgartl IV, Patella magna, parva, partita

Dysplasie der femoralen Artikulationsfläche (Trochlea) bei Beugung von 60 Grad:

Normalbereich	Typ I und II
Dysplasie	Typ III und IV

Dystopie der Patella:

Eutopie	femoropatellarer Bogen nicht gebrochen
Lateralisation	Ausbuchtung des femoropatellaren Bogens
Subluxation	etwa die Hälfte der lateralen Facette der Patella
	überragt die Kondylenhöhe
Luxation	Patella ganz aus dem Sulcus intertubercularis
	ausgetreten
Patella alta	Nach 2 Methoden bestimmte Abweichung vom
baja	Normbereich

Bei der Chondropathia patellae spielt der Knorpelschaden an der patellofemoralen Gleitfläche eine wichtige Rolle. Er wird in 4 Stadien eingeteilt:

Stadium 1: Oberfläche intakt, aber erweicht, etwas eindrückbar, fluktuierend, die Farbe ist erhalten.

Stadium 2: Oberfläche mit Abschilferungen der obersten Schicht, stark erweicht und nicht mehr fluktuierend, getrübt, mit Fissuren und Zottenbildung, gelblich verfärbt.

Stadium 3: stark zerklüftete Oberfläche mit ausgedehnter Zottenbildung, Ulzerationen bis zum subchondralen Knochen reichend.

Stadium 4: neben den Veränderungen des Stadiums 3 breitere Knochenfreilegungen, z. T. Knochen abgeschliffen.

Charakteristisch ist das Röntgenbild: Wir finden oft Zeichen der Dysplasie des Femoropatellargelenkes und der Dystopie der Patella, aber keine oder nur geringe Zeichen einer Femoropatellararthrose. Auf den axialen Aufnahmen (Defilée-Aufnahmen sind erforderlich) findet man oft in einer der Stellungen eine deutliche lokale Verschmälerung des Gelenkspaltes.

Die klinischen Symptome sind diejenigen des Patellarsyndroms (s. S. 180).

Femoropatellararthrose

Die Femoropatellararthrose macht die gleichen Symptome wie die Chondropathie, nur stärker ausgeprägt. Dazu kommt oft ein leichter Gelenkerguß. Im Röntgenbild findet man ausgeprägte Arthrosezeichen: Verschmälerung des femoropatellaren Gelenkspaltes mit subchondraler Sklerosierung an Patella und Femur, Randwulstbildung. – Die femoropatellare Arthrose kann, muß aber nicht, mit einer femorotibialen Arthrose zusammen vorkommen.

16. Fuß und Fußgelenke

Körperliche Untersuchung

Oberes Sprunggelenk (Talokruralgelenk)

Inspektion

(von vorne, hinten und von der Seite)

Schwellung (paraachilläre Gruben, neben den Extensorensehnen, Sehnenzeichnung bei Muskelspannung), Gelenkkapselschwellung, vor und hinter dem Gelenk? Vergrößerung der Knöchelbreite? Unterschenkelödem?

Palpation

Verdickung der Gelenkkapsel (vorne neben den Sehnen zu palpieren), Schmerz über der distalen Fibulotibialsyndesmose (vorne? hinten?), Lig. deltoideum mediale, fibulare Seitenbänder?

Vorne lateral ist bei starker Plantarflexion die seitliche Partie der Talusrolle zu palpieren. Dicht davor liegt das Lig. talofibulare anterius am Eingang zum Sinus tarsi sowie das Lig. talocalcaneum laterale. Hinter dem Malleolus lateralis ist oft das Lig. talofibulare posterius und der Processus posterior tali zu spüren.

Bewegungsumfang

Neutral-0-Stellung: Fuß gegenüber dem Unterschenkel rechtwinklig wie beim aufrechten Stehen.

Bezugspunkte: Malleolus lateralis und medialis, vordere Tibiakante, im Bereich des Fußes die Kalkaneusachse oder der laterale Fußrand, Os metatarsale V, Taluskopf und Os naviculare.

Zur Entspannung der Achillessehne wird bei gebeugtem Knie gemessen.

Das obere Sprunggelenk ist ein Scharniergelenk, in der Plantarflexionsstellung sind eine geringe Seitenverschiebung und eine geringe Rotation möglich, die aber meist nicht genau zu messen sind. In der Dorsalextensionsstellung ist der Talus in der Malleolengabel vollständig gegen Rotation fixiert.

a) Plantarflexion/Dorsalextension: Bei der Prüfung am freihängenden Fuß (Abb. 144) ist zu beachten, daß der Rückfuß einen etwas geringeren Bewegungsumfang aufweist als der Vorfuß, weil auch in der Chopartschen und Lisfrancschen Gelenklinie eine leichte Flexions-/Extensionsbewegung erfolgt. Die reine Bewegung im oberen Sprunggelenk kann klinisch nur an der Kalkaneusachse gemessen werden, und nur die Messung im Röntgenbild ist exakt. Eine weitere, sehr zweckmäßige Messung der globalen Dorsalextension/Plantarflexion besteht darin, daß der Fuß flach auf den Boden gesetzt wird und der Unterschenkel maximal nach vorne (Ausfallstellung) und nach hinten gebeugt bzw. gestreckt wird (Abb. 145 a, b). Wenn dabei die ganze Fußsohle auf dem Boden bleibt, kann an der Achse des Unterschenkels der Bewegungsausschlag abgelesen werden.

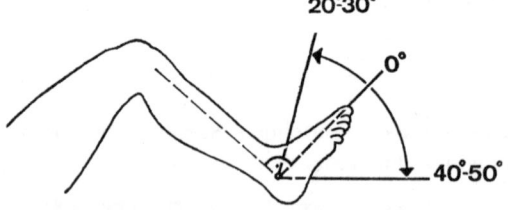

20°30°   0°   40°50°

Abb. 144   Plantarflexion/Dorsalextension im oberen Sprunggelenk (Talokruralgelenk) am frei hängenden Fuß (Abb. 143–147 aus *H. U. Debrunner:* Gelenkmessung [Neutral-0-Methode], Längenmessung, Umfangmessung. AO-Bulletin).

Abb. 145a–b
Plantarflexion/Dorsalextension
bei aufgestelltem Fuß:
a) Plantarflexion,
b) Dorsalextension (Ausfallstellung).

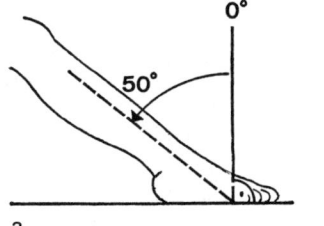
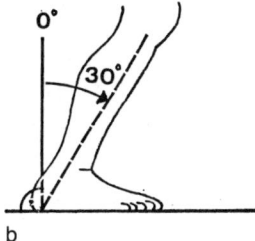

a   b

Unteres Sprunggelenk, Mittelfußgelenke, Zehen

Inspektion

Im Stehen und Gehen sowie bei frei hängendem Fuß! Schwellungen, Verwischung der Sehnen- und Venenzeichnung, vor allem auf dem Fußrücken? Stellung der Kalkaneusachse (von hinten) (s. Abb. 154): Senkrecht, Valgus, Varus? (Eine Valgusstellung bis ca. 5 Grad ist nicht pathologisch.) Mediale und laterale Längswölbung, vordere Querwölbung? Steilstellung des Kalkaneus? Stellung der Zehen? Stellung der Metatarsalia? Relative Länge der Zehen und Metatarsalia? Verschwielung der Sohlenhaut? Stellung der Zehen: Hallux valgus, Hammerzehen, Krallenzehen, im Stehen? im Gehen?

Palpation

Druckschmerz: Tuber calcanei? Ansatz der Plantarfaszie? Unter den Metatarsalköpfchen? Über den einzelnen Gelenken? Sinus tarsi? Vorderer Rand der Talusrolle? Gelenkkapsel des unteren Sprunggelenkes (hinter den Fibularissehnen und im Sinus tarsi zu palpieren)? Gelenkkapsel verdickt, schmerzhaft? Gelenkerguß? Ansatz des M. tibialis posterior am Os naviculare? Sensibilitätsstörungen?

Bewegungsumfang

Tarsalgelenke

Die Bewegungen im unteren Sprunggelenk, in der Chopartschen und Lisfrancschen Gelenklinie sind komplex und praktisch immer miteinander kombiniert. Trotzdem empfiehlt es sich, die Bewegungen im unteren Sprunggelenk und diejenigen in der Chopartschen und Lisfrancschen Gelenklinie isoliert zu betrachten und die Bewegungen des Mittelfußes von denjenigen des Vorfußes und des Rückfußes abzugrenzen.

Die Bezeichnung der Bewegung in den Gelenken des Fußes ist verwirrend mannigfaltig. Die hier benützte Nomenklatur berücksichtigt sowohl die anatomisch-physiologischen Gesichtspunkte als auch die Anforderung der praktisch tätigen Ärzte.

a) Eversion/Inversion (Abb. 146): Im unteren Sprunggelenk (Articulatio subtalaris plus Articulatio talocalcaneonavicularis) wird die Bewegung um die schräg von vorne-medial-oben nach hinten-lateral-unten verlaufende Achse als *Inversion/Eversion des Rückfußes* bezeichnet.

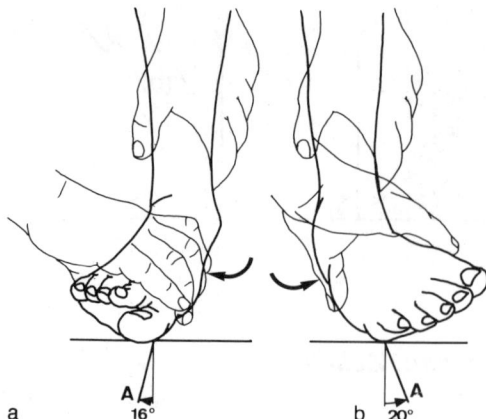

Abb. 146 Eversion (a) und Inversion
(b) des Rückfußes. Die eine Hand faßt den
Unterschenkel, die andere den Fuß vom Fußrücken her, Fersenbein zwischen Daumen
und Zeigefinger (nicht eingezeichnet).
Die In-/Eversion wird am *Fersenbein*
(Kalkaneusachse A) beurteilt. Es ist darauf zu
achten, daß der Fuß in sich nicht verdreht
wird.

a   16°   b   20°

Der ganze Fuß einschließlich Rückfuß wird mit der einen Hand vom Fußrücken her
umfaßt und um die schrägstehende Achse des unteren Sprunggelenkes gedreht (in
Rechtwinkelstellung des Fußes), während die andere Hand den Unterschenkel
umfaßt. Das Bewegungsausmaß wird meistens geschätzt und festgehalten, ob die
Bewegung ½, ⅓, ¼ usw. eingeschränkt ist. Der Vergleich mit der Gegenseite ist
immer notwendig. Die Messung in Winkelgraden ist nur mit besonderen Hilfsmitteln
exakt. Für genaue Messungen empfiehlt sich das Vorgehen nach Ramser: Die Distanz
zwischen der Tuberositas des Metatarsale V und der Spitze des Malleolus lateralis
wird in Ruhehaltung, bei maximaler In- und maximaler Eversion gemessen.

b) Pronation/Supination (Abb. 147 a, b): Diejenige Kombinationsbewegung in den Tar-
salgelenken und vor allem in den Metatarsalgelenken, welche den inneren bzw. den
äußeren Fußrand hebt, wird als *Pro-/Supination des Vorfußes* bezeichnet. Die Drehachse dieser Bewegung verläuft längs durch den Kalkaneus und die dritte Zehe. Als
Pro-/Supination ist nur die Verdrehung des Vorfußes gegenüber dem Rückfuß zu
verstehen. (Aus der engen Verbindung zwischen Tarsus und Metatarsus folgt, daß bei
der In-/Eversion im unteren Sprunggelenk zwangsläufig auch der Vorfuß mitbewegt
wird; er bleibt dabei aber in unveränderter Stellung gegenüber dem Rückfuß.)
Die Ferse wird bei rechtwinklig eingestelltem Fuß fest mit der einen Hand fixiert, mit
der anderen Hand wird der Vorfuß pro-/supiniert, d. h. der äußere bzw. der innere
Fußrand wird angehoben. Auch hier wird meist die Einschränkung des Bewegungs-
ausmaßes in Bruchteilen festgehalten; die Messung in Winkelgraden ist ebenfalls

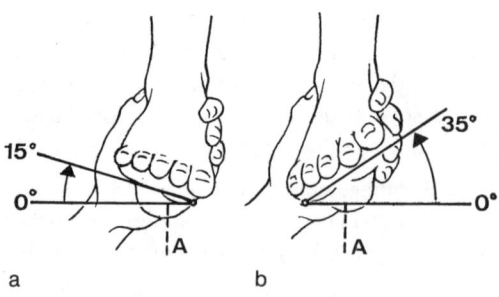

15°   0°   35°   0°

a   b

Abb. 147 a–b Pronation (a) und Supination
(b) des Vorfußes. Die eine Hand faßt die Ferse
und hält sie fest, die andere dreht den Vorfuß.
Es wird nur die Verdrehung des Vorfußes
gegenüber dem Rückfuß als Pro-/Supination
gemessen.

möglich, indem der Ausschlag der queren Vorfußachse gegenüber der Kalkaneus-längsachse gemessen wird.

Es ist zu beachten, daß oft (vor allem im englischen Sprachbereich) auch die Pro-/Supination des Vorfußes unter dem Begriff der Eversion/Inversion verstanden wird.

Chopart-Gelenk

Die Bewegungen im Chopart-Gelenk werden isoliert geprüft, indem die Ferse inklusiv Talus mit der einen Hand festgehalten wird, während mit der anderen Hand Navikulare und Kuneiforme I mitsamt dem Mittelfuß von medial her kräftig umfaßt wird, indem der Daumen auf dem Fußrücken, die Langfinger auf der Sohle liegen. Mit dieser Handstellung sind Drehbewegungen sowie Plantar-dorsal-Bewegungen im Chopart möglich. Die Drehbewegungen erreichen 10–20 Grad, die Beuge-Streck-Bewegungen ebenfalls 10–15 Grad. Bei arthrotischen oder anderen Störungen im Chopart-Gelenk findet man eine verminderte Beweglichkeit und Schmerzen. Die Palpation des Gelenkspaltes läßt dann meist die Differenzierung in Affektion des Talonavikulargelenkes oder des Kalkaneoku-boidgelenkes zu.

Lisfranc-Gelenk

Isolierte Bewegungen im Lisfranc-Gelenk lassen sich prüfen, indem mit der einen Hand die Reihe der Kuneiformia und das Kuboid umfaßt wird, mit der anderen die Metatarsalia. Mit dieser Handstellung prüft man die Drehbewegungen um die Längsachse (Verwringung). Die dorsal-plantare Bewegung prüft man, indem man die proximale Knochenreihe wie vorher hält und die einzelnen Metatarsalia auf und ab bewegt. Die Metatarsalia 2 und 3 lassen sich um 5–10 Grad bewegen, die randständigen bis 15 Grad und mehr. Im Gelenk des ersten Strahles ist auch eine deutliche Rotationsbewegung festzustellen, sie ist bei Hallux valgus manchmal eingeschränkt und schmerzhaft.

Palpation des Sinus tarsi

Der Sinus tarsi wird direkt vor der Spitze des fibularen Knöchels palpiert. Man tastet, über den Ursprung der kurzen Zehenstrecker hinwegpalpierend, bis in die Tiefe des Sinus. Dieser ist deutlich druckempfindlich beim Sinus-tarsi-Syndrom.

Palpation des Tarsaltunnels

Die Palpation des Tarsaltunnels, in dem die Sehnen der langen Zehenflexoren und des Tibialis posterior unter dem Gefäßnervenstrang verlaufen, ist auf den proximalen und distalen Verlauf des N. tibialis auszudehnen. Besonders distal, medial-plantar unter dem Navikulare und Kuneiforme I kann oft eine ausgesprochene Druckempfindlichkeit des Nerven gefunden werden, wenn man oberhalb des M. abductor hallucis entlang dem Periost in die Tiefe vorfühlt.

Zehengelenke

Die Zehengrundgelenke (Metatarsophalangealgelenke) können extendiert und gebeugt werden (Abb. 148 a–e). Die proximalen Interphalangealgelenke können oft nur flektiert werden, während die distalen Interphalangealgelenke flektiert und extendiert werden können.

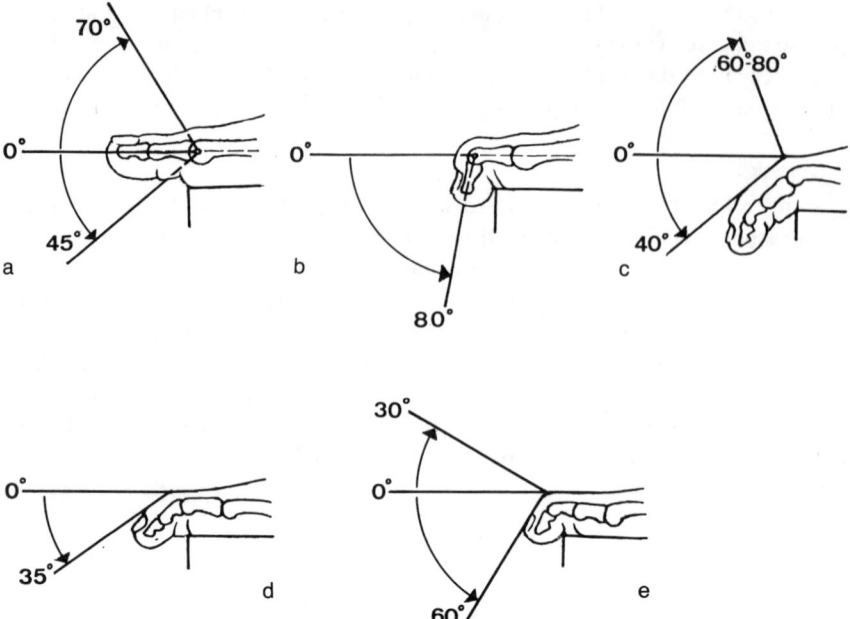

Abb. 148a–e   Bewegungen der Zehengelenke: a, b) Großzehe, c–e) übrige Zehen.

Röntgenbild des oberen Sprunggelenkes und des Fußes

Die sichere Beurteilung der Form, Orientierung und Struktur des Fußskelettes ist nur bei immer gleicher Projektion möglich, die ihrerseits bedingt, daß der Fuß bei den Röntgenaufnahmen immer in der gleichen Stellung bleibt. Es ist möglich, mit einfachen Hilfsmitteln Standardaufnahmen in funktioneller Stellung zu erhalten, indem der Patient am Rand des Röntgentisches sitzt und den Fuß bei senkrecht stehendem Unterschenkel auf einen Stuhl stellt. Röntgenröhre und Film werden um den Fuß geschwenkt. Aus technischen Gründen ziehen wir unbelastete Aufnahmen vor, belastete Vergleichsaufnahmen sind immer möglich.

Standardaufnahmen

Oberes Sprunggelenk

a) *A.-p. Aufnahme:* Fuß locker aufgestellt.
   Der Unterschenkel wird soweit nach innen gedreht, bis die quere Malleolusachse senkrecht zum Zentralstrahl steht.
b) *Seitliche Aufnahme:* Der Zentralstrahl trifft das obere Sprunggelenk in Richtung der queren Malleolusachse.

Fuß

a) *Dorsoplantar:* Der Fuß wird auf die Filmkassette gestellt, der Unterschenkel etwas zurückgeneigt, Zentralstrahl senkrecht gerichtet.

b) *Seitlich:* Der Fuß wird auf ein Brett von ca. 2 cm Dicke gestellt, Zentralstrahl auf Höhe des Kuboids senkrecht zur Längsachse des Fußes gerichtet. Bei dieser Projektion liegen die Belastungspunkte des Fußes auf einer Linie.

c) *Standardschrägaufnahme:* Der Fuß wird auf die Kassette aufgesetzt, der Zentralstrahl senkrecht gestellt und der Unterschenkel mitsamt dem Fuß um 45 Grad nach innen geneigt. Durch weitere Neigung des Zentralstrahls oder Schrägstellung des Fußes können alle gewünschten Schrägaufnahmen gemacht werden.

d) *Messungen an den Standardaufnahmen:* Auf den Standardaufnahmen dorsoplantar und seitlich werden die Längsachsen von Kalkaneus, Talus und Metatarsale I und V eingezeichnet und ihre Abweichung von der Horizontalen bzw. Längsachse des Fußes gemessen.

Seitliches Bild (Abb. 149):

Kalkaneusachse KK*: Kalkaneus-Boden-Winkel (∢ K*KB) 25–28 Grad
(Knickfuß < 20 Grad, Pes calcaneus > 30 Grad),
Talusachse TT*: Talus-Boden-Winkel (∢ T*TA) 21–26 Grad,
Talussteilstellung > 30 Grad,
Talokalkaneuswinkel (∢ KST) rund 40 Grad, bei Knickfuß oft < 30 Grad

Höhe der Fußwölbung: Auf dem seitlichen Bild werden die Höhen von Talus, Navikulare und Kuneiforme über der Unterlage gemessen und als Index in % der Länge angegeben (Verfahren nach Stewart, s. Abb. 149):

Talusindex $\dfrac{\text{T'T''}}{\text{A B}} \times 100$, normal (37–41%)

Kuboidindex $\dfrac{\text{C'C''}}{\text{A B}} \times 100$, normal (3–7%)

Navikulareindex $\dfrac{\text{N'N''}}{\text{A B}} \times 100$, normal (13–18%)

Hebellängenindex $\dfrac{\text{T''B}}{\text{A B}} \times 100$, normal (69–72%)

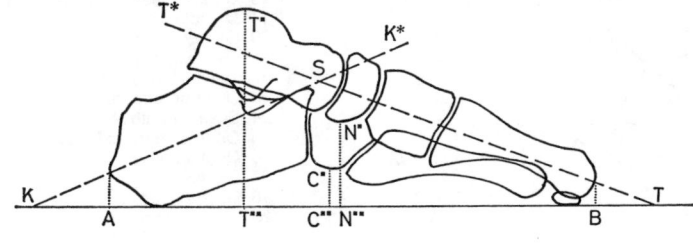

Abb. 149
Seitliches Röntgen-
bild des Fußes;
nähere Erklärung
s. Text.

Aus dem Röntgenbild sind auch evtl. vorhandene akzessorische Fußwurzelknochen zu entnehmen (Abb. 150).

Dorsoplantare Aufnahme (Abb. 151): Talokalkaneuswinkel TK 20 Grad, bei Knickfuß > 30 Grad. Die Talusachse verläuft normalerweise etwa parallel zur Achse des Metatarsale I. (Beim Säugling beträgt der Talokalkaneuswinkel bis 40 Grad.)

Beim Knickplattfuß besteht eine starke Knickung der Achsen von Talus, Navikulare, Kuneiforme I und Metatarsale I.

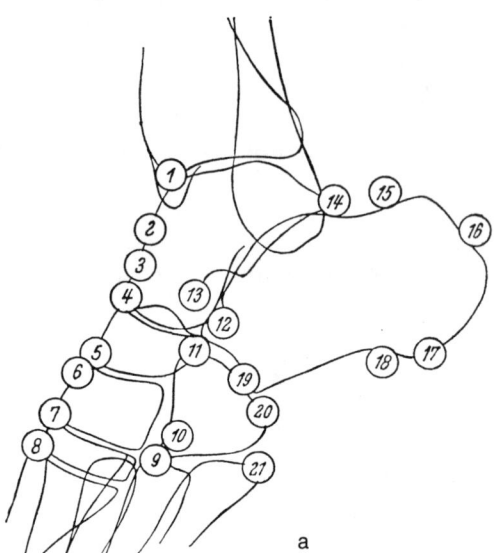

a

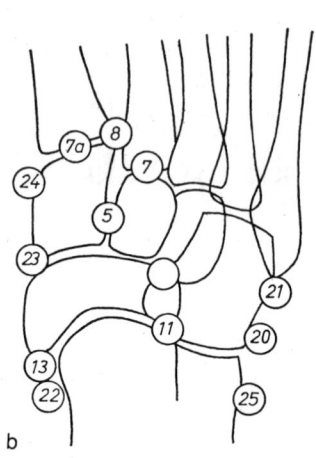

b

Abb. 150   Die akzessorischen Fußwurzelknochen (aus *Köhler, A., E. A. Zimmer:* Grenzen des Normalen und Anfänge des Pathologischen im Röntgenbild des Skelettes, 10. Aufl. Thieme, Stuttgart 1956).

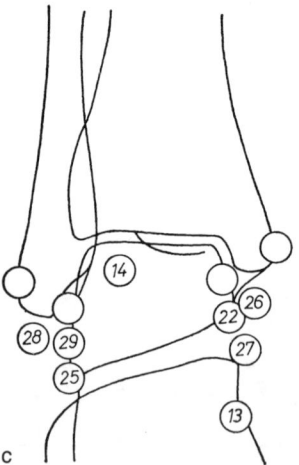

c

1   Os talotibiale
2   Os supratalare
4   Os supranaviculare
5   Os infranaviculare
6   Os intercuneiforme
7   Os cuneometatarsale II dorsale
7a Os cuneometatarsale I plantare
8   Os intermetatarsale
9   Os unci
11 Os cuboideum secundarium
12 Calcaneus secundarius
13 Os tibiale externum
14 Os trigonum und Os talocalcaneare posterius
15 Os accessorium supracalcaneare
17 Os subcalcis
20 Os peroneum
21 Os Vesalianum
22 Talus accessorius
23 Os cuneonaviculare mediale
24 Sesamum tibiale anterius
25 Os trochleare calcanei und processus trochlearis
26 Os subtibiale
27 Os sustentaculi
28 Os subfibulare
29 Talus secundarius

Abb. 151   Dorsoplantares Röntgenbild des Fußes. Winkel TK zwischen
Talus- und Kalkaneusachse rund 20 Grad (Säugling bis 40 Grad).

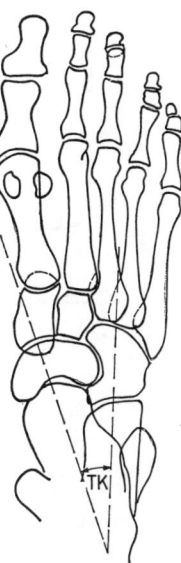

Computertomogramm des Fußes: Für bestimmte Fragestellungen ist die Computerto-
mographie sehr aufschlußreich. So kann die Lage von Tibia und Fibula in der
Syndesmose im Querschnitt überprüft werden. Die Konfiguration des unteren
Sprunggelenkes nach Kalkaneusfrakturen ist oft nur durch das CT zu ermitteln.
Querschnitte im Bereich des Chopart und des Lisfranc sind nach Frakturen und
Luxationen nützlich. Die Darstellung der Weichteile auf der Plantarseite des Fußes
kann bei posttraumatischen Beschwerden ebenfalls nützlich sein.

Gehaltene Aufnahmen des oberen und unteren Sprunggelenkes: Zum Nachweis von
Instabilitäten im oberen und unteren Sprunggelenk werden gehaltene Aufnahmen oft
notwendig.

Oberes Sprunggelenk: Es werden sowohl gehaltene Aufnahmen in a.-p. Richtung wie
seitlich propagiert. Jede Methode hat ihre Vor- und Nachteile.

Bei der gehaltenen Aufnahme mit Varusstreß in a.-p. Richtung ist die Aufklappbarkeit gegenüber der gesunden Seite ausschlaggebend. Bei konstitutioneller Bandlaxi-
tät kann eine Aufklappbarkeit auch auf der gesunden Seite gefunden werden.

Für die gehaltene Aufnahme in seitlicher Richtung wird auf die distale Tibia eine
Kraft nach hinten gerichtet, während die Ferse aufliegt (im Handel sind verschiedene
Apparate, die eine meßbare und damit vergleichbare Kraft ausüben). Die Subluxation der Talusrolle nach vorne wird gemessen, sie ergibt die Insuffizienz des Lig. fibu-
lotalare anterius.

Unteres Sprunggelenk: Die gehaltene Aufnahme unter Varusstreß am Fersenbein
ergibt die Aufklappbarkeit im unteren Sprunggelenk und eine Medialverschiebung
des Fersenbeines gegenüber dem Talus bei Zerreißung des Lig. interosseum. Eine
Medialverschiebung über 5 mm ist pathologisch (Abb. 152, 153). Die einfache Aufnahme in dieser Richtung ist für die Beurteilung des unteren Sprunggelenks geeignet
(axiale Aufnahme des unteren Sprunggelenks).

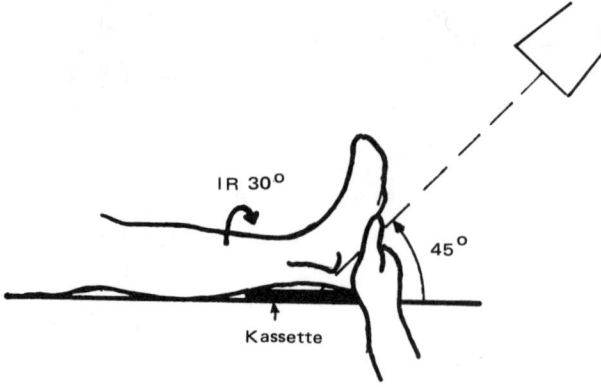

Abb. 152 Aufnahmetechnik für die gehaltene Aufnahme des unteren Sprunggelenkes. Der Fuß steht in Rechtwinkelstellung, um 30 Grad innenrotiert, mit Varusstreß auf das Fersenbein. Röntgenröhre um 45 Grad kranialwärts geneigt.

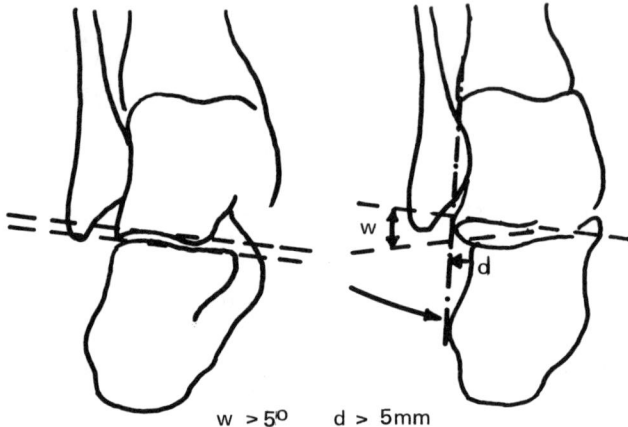

Abb. 153 Aufklappbarkeit des unteren Sprunggelenkes: Klaffen des Gelenkspaltes über 5 Grad, Medialisierung des Kalkaneus (d) um mehr als 5 mm spricht für eine Läsion des Lig. interosseum und ist pathologisch.

Formvarianten des Fußes

Der menschliche Fuß weist eine große Variabilität der äußeren Form auf. Die Varianten sind nur bei starker Abweichung vom unauffälligen Fuß* als pathologisch anzusehen. Die Diagnose ist relativ einfach. Die Inspektion im Stehen und Gehen, die Bewegungsprüfungen der Gelenke ergeben meist mit genügender Genauigkeit die Formveränderungen. Objektive Untersuchungsmethoden sind das Podogramm in seinen verschiedenen Ausführungen, die Röntgenaufnahme und die Fotografie. Die beiden letzteren dürften nur in speziellen Fällen Anwendung finden. Die Fußform zeigt vorwiegend in 4 Elementen Variationen: Kalkaneusachse, Längswölbung des medialen Fußrandes, Stellung von Vorfuß zum Rückfuß, Querwölbung des Vorfußes. Die Veränderungen dieser Elemente tragen eigene Bezeichnungen und werden einzeln, meist aber in Kombinationen, beobachtet.

---

* Da die Formvarianten des Fußes nicht durchwegs als pathologisch gelten, wird der gesunde, durchschnittlich gebaute Fuß als unauffällig bezeichnet und nicht als „Normalfuß" (DEBRUNNER 1965).

Unauffälliger Fuß und Formvarianten

Stellung der Kalkaneusachse

Bei Betrachtung von hinten steht die Achse des Fersenbeines entweder senkrecht oder in Valgusstellung bis 6 Grad. Valgität über 6 Grad = Pes valgus, Knickfuß, Varusstellung unter 0 Grad = Pes varus (Abb. 154).

Längswölbung des medialen Fußrandes

Beim unauffälligen Fuß bleibt die Wölbung bei Belastung bestehen. Die Kompression der Weichteile täuscht oft eine Abflachung vor. Flache Längswölbung bis Berührung zwischen Os naviculare und Boden = Pes planus, Plattfuß; vermehrte Längswölbung = Pes cavus, Hohlfuß (Abb. 155).

Der Pes cavus kann durch eine starke plantare Abknickung des Mittel- und Vorfußes in Höhe der Chopartschen Gelenklinie oder durch eine Steilstellung des Kalkaneus hervorgerufen werden. Genaue Differenzierung ist nur durch die Röntgenaufnahme möglich, auf der die Stellung des Talus zur Tibiaachse kontrolliert wird. Der Hohlfuß infolge Steilstellung des Vorfußes verursacht eine Niveaudifferenz zwischen Fersen- und Zehenballen, die als Maß des Hohlfußes genommen werden kann (LELIÈVRE 1961).

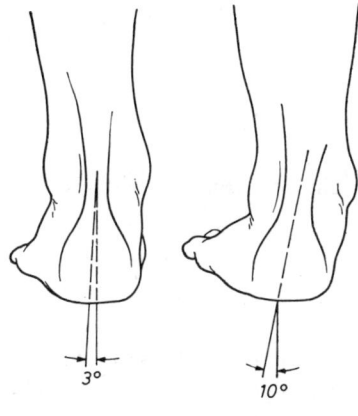

Abb. 154

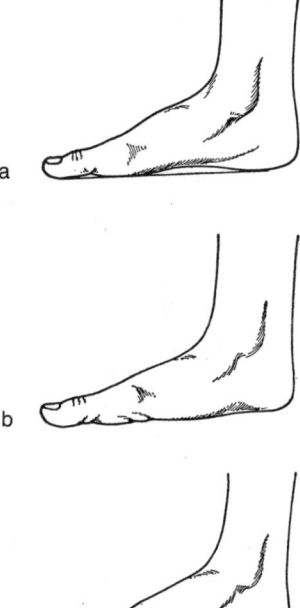

a

b

c

Abb. 155

Abb. 154   Die Beurteilung der Stellung des Rückfußes. Normale Stellung = Valguswinkel von 0–6 Grad, über 6 Grad = Pes valgus, Varusstellung über 0 Grad = Pes varus.

Abb. 155   Beurteilung der medialen Fußwölbung:
a) normale Wölbung, wenig vom Boden abgehoben,
b) Wölbung aufgehoben, Plattfuß,
c) Wölbung verstärkt, Hohlfuß.

Vordere Querwölbung

Die Belastung des Vorfußes ist beim unauffälligen Fuß auf Groß- und Kleinzehenballen konzentriert. Tiefstand der mittleren Metatarsalköpfchen erzeugt unter diesen spezielle Belastung, erkennbar an der Verschwielung der Sohlenhaut und im Podogramm. Mit dem Tiefstand der mittleren Metatarsalköpfchen ist die Verbreiterung des Vorfußes verbunden.

Übermäßige Belastung der mittleren Metatarsalköpfchen (II.–IV. Zehenstrahl) und Verbreiterung des Vorfußes = Pes transversus, Spreizfuß.

Stellung von Vorfuß zum Rückfuß

Die vertikale Projektion des Metatarsale I weicht im allgemeinen nur wenig von der Längsachse des Talus ab. Stärkere Abweichung nach der Großzehenseite = Pes adductus, Sichelfuß, stärkere Abweichung nach der Kleinzehenseite = Pes abductus.

Kombination der einzelnen Formvarianten

Durch den Bau des Fußes sind die bis jetzt genannten Varianten sehr häufig miteinander kombiniert. So gehören zusammen:

– Pes cavus – Pes adductus – Pes varus („Hohlfuß"),
– Pes planus – Pes valgus – Pes abductus (Knickplattfuß),
– Pes cavus – Pes valgus (Knickhohlfuß),
– Pes cavus – Pes transversus (Hohlspreizfuß).

Diagnostisch wichtig ist die Differenzierung des Hohlknickfußes vom unauffälligen Fuß, da bei ihm die Erhöhung der Längswölbung durch die Valgusstellung des Rückfußes scheinbar kompensiert wird.

Form des Vorfußes und der Zehen

a) Die Länge der einzelnen Zehen variiert. Wir unterscheiden nach der Stellung von I. und II. Zehe (Abb. 156 a–c):

Griechische Fußform: $1 < 2 > 3 > 4 > 5$
Rechteckige Fußform: $1 = 2 \geqq 3 \geqq 4 \geqq 5$
Ägyptische Fußform: $1 > 2 > 3 > 4 > 5$

Wenn beim griechischen Fuß das Metatarsale I kürzer als das Metatarsale II (und III) ist, entsteht oft eine Überbelastung des Metatarsalköpfchens II, besonders beim Tragen von hohen Absätzen, beim Hohlfuß usw.

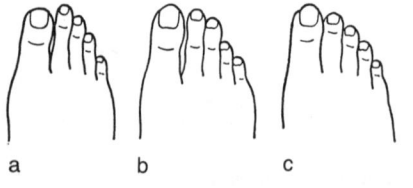

a   b   c

Abb. 156   Die häufigsten Varianten des Vorfußes und der Zehenlänge:
a) griechischer,
b) intermediärer und
c) ägyptischer Typus (nach *Lelièvre*).

Abb. 157   Die wichtigsten Zehen-
deformitäten:
a) Hammerzehe im proximalen
   Interphalangealgelenk,
b) Hammerzehe im Endgelenk,
c) Krallenzehe (nach *Lelièvre*).

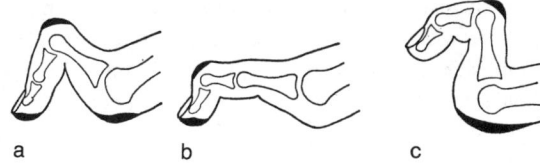

a   b   c

b) Abweichung der Großzehenachse nach lateral = Hallux valgus (meist mit Spreizfuß kombiniert), nach medial = Hallux varus. Abweichen der Kleinzehenachse nach medial = Digitus quintus varus, wenn die Kleinzehe gleichzeitig über die 4. Zehe geschlagen ist = Digitus quintus varus superductus.

c) Die Zehen stehen beim unauffälligen, gesunden Fuß flach, berühren mit dem Endglied den Boden flach. Die Kontraktur im proximalen (seltener distalen) Interphalangealgelenk ergibt den Digitus malleus (Hammerzehe, Abb. 157 a–c).
   Stehen die Zehen im Grundgelenk nach ventral subluxiert (oder luxiert) und berühren trotz Beugung in den Interphalangealgelenken den Boden nicht, sprechen wir von *Krallenzehen*. Kombination mit Hohlfuß ergibt das typische Bild des Krallenhohlfußes, der wohl immer Ausdruck einer neurologischen Störung ist (Störung des Innervationsgleichgewichtes, besonders der kleinen Fußmuskeln).

Sohlenabdruck (Podogramm)

Sohlenabdrücke sind unersetzliche Dokumente, wenn sie nach einer guten, einheitlichen Technik hergestellt werden.

Klassischer Sohlenabdruck (Abb. 158 a–d)

Eine mit Stempelfarbe gleichmäßig eingefärbte Gummiplatte wird – Farbe nach unten – auf ein weißes Papierblatt gelegt. Der zu untersuchende Fuß wird in natürlicher, aufrechter Körperhaltung darauf gestellt. Mit einem Metallstift wird, immer senkrecht zur Unterlage fahrend, der Umriß des Fußes aufgezeichnet. Um Einzelheiten der Fußform, besonders in der medialen Längswölbung, zu erhalten, kann mit einer kleinen Metallkugel von 4 bzw. 8 mm Durchmesser der entsprechenden Hautpartie nachgefahren werden. Man erhält so eine Zeichnung, die ungefähr den Höhenkurven einer Landkarte entspricht.

Abb. 158   Das klassische Podogramm bei
verschiedenen Formvarianten des Fußes:
a) unauffälliger Fuß,
b) Plattfuß,
c) Hohlfuß,
d) Spreizfuß.

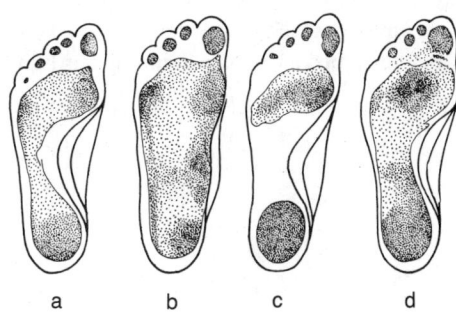

a   b   c   d

Der klassische Sohlenabdruck wird im Schuhmachergewerbe ebenfalls verwendet. Er gibt nur die Phase der stärksten Belastung im Stehen an. Je nach Haltung des Körpers kann sich die Form des Abdruckes und die Stelle des stärksten Druckes ändern. Abnorme Belastungsverhältnisse, z. B. beim Spreizfuß, sind gut erkennbar.

Abdruck mit Rasterplatte

Der klassische Abdruck kann modifiziert werden, indem eine Gummiplatte benutzt wird, die dicht mit pyramidenförmigen Noppen von ca. 1 mm Höhe bedeckt ist. Die Größe des Abdruckes jeder Pyramide entspricht dem Druck, der an dieser Stelle ausgeübt wurde. Für gewisse Fragestellungen ist diese Art des Abdruckes sehr aufschlußreich.

Gangspur

Neben der Standspur kann die Gangspur erhalten werden, indem der Patient über die Abdruckplatte hinweggeht. Zweckmäßig benützt man eine Gummibahn von 40 cm Breite und 1,5 bis 2,5 m Länge, da so mehrere Schritte festgehalten werden können. Das Bild der Gangspur ergibt sich aus der Superposition aller Podogramme während der Standphase der Schritte. Die Bilder differieren etwas von der Standspur und zeigen einige Details besser, andere wieder weniger gut.

Fotopodogramm (Roig-Puerta)

Sehr klare und feine Darstellungen der Hautlinien der Sohlenhaut erhält man mit folgender Technik: Ein fotografisches Bromsilberpapier (ca. 15 × 30 cm) wird am Tageslicht oder unter einer Lampe kurz belichtet. Die Fußsohle wird mit einer nicht reizenden, konzentrierten fotografischen Entwicklerlösung bestrichen (z. B. Röntgenentwickler), der Fuß sorgfältig auf das Bromsilberpapier (Schichtseite nach oben!) gestellt und 30 Sekunden belassen. Anschließend sofort fixieren und wässern. Das entwickelte Bild zeigt alle Feinheiten der Sohlenhaut und der Hautfalten. Das Fotopodogramm kann für spezielle Untersuchungen wertvoll sein, es sagt meist nicht viel mehr aus als das klassische Podogramm.

Podoskop (Lelièvre 1961)

Der Fuß wird auf eine Glasplatte, die über einen Spiegel von unten her betrachtet werden kann und von unten beleuchtet ist, gestellt. Die Belastungszone kann eingehend von unten betrachtet werden, bei starker oder geringer Belastung. Die Verformbarkeit des Fußes, besonders die Senkung der Längswölbung, kann genau beurteilt werden.

Angeborener Klumpfuß

Klinische Zeichen

Der Klumpfuß ist gekennzeichnet durch

- Steilstand und Supinationsstellung des Kalkaneus und des Fußes,
- Supinationsstellung und mediale (Sub-)Luxation des Os naviculare und des Mittelfußes,
- Adduktion des Vorfußes in der Chopartschen Gelenklinie, im Os-naviculare-Bereich und in der Lisfrancschen Gelenklinie,
- häufigen Rückstand in der Differenzierung des Fußskeletts und Störungen in der Entwicklung der Unterschenkelmuskulatur.

Pathologische Anatomie

Kalkaneus

Steht supiniert und in Spitzfußstellung. Die Achillessehne ist verkürzt und greift oft sehr weit nach medial vor.

Talus

Nach vorne verschoben, steilgestellt in der Knöchelgabel, er kann für die Knöchelgabel zu breit sein!

Os naviculare

Sehr stark nach medial gedreht, bis 90 Grad, berührt dann den Malleolus medialis. Gleichzeitig stark supiniert. M. tibialis posterior verkürzt, seine Sehne strahlt oft mit sehr starken Bündeln nach plantar-lateral-vorne aus und verhindert die Redression.

Os cuboideum

Mit Os naviculare und Kalkaneus verbunden und stark supiniert.

Ossa metatarsalia I–V

In der Lisfrancschen Gelenklinie adduziert.

Allgemeiner Wachstumsrückstand

Die Knochenkerne entstehen später und sind kleiner, Längenwachstum vor allem am medialen Fußrand verzögert. Wade: Hochstand des verkürzten und schwach entwickelten M. triceps surae („Klumpfußwade").

M. peronaeus brevis

Ansatz am Metatarsale V atypisch: Fibröse Verlängerung der Sehne am Ansatz (als „M. peronaeus extensorius" von Scherb 1952 beschrieben). M. peronaeus longus: an der

Insertionsstelle oft Veränderungen: Verwachsungen mit den lateralen Metatarsalien, deshalb keine Wirkung auf den medialen Fußrand.

M. tibialis anterior

Kann akzessorische Insertion am Dorsum des Os cuneiforme mediale haben.

Bänder an der Medialseite des Fußes

Sie sind verdickt und verkürzt, vor allem das Lig. deltoideum und die Sehnenscheiden der Mm. tibialis posterior, flexor digitorum longus und flexor hallucis longus. Auch die plantaren Bänder im Bereich des Mittelfußes und die Plantarfaszie können abnorme Verkürzungen und Verläufe zeigen.

M. abductor hallucis

Ist oft sehr kräftig, breit am derben und verkürzten Retinaculum mm. flexorum ansetzend.

Zusammenfassung

Verkürzung der Weichteile an der Medialseite des Fußes, vor allem plantar. Vielfache Anomalien der Insertion von Sehnen und Bändern; teilweise, oft unregelmäßig verteilte Fibrose und Atrophie der Unterschenkel- und Fußmuskulatur. Beim älteren Klumpfuß Formanomalien der Fußwurzelknochen, entsprechend ihrer gegenseitigen abnormen Stellung.

Röntgenbild

Die Redressionsbehandlung des Klumpfußes wird in erster Linie nach dem äußeren Aspekt des Fußes gehandhabt. Zur Verhütung von Rezidiven ist aber die Kenntnis der inneren Struktur notwendig, ebenso zur Indikationsstellung für die Weiterbehandlung und für Operationen.

Standardaufnahmen

a) Dorsoplantar in max. Redression von Adduktion und Supination (Tab. 33; Abb. 159).
b) Seitlich unter max. Redression von Adduktion und Supination in max. Ventralextension (Tab. 33).
c) Evtl. wie b), aber bei max. Plantarflexion. Aus b) und c) kann die Beweglichkeit im oberen Sprunggelenk und in der Chopartschen Gelenklinie ersehen werden.
d) Evtl. Arthrographie des oberen Sprunggelenkes: Gelenkflächen meist normal, Synovialsäcke schlecht entwickelt, Gelenk in toto verkleinert.

Zu a) *Dorsoplantare Aufnahme*

– *Normal:* Kalkaneus: oval, vorne breiter, nach 1 Jahr Sichtbarwerden des Sustentaculum talare. Längsachse genau nach vorne oder nur wenig nach außen gerichtet.

– Talus: oval, Längsachse nach innen gerichtet, bildet mit der Kalkaneusachse einen Winkel von 34–40 Grad (bei Knickplattfuß 45–50 Grad!). Die vorderen Abschnitte von Talus und Kalkaneus werden nebeneinander projiziert. Beim Säugling sind die übrigen Fußwurzelknochen nicht sichtbar.

– Os cuboideum: liegt genau in der Kalkaneusachse.

– Metatarsus: Kalkaneusachse verläuft parallel zum Os metatarsale V, Talusachse parallel zum Os metatarsale I.

– *Klumpfuß:* Kalkaneus: oval, vorne schmäler, Achse geht am nicht redressierten Fuß nach lateral, am redressierten Fuß unter Umständen in normaler Richtung nach vorne.

– Talus: Achse parallel zum Kalkaneus, Talus und Kalkaneus sind übereinander oder oft ineinander projiziert.

– Os cuboideum: Liegt medial der Kalkaneusachse.

– Metatarsus: Schräg nach innen vorne verlaufend. Winkel zwischen Achse von Talus und Os metatarsale I ergibt den Adduktionswinkel. Rückverlagerung des Os metatarsale I gegenüber Os metatarsale II und Verkürzung der Großzehe ist ein Zeichen von mangelhafter Korrektur der Adduktion infolge von unüberwindlichen Weichteilwiderständen zwischen Malleolus medialis und Os naviculare oder starker Wachstumsstörung des medialen Fußskeletts.

Zu b) *Seitliche Aufnahme*

– *Normal:* Kalkaneus: der obere Rand vorne als Sinus tarsi schon in der ersten Woche etwas eingedellt. Hinten höher als vorne. Bei max. Ventralextension beträgt der Winkel der Kalkaneusachse mit der Tibiaachse ca. 50 Grad, bei Plantarflexion ca. 160 Grad.

– Talus: oval, in der Mitte eingeschnürt. Bei Ventralextension: Achse steht senkrecht (90 Grad) zur Tibiaachse, bildet einen nach hinten offenen Winkel von 30–40 Grad mit der Kalkaneusachse. Der vordere Rand steht über dem vorderen Kalkaneusrand, die Kerne berühren sich fast. Der Kalkaneus steht nur wenig hinter dem Talus zurück, bei Plantarflexion stärker.

– Metatarsus: steht vor dem Tarsus.

– *Klumpfuß:* Kalkaneus: Depression des Sinus tarsi fehlt. Kern oval, bei starker Supination ist der Kern vorne höher als hinten. Bei Plantarflexion zeigt die Kalkaneusachse nach unten (Winkel mit der Tibiaachse größer als 90 Grad), bei Ventralextension ebenfalls.

– Talus: Form normal, später Taluskörper oft klein, Achse parallel zur Kalkaneusachse oder Winkel nur wenig nach hinten offen (unter 30 Grad). Talus nach vorn über den Kalkaneus gerutscht!

– Metatarsus: Os naviculare ist nach plantar verlagert, ebenso alle Metatarsalia. Bei starker Supination sieht man die Metatarsalia dorsoplantar!

Das Röntgenbild sagt dem Erfahrenen vieles. Er kann daraus die Richtung der Redression ablesen, er stellt die Indikation zu Operationen usw. Ebenso gibt das Röntgenbild, besonders des älteren Klumpfußes, Aufschluß über Deformierungen der Gelenke usw. Dank der Röntgenaufnahmen ist man vom gewaltsamen Redressement mit dem Osteoklasten abgekommen, da damit die Deformationen der Knochenkerne und der Gelenkflächen ersichtlich wurden. Beim Klumpfuß sollen im ersten Jahr alle 3–4 Monate Röntgenbilder gemacht werden, ebenso vor und nach Operationen.

Tabelle 33   Synoptische Zusammenstellung der Röntgenkriterien beim Klumpfuß des jungen Säuglings

Normaler Fuß

1. Unterschenkel und Fuß

Aspekt   Wade und Fuß schön geformt

2. Kalkaneus

dorsoplantar   vorne breit
                Achse wenig nach lateral ab-
                  weichend

seitlich   Sinus tarsi nach 1–2 Wochen
                  sichtbar, eingedellt,
                hinten höher

3. Tarsus (in Ventralextension)

seitlich   Taluskörper von der Tibia-Achse
                  getroffen
                ∢ Talusachse-Tibia-Achse
                  90 Grad
                ∢ Tibia-Kalkaneus-Achse
                  130 Grad
                ∢ Kalkaneus-Talus-Achse
                  40 Grad

dorsoplantar   Kalkaneusachse parallel zur Achse
                  des Os metatarsale V, wenig nach
                  lateral geneigt
                Talusachse parallel zur Achse des
                  Os metatarsale I
                Kuboid wird von der Kalkaneus-
                  achse getroffen,
                ∢ Talus-Kalkaneus-Achse
                  = 30–40 Grad (über 40 Grad
                  = Knickfuß)

4. Metatarsus

dorsoplantar   Os metatarsale I liegt um einige mm
                  distal vom Os metatarsale II, die
                  Großzehe ist oft länger als die
                  2. Zehe

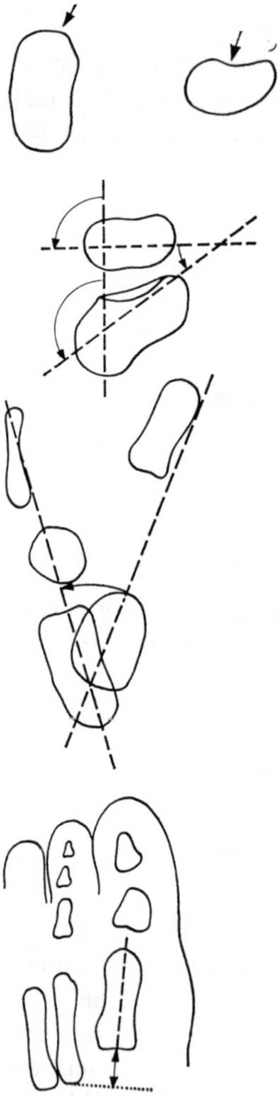

Abb. 159a

Tabelle 33   (Fortsetzung)

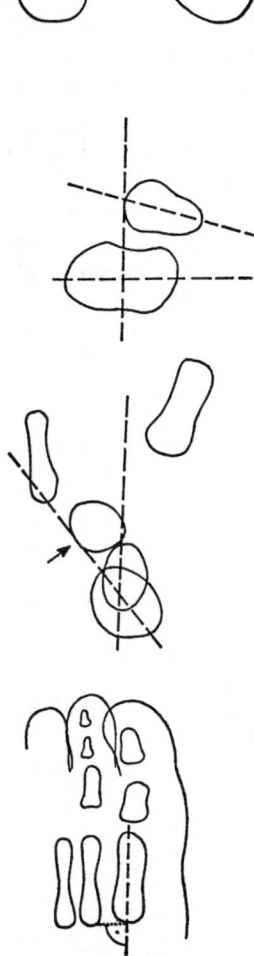

Abb. 159b

Klumpfuß

1. *Unterschenkel und Fuß*

Aspekt

Klumpfußwade: M. gastrocnemius meist gut entwickelt, M. soleus atrophiert, übrige Unterschenkelmuskulatur atrophiert
Entwicklungsrückstand des ganzen Fußes

2. *Kalkaneus*

dorsoplantar

vorne schmaler
Achse stark nach lateral abweichend

seitlich

Sinus tarsi nicht sichtbar
Form oval
vorne höher

3. *Tarsus (in Ventralextension)*

seitlich

Talus liegt vor der Tibiaachse
∢ Talusachse-Tibiaachse
< 90 Grad
∢ Tibia-Kalkaneus-Achse
< 130 Grad
∢ Kalkaneus-Talus-Achse
< 40 Grad

dorsoplantar

Kalkaneus-Achse nicht parallel zur Achse des Os metatarsale V, stark nach lateral geneigt
Talus-Achse nicht parallel zur Achse des Os metatarsale I, sie trifft das Os metatarsale nicht
Kuboid wird nicht von der Kalkaneus-Achse getroffen, es liegt medial davon
∢ Talus-Kalkaneus-Achse
< 30 Grad

4. *Metatarsus*

dorsoplantar

Os metatarsale I bei starker Adduktionskontraktur oder starken Weichteilwiderständen am medialen Fußrand gegenüber dem Os metatarsale II zurückgeschoben, 1. Zehe kürzer als die 2. Zehe

17. Längen- und Umfangmessungen an der unteren Extremität und an Amputationsstümpfen

Längenmessung

Bein

Von der Spina iliaca ant. sup. zur Spitze des Malleolus lat. (Wenn die Spina iliaca ant. sup. einseitig oder beidseitig fehlt, kann dafür die Distanz zwischen dem Beckenkamm und dem Malleolus lat. gewählt werden. Oft ist auch die „scheinbare" Beinlänge brauchbar: Distanz zwischen Nabel und Malleolus med.)

Die Messung der Beinlängendifferenz im Stehen erfolgt durch Unterlegen von Holzbrettchen unter das kürzere Bein. Die Differenz ist ausgeglichen, wenn beide Darmbeinkämme gleich hoch stehen, die Rima ani lotrecht steht und die hinteren Darmbeinstachel beim Vorneigen horizontal stehen.

Genaue Längenmessungen erfolgen mit der *Orthoradiographie:* Im Stehen (oder Liegen) werden Hüftgelenke, Kniegelenke und obere Sprunggelenke zusammen mit einem kontrastgebenden Maßstab orthograd aufgenommen. Bezugspunkte für Längenmessungen sind oberer Umfang des Femurkopfes, unterer Umfang des medialen Femurkondylus, für die Tibia eminentia intercondylica und Tibiagelenkfläche im oberen Sprunggelenk.

Oberschenkel

Distanz zwischen der Spitze des Trochanter major und dem lateralen Kniegelenkspalt. Mit geringer Abweichung kann auch die Distanz zwischen Spina iliaca ant. sup. und dem lateralen Kniegelenkspalt gewählt werden.

Unterschenkel

Lateraler Kniegelenkspalt bis Spitze des Malleolus lateralis.

Fuß

Distanz von der hintersten Kontur des Fußes im Stehen bis zur Spitze der längsten Zehe.

Umfangmessung

Oberschenkel

Beim Erwachsenen 15 cm, 20 cm oder 25 cm oberhalb des medialen Kniegelenkspaltes. (Bei starker Atrophie des M. quadriceps femoris und bei Kindern auch 6 cm und 10 cm.) Es kann auch der obere Patellarpol als Bezugspunkt gewählt werden, wenn der mediale Gelenkspalt nicht sicher zu finden ist (im Protokoll anzugeben).

Knie

Über die Mitte der Patella.

Unterschenkel

15 cm oder 20 cm unterhalb des medialen Kniegelenkspaltes. Üblich ist auch die Messung des größten und des kleinsten Unterschenkelumfanges (Wade und Fessel).

Fuß

Fersenmaß, über Ferse und Rist gemessen. Ristmaß, über das Navikulare quer gemessen. Ballenmaß, über die Großzehenballe quer gemessen.

Messungen an Amputationsstümpfen

Längenmessung

Bei der Messung der Amputationsstümpfe unterscheidet man die Länge der Skeletteile von der Länge der Weichteile. Oft ist wegen lockerer Weichteile die Stumpflänge nicht genau festzustellen bzw. sehr variabel. Für die prothetische Versorgung sind sowohl die Knochenlänge wie die Maße der Weichteile wichtig.

Die Länge des Stumpfknochens wird möglichst genau geschätzt oder gemessen. Für genaue Längenmessungen der Knochen muß das Röntgenbild beigezogen werden. Die *anatomische* Stumpflänge wird vom Gelenkspalt des noch erhaltenen Gelenkes aus bis zum Stumpfende gemessen.

Als *funktionelle* Stumpflänge (BECKER 1944) mißt man den Abstand vom Stumpfende (Weichteilende) bis zur Beugefalte des erhaltenen Gelenkes: Am Ellbogen und Knie bei rechtwinklig gebeugtem Gelenk, an der Hüfte bis zum Tuber ischii, an der Schulter bis zur Achselfalte bei hängendem Arm.

Umfangmessung

Die Umfangmaße werden in bestimmten Ebenen oberhalb des Stumpfendes gemessen (10 cm, 20 cm und 30 cm oberhalb des Stumpfendes).

18. Die Untersuchung des menschlichen Ganges

Die motorischen Funktionen des Menschen sind zu einem großen Teil durch immer wiederkehrende automatische Bewegungsabläufe (Bewegungsmuster) charakterisiert. Sie sind besonders gut an den unteren Extremitäten während des Gehaktes zu finden, aber auch an den oberen Extremitäten und am Rumpf.

Die Bewegungsautomatik wird in den ersten Lebensjahren erlernt und ist an die ungestörte Funktion des zentralen Nervensystems gebunden. Sie bildet einen vom Willen unabhängigen Teil der Persönlichkeit (s. S. 47ff).

Solange keine pathologischen Veränderungen am Bewegungsapparat den Ablauf stören, ist eine bemerkenswerte Konstanz der automatischen Bewegungsabläufe festzustellen. Durch Störungen an Skelett, Gelenken und Muskeln werden sie verändert, und zwar in dem Sinn, daß das *Ziel* der motorischen Funktion, z. B. die Lokomotion trotzdem möglichst gut erreicht wird. Die Analyse der Bewegungsabläufe ist eine dynamische Aufgabe und daher schwierig, die anzuwendenden Methoden aufwendig. Trotzdem muß sich der Orthopäde damit befassen, und er tut es auch seit jeher in der Beurteilung des Hinkens.

Normaler Gang

Der normale Gang ist ein abwechselndes, rhythmisches Vorschwingen und Aufsetzen der Füße (Abb. 160). Die Periodendauer (Zyklusdauer) D ist die Zeit, die für den Doppelschritt (2 Einzelschritte) benötigt wird. Zwischen rechtem und linkem Fuß ergibt sich eine Phasendifferenz von ½ D. Die Schrittperiode wird für jede Seite in die Standphase (61%) und die Schwungphase (39%) unterteilt. Die Standphase wird weiter unterteilt, je nachdem ob die Ferse, die ganze Sohle oder nur der Vorfuß und die Zehen den Boden berühren. Der Beginn dieser Unterphasen wird in der Abb. 160 mit Fersenkontakt, Sohlenkontakt, Fersenablösung und Zehenablösung bezeichnet.

Die Schwungphase besteht im Vorschwingen zwischen Ablösung und Aufsetzen des Fußes.

Am Ende der Standphase rechts berührt auch die linke Ferse den Boden. Die Doppelbelastung ist beim Spazierschritt relativ lang, bei schnellerem Gehen wird sie kürzer und verschwindet beim Laufen.

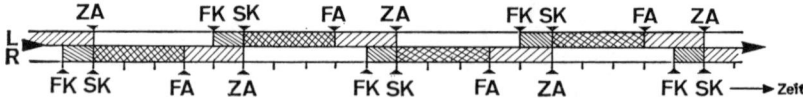

Abb. 160 Schema der Schrittphasen und ihrer Unterteilung. Fortbewegung von links nach rechts, Bodenkontakt von rechtem (R) und linkem (L) Fuß. FK = Fersenkontakt, SK = Sohlenkontakt, FA = Fersenablösung, ZA = Zehenablösung.

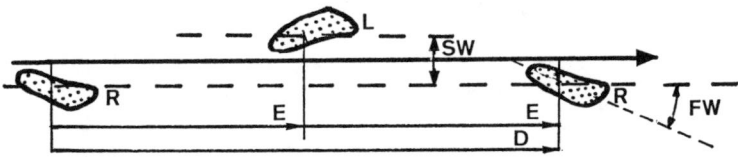

Abb. 161 Schrittspur. E = Länge des Einzelschrittes, D = Länge des Doppelschrittes,
SW = Schrittweite, FW = Fußaufsetzwinkel.

Der einfachen Beobachtung sind auch die Schrittweite (Distanz der beiden Bodenberüh-
rungszentren von der Mittellinie der Fortbewegung) und der Fußaufsetzwinkel
(Abb. 161) zugänglich.
Die Zyklusdauer ist abhängig von der Gehgeschwindigkeit und der Schrittzahl pro
Minute (Kadenz). Für den gewöhnlichen Wanderschritt beträgt die Zyklusdauer 0,9 bis
1,0 Sekunde, die Schrittzahl 110 bis 120 pro Minute, die Schrittlänge ungefähr 78 cm.
Schrittzahl und Schrittlänge werden für den Einzelschritt, die Zyklusdauer für den
Doppelschritt angegeben. Der Körperschwerpunkt führt bei jedem Schritt eine wellen-
förmige Auf- und Abbewegung von ungefähr ± 2,5 cm durch, er steht am höchsten in der
Mitte der Standphase.
Die Messung des Sohlendruckes zeigt, daß der Körper im Beginn der Standphase
abgebremst, am Schluß aber wieder beschleunigt wird.
Die Beobachtung des entkleideten Patienten während des Gehens erlaubt, Abweichun-
gen der erwähnten Parameter vom normalen Gang zu beobachten.

Hinken

Jede Abweichung vom normalen Gang bezeichnen wir als Hinken. Bei der klinischen
Beobachtung des Gehenden achten wir auf

– Regelmäßigkeit und Rhythmus der Schritte;
– Abweichungen von der (zeitlichen und räumlichen) Symmetrie;
– Zeitpunkt in dem Abweichungen auftreten;
– Mitbewegungen von Rumpf und oberen Extremitäten.

Die einfache Beobachtung des entkleideten Patienten während des Gehens läßt folgende
Arten des Hinkens unterscheiden:

a) *Hinken bei statischer oder dynamischer Instabilität,* z. B. der Hüftgelenke
   (Abb. 162 a–d, Tab. 34). Die schwungseitige Hüfte wird nicht angehoben (Trendelenburgsches Zeichen) und der Oberkörper wird auf die Standbeinseite verlagert
   (Duchennesches Zeichen). Durch starkes Überlegen des Oberkörpers kann ein
   leichtes positives Trendelenburgsches Zeichen kompensiert werden.
b) *Verkürzungshinken.* Der Körperschwerpunkt senkt sich in der Standphase des kürzeren Beines übermäßig. Dies kann z. T. durch Zehenstand auf der kürzeren Seite oder
   durch stärkeres Beugen des andern Knies etwas ausgeglichen werden.

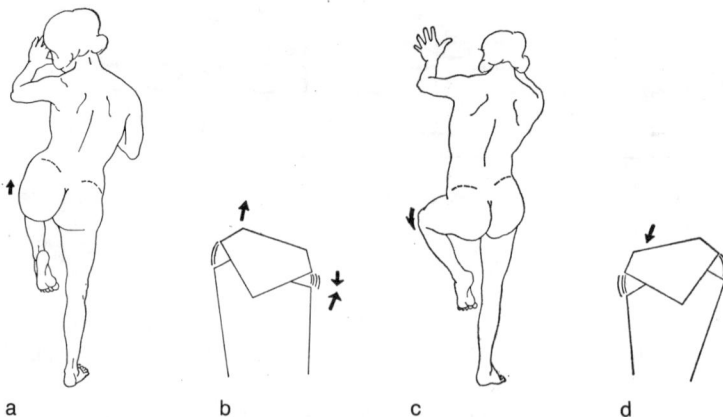

a   b   c   d

Abb. 162a–d   Trendelenburgsches Zeichen bei Störungen der Funktion des M. glutaeus medius.
a) Trendelenburg negativ: Beim Beinheben hebt sich die gleichnamige Beckenhälfte durch Kontraktion des M. glutaeus medius der Standseite, c) Trendelenburg positiv: Durch Insuffizienz des
M. glutaeus medius der Standseite sinkt das Becken der Gegenseite ab, b + d) Schema der Aktion
des M. glutaeus medius.

Tabelle 34   Störungen der M. glutaeus-medius-Funktion (nach Manual of Orthopedic Surgery)

1. Ursachen am Skelett:
   a) Ankylose (fibrös oder knöchern);
   b) Deformität des oberen Femurendes: Coxa vara congenita, Epiphyseolysis capitis femoris,
      Verkürzung des Schenkelhalses;
   c) Kontinuitätstrennung: Frakturen der Hüftgegend, Schenkelhalspseudarthrose;
   d) Instabilität des Hüftgelenkes: Hüftluxation, Hüftsubluxation.

2. Muskuläre Ursachen:
   a) ± starke schlaffe Lähmung des M. glutaeus medius;
   b) Spastische Lähmung des M. glutaeus medius und anderer Hüftmuskeln.

c) *Schmerzhinken.* Bei starken Schmerzen wird die Belastungszeit verkürzt, evtl. so
stark, daß nur eine Teilbelastung erfolgt. Der Fuß wird nur unvollständig abgerollt.
Eine schmerzhafte Unterphase (z. B. Zehenablösung bei schmerzhaftem Großzehen-
grundgelenk) kann selektiv verkürzt werden. Bei weniger ausgeprägten oder beidsei-
tigen starken Schmerzen wird der Fuß des erkrankten Beines vorsichtig und langsam
auf den Boden gesetzt, die Belastungsdauer ist verlängert, das Abstoßen des Fußes
erfolgt ebenfalls langsam. Die Belastungskurve steigt langsam an, verläuft auf kon-
stantem Niveau und fällt langsam ab.

d) *Versteifungshinken.* Beim Hüftgelenk: Vorschwingen des Beines durch Drehung des
ganzen Beckens, evtl. unter Hebung des Körperschwerpunktes durch leichten Zehenstand auf dem gesunden Bein. Kniegelenk: Vorschwingen des Beines seitlich im
Bogen nach starkem Anheben des Hüftgelenkes. Fußgelenke: Mehr oder weniger
starke Behinderung des Auftretens und des Abrollens des Fußes.

Abb. 163   Aufzeichnung des Bodenkontaktes (unten) und der Reaktionskräfte beim Gehen, Fortbewegung von links nach rechts.
v = vertikale Kraft,
h = horizontale Kraft in Gehrichtung;
positive Werte = Beschleunigung,
negative Werte = Bremskraft.
Die Kräfte einer Belastungsphase links sind eingezeichnet.

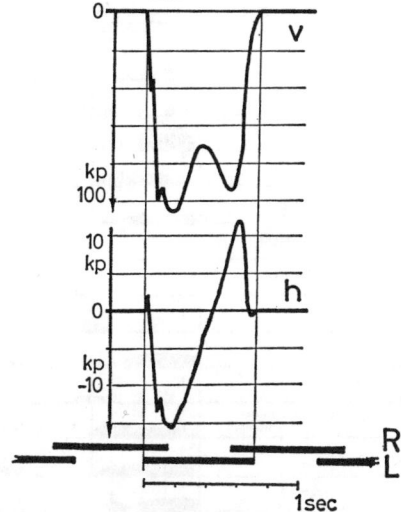

e) *Lähmungshinken.* Die partielle oder totale schlaffe Lähmung einer oder mehrerer Muskelgruppen erfordert kompensatorisch vermehrte Aktion einer andern Muskelgruppe, das Gangbild wird entsprechend modifiziert, z. B. wird bei Lähmung der Fußheber der Großzehenballen vor der Ferse aufgesetzt (Steppergang).

f) *Hinken bei spastischer Lähmung* und Koordinationsstörungen. Es ergeben sich groteske Abweichungen vom normalen Gangbild.

Die genaue Analyse des Gehaktes und seiner Pathologie kann nur anhand einer fortlaufenden Registrierung der verschiedenen Parameter erfolgen. Es lassen sich folgende Methoden anwenden, die in die Klinik noch wenig Eingang gefunden haben:

a) Filmaufnahmen in 1–3 Ebenen,

b) Fotografie mit mehrfacher Belichtung (Chronozyklografie),

c) Lichtspuraufnahme (fortlaufende Registrierung ausgezeichneter Körperpunkte, die selektiv beleuchtet werden),

d) Registrierung des Bodenkontaktes (Abb. 163),

e) Registrierung der Gelenkstellung, der Geschwindigkeit und der Beschleunigung der Körperteile,

f) Registrierung der auf den Boden ausgeübten Kräfte (Abb. 163, Reaktionskräfte),

g) Registrierung der Muskelaktivität während des Gehaktes (Abb. 164).

Besonderes Interesse finden die letzten Methoden, da sie am besten Aufschluß über die Dynamik des Gehens geben.

Den Orthopäden interessiert vor allem die Reaktionsweise der einzelnen Muskelgruppen auf pathologische Veränderungen, wie sie zuerst von SCHERB (1952) erforscht wurde (Myokinetik, Abb. 164). Nach Lähmungen sowie nach Traumen fand er folgende Veränderungen in der *Myokinetik* der einzelnen Muskelgruppen, wobei Agonisten und Antagonisten verschieden reagieren können (z. B. hyperergisch-hypergisch):

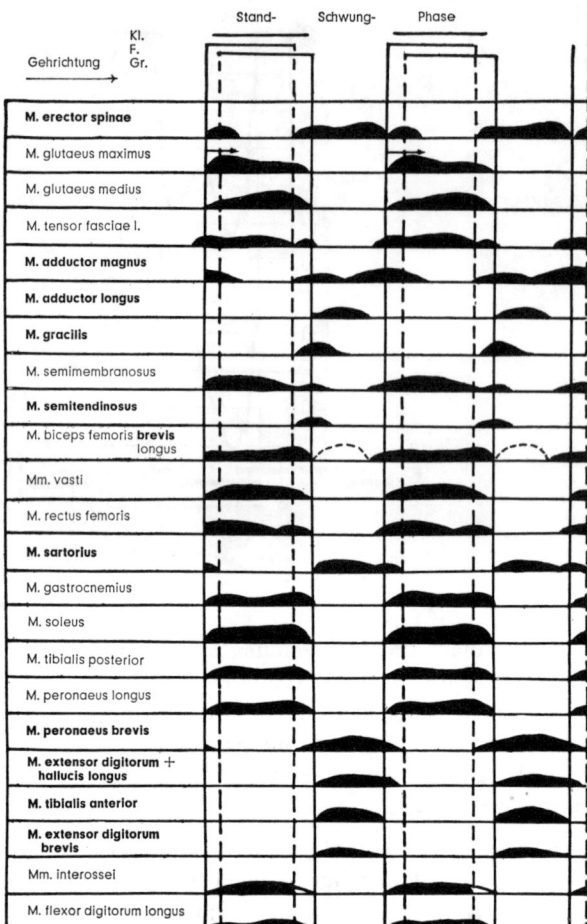

Abb. 164 Myokinesigramm der unteren Extremitäten unter physiologischen Verhältnissen. Die Aktivität der einzelnen Muskeln während zweier Schritte ist aufgezeichnet. Gehrichtung von links nach rechts. Oben ist die Kontaktzeit mit dem Boden für Ferse (F), Kleinzehe (Kl) und Großzehe (Gr) während der Standphase aufgezeichnet. Stand- und Schwungphasenmuskeln unterscheiden sich durch ihre Aktionszeit. Die Höhe der Einzelkurven ist nur als relatives Maß aufzufassen, die Bestimmung der absoluten Muskelkraft ist mit dieser Methode nicht möglich. Diese Kurven sind mit elektromyographisch erhaltenen Werten vergleichbar in bezug auf den phasischen Ablauf und den zeitlichen Ablauf der Kontraktionsstärke. Schwungphasenmuskeln fett, Standphasenmuskeln nicht fettgedruckt (aus *R. Scherb:* Kinetisch-diagnostische Analyse von Gehstörungen. Enke, Stuttgart 1952).

a) *Hypergie:* Abschwächung der Kontraktionsstärke bei phasengerechter Aktion (bei Läsionen im Sehnengleitapparat);

b) *Hyperergie:* Zunahme der Kontraktionsstärke (bei artikulären Läsionen wie Kapselbandapparat und Arthrosen), oft mit Phasenabweichungen. Hyperergie kann Ausdruck einer muskulären Ruhigstellung (Kontraktur) sein;

c) *Hypertonus:* Nach Traumen findet sich oft ein allgemeiner Hypertonus der Muskulatur, der parallel mit der Heilung verschwindet. Eine Hyperergie bleibt oft lange als Restsymptom;

d) Veränderungen in der *Phasenlage:* Die Muskelaktion erfolgt nicht oder nicht allein in der gewohnten Phase, sondern mehr oder weniger davon abweichend, u. U. auch in die antagonistische Bewegungsphase hinein verlängert;

e) Veränderung der *Kontraktionsform:* Die Intensitätsverteilung der Aktivität weicht mehr oder weniger von der Norm ab, z. B. Verschiebung des Aktionsmaximums.

19. Achsenfehlstellungen der unteren Extremität

Genu varum, Genu valgum

Beim Erwachsenen geht in der Frontalansicht die Mikuliczsche Linie (Verbindung der Mitte des Lig. inguinale mit der Mitte des oberen Sprunggelenkes) sowohl durch den Femurkopf wie durch die Mitte der Patella. Liegt die Patella bzw. die Mitte des Kniegelenkes medial der Linie, liegt ein Genu valgum (X-Bein) vor, liegt sie lateral der Mikuliczschen Linie, ein Genu varum (O-Bein) (Abb. 165).

Über 90% der Neugeborenen weisen O-Beine auf. Im 3. Lebensjahr findet man bei ungefähr 65% leichte X-Beine, die sich bis zum Abschluß des Wachstums meist wieder zurückbilden. Von den Jugendlichen weisen noch 20–25% leichte seitliche Knieachsenabweichungen auf.

Zur Bestimmung der Ausprägung des Genu valgum bzw. varum dienen verschiedene Methoden:

a) Messung der Abweichung der Kniegelenksmitte von der Mikuliczschen Linie,

b) Messung des Winkels, der gebildet wird durch die Unterschenkelachse (Mitte oberes Sprunggelenk – Mitte Kniegelenk) und die Oberschenkelachse (Mitte Kniegelenk – Mitte Lig. inguinale),

c) für klinische Verhältnisse ausreichend und am häufigsten benützt: bei Genu valgum Malleolenabstand in Zentimetern gemessen (die Kondylen des Knies werden genau

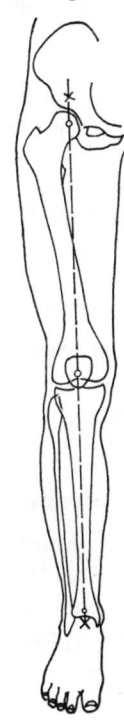

Abb. 165   Mikuliczsche Linie (Verbindung Mitte des Lig. inguinale – Mitte des oberen Sprunggelenkes) am Patienten.

Tabelle 35   Klassifizierung der X- und O-Beine (nach *Bragard*)

Maße	O-Bein	X-Bein
0 Querfinger entspr. 0,5–1,5 cm	O_1	
1 Querfinger entspr. 1,8–2,0 cm	O_2	X_1
2 Querfinger entspr. 3,6–4,0 cm	O_3	X_2
3 Querfinger entspr. 5,0–5,5 cm	O_4	X_3

nach vorne orientiert zusammengehalten). Bei Genu varum: Abstand der Kondylen, wenn die Malleolen aneinandergelegt werden (in Zentimetern oder in Querfingerbreiten, Tab. 35).

Röntgenologische Bestimmung der Achsenverhältnisse

Genaue Zahlenangaben über die Abweichungen der Längsachse sind nur durch Messungen am Röntgenbild möglich. Dazu sind Ganzaufnahmen der unteren Extremitäten in der Ansicht von vorne notwendig. Die Beine werden so orientiert, daß die quere Knieachse parallel zur Filmebene liegt, d. h. daß die Knie genau nach vorne gedreht werden.

Die *mechanische Längsachse des Beines* (= *Traglinie*) verläuft durch das Femurkopfzentrum und die Mitte des Tibiotalargelenkes. Sie entspricht der (klinischen) Linie von Mikulicz, verläuft normalerweise durch die Mitte des Kniegelenkes und ist (bei geschlossener Fußstellung) um 3 Grad nach außen oben geneigt. Die *Femurschaftachse* ist gegen die Traglinie um durchschnittlich 5–7 Grad nach außen oben geneigt. Man erhält sie, indem im oberen und unteren Drittel des Femurschaftes die Mitte der Diaphyse eingezeichnet und deren Verbindungslinie gezogen wird. Die anatomische Tibiaachse fällt mit der Traglinie zusammen.

Proximales Femurende

Die Schenkelhalsachse bildet mit der Femurschaftachse den Schenkelhalsneigungswinkel (CCD-Winkel) von 120–133 Grad (s. S. 136). Die Schenkelhalsachse ist gegenüber der Knieachse nach vorne gedreht (Antetorsion, s. S. 136).

Kniegelenk

Die *Kniebasislinie* (Gelenklinie) steht horizontal. Mit der Traglinie bildet sie einen Winkel von 87 Grad, mit der Femurschaftachse einen solchen von 81 Grad (Abb. 166 a–c, 131 b). Die Traglinie geht normalerweise durch die Mitte des Kniegelenkes. Abweichungen der Gelenkmitte von mehr als 5–10 mm sind pathologisch.

In der seitlichen Ansicht ist die Tibiagelenkfläche um 4 Grad nach hinten geneigt (beim Neugeborenen um 27 Grad, s. Abb. 132 b).

Abb. 166a–c Genu varum
und Genu valgum im Röntgen-
übersichtsbild:
a) Genu valgum,
b) normal,
c) Genu varum. TL = Traglinie,
FA = Femurachse,
TA = Tibiaachse,
KB = Kniebasislinie (Gelenk-
        linie),
VK = Vertikale Körperachse.

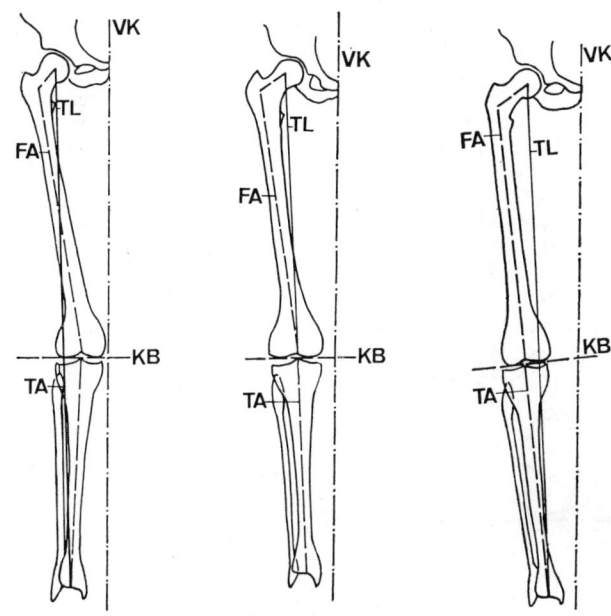

a   b   c

Oberes Sprunggelenk

Die Drehachse des oberen Sprunggelenkes steht senkrecht zur Traglinie, d. h. sie ist um 3 Grad nach außen geneigt und verläuft parallel zur Kontur der Talusrolle.

Pes varus, Pes valgus

Die Abweichung der Kalkaneusachse von der Vertikalen beim Betrachten des Fußes von hinten gibt das Maß für die Varus- bzw. Valgusstellung des Fußes (besser des Rückfußes s. S. 195). Normalerweise ist die Kalkaneusachse um 0–5 Grad nach innen geneigt. Neigung nach außen = Pes varus, Neigung > 6 Grad nach innen = Pes valgus.

Torsionsverhältnisse an Ober- und Unterschenkel

Die Torsionsverhältnisse am Oberschenkel (Abb. 167) sind durch die Achsenstellung am oberen Femurende charakterisiert. Die Antetorsion des Femurhalses ist durch den Winkel bestimmt, den die Schenkelhals-Schenkelschaft-Ebene mit der sog. Kondylenebene (gebildet durch die hintere Kontur der Femurkondylen) einschließt. Die Torsionsverhältnisse werden also auf die Kniequerachse (die ihrerseits parallel zur Kondylenebene liegt) bezogen (s. S. 137). Eine vermehrte Antetorsion hat zur Folge, daß das Knie und damit alle distalen Partien einwärts gedreht werden, wenn das Hüftgelenk der Norm entsprechend eingestellt ist.

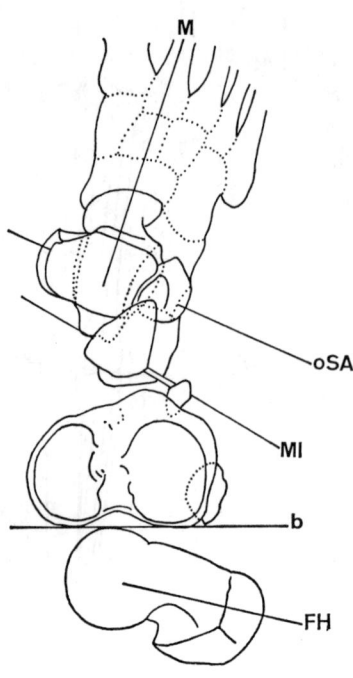

Abb. 167   Torsionsverhältnisse an den unteren Extremitäten.
M   = Mittelfußachse, oSA = obere Sprunggelenksachse,
MI = Ebene der Membrana interossea,
b   = quere Kniegelenksachse,
FH = Femurhalsachse.

Die Torsion des Unterschenkels ist definiert als Verdrehung der Querachse des oberen Sprunggelenkes gegenüber der queren Knieachse. Sie ist beim Erwachsenen gegenüber der queren Knieachse um rund 23 Grad nach außen gedreht. Gegenüber der Verbindungslinie der Malleolenspitzen (Malleolenachse) ist sie um etwa 8 Grad nach innen gedreht. Im allgemeinen gibt man sich mit der Bestimmung der Malleolenachse und ihrer Drehung gegenüber der Knieachse zufrieden und schätzt Abweichungen von der Norm.
Beim Neugeborenen ist die Außendrehung des Unterschenkels gering, bis zum Schulalter erreicht sie fast die Werte beim Erwachsenen.
Vermehrte Einwärtsdrehung der Malleolenachse bewirkt eine Zunahme der Knickplattfußstellung des Fußes (s. S. 195).
Die Torsionsverhältnisse an den unteren Extremitäten können auch mittels CT ermittelt werden. Die Referenz für die Torsion ist die retrokondyläre Ebene im Bereich des Kniegelenkes. Das Verfahren ist aufwendig, die genaue Lage der Achse des oberen Sprunggelenkes ist auch mit dieser Technik nicht sicher festzulegen.

20. Die rheumatischen Gelenkerkrankungen

Der Orthopäde sieht sich in seiner Praxis sehr oft genötigt, Erkrankungen des Bewegungsapparates vom rheumatischen Formenkreis in seine diagnostischen Erwägungen einzubeziehen. Wenn wir auch die Einbeziehung der degenerativen Gelenkprozesse unter den Rheumabegriff ablehnen, müssen wir anerkennen, daß exakte Diagnostik und Therapie zunächst unklarer Gelenkerkrankungen und muskulärer Störungen bei Rheumatologen und Orthopäden übereinstimmen. Die Kenntnis der großen Vielfalt der rheumatischen Erkrankungen muß vom Orthopäden verlangt werden. Eine Übersicht ergibt sich aus einem der vielen Einteilungsschemata der rheumatologischen Erkrankungen, wobei beachtet werden muß, daß die sog. degenerativen und extraartikulären Rheumaerkrankungen sehr viel häufiger vorkommen als die eigentlichen Krankheiten des (entzündlichen) rheumatischen Formenkreises (Tab. 36).

Tabelle 36   Übersicht über die Gelenkerkrankungen (nach *Hellner* u. *Moll*)

A. Posttraumatische

1. Hydrops, rezidivierender Hydrops, chron. Synovitis traumatica
2. akute exogene Infektion, Gelenkempyem
3. Sudecksche Dystrophie nach Trauma
4. peri- und intraartikuläre Verknöcherungen, Kapselverknöcherung

B. Entzündliche

1. akute eitrige Arthritis (metastatisches Gelenkempyem)
2. chronische Infektarthritis (oft Knorpelläsion, Tbc)
3. chronische Synovitis (ohne Knorpelläsion)
4. Rheumatoid eines Gelenkes [Scharlach, Typhus, Enteritiden, Erysipel usw.] (unspez. postinfektiöse, allergisch-hyperergische Arthritis, urethrokonjunktivosynoviales Syndrom Reiter)
5. Allergische Arthritis (intermittierender Hydrops, Palindromic Rheumaticus)
6. primär chronische Polyarthritis
   Sonderformen: Chauffard-Ramond- und Felty-Syndrom
                  Stillsches Syndrom
                  Sjoegren-Gougerot-Houwer-Syndrom
                  Silikoarthritis (Caplan)
                  Psoriasisarthritis
                  Arthritis mutilans
                  Periarthritis destruens (Umber)
                  sekundär chron. Polyarthritis (?)
7. Pelvispondylitis ossificans (Pierre Marie-Strümpell-Bechterew)

C. Degenerative, nichtentzündliche

1. Arthrosis deformans (als Folge jeder anderen Gelenkerkrankung)
   posttraumatisch
   Überlastungsschaden (z. B. Preßluftschaden)
   Hämophilie
   Stoffwechselkrankheiten
   nach präarthrotischen Deformierungen
   nach Arthritiden
2. Osteochondritis dissecans (genuin oder posttraumatisch)

Tabelle 36 (Fortsetzung)

D. *Arthropathien* (neuropathische Gelenkveränderungen)
  1. Tabes, Syringomyelie, Lepra, Folgen von Nervenläsionen
  2. Sympathische Reflexdystrophien (Sudeck), neurovegetative Störungen

E. *Tumoren*
  1. Chondromatose (beningne, monoartikulär)
  2. malignes Synovialom

F. *Systemerkrankungen*
  1. enchondrale Dysostosen
  2. epiphysäre Dysplasien und andere Entwicklungsstörungen

G. *Erkrankungen, die mit Gelenkveränderungen einhergehen können*
  1. Stoffwechselerkrankungen: Harnsäuregicht, Kalkgicht, Alkaptonurie, Ochronose, Lipoidosen usw.
  2. Kollagenosen: Lupus erythematodes, Panarteritis, Sklerodermie, Dermatomyositis
  3. endokrine Erkrankungen
  4. primäre und sekundäre Tumoren
  5. Knochen- und Knorpelerkrankungen: Osteoporose, Osteomalazie, Morbus Paget, Ostitis fibrosa cystica, Myelom usw.
  6. Blutkrankheiten: Hämophilie, Leukämie, Polyzythämie
  7. Zirkulationsstörungen. Morbus Raynaud, Morbus Winiwarter-Buerger, Arteriosklerose, Caissonkrankheit usw.
  8. Avitaminosen: Rachitis, Skorbut, Beriberi usw.
  9. Intoxikationen: Blei, Alkohol, Thallium
     Medikamentöse Schädigung (Sulfonamide, Antibiotika, Kortikosteroide usw.)
  10. Periartikuläre Fibrositis und andere periartikuläre Syndrome

---

Tabelle 37 Die hauptsächlichsten Symptome bei Gelenkerkrankungen und ihre Ursachen (nach *Moll*)

---

1. Gelenkschwellung:	Ödem des paraartikulären Gewebes, der Subkutis, diffus oder umschrieben
	Verdickung der Gelenkkapsel und der Synovialmembran
	Hydrops (intraartikulärer Erguß)
	Osteophytäre Knochenwucherungen
2. Gelenkdeformierung:	Gelenkschwellung
	Subluxation
	Luxation
	Deformierung der Meta- und Epiphysen
3. Einschränkung der Gelenkfunktion, Kontraktur:	Schwellung der Gelenkkapsel
	Durch synovialen Reizzustand bedingte reflektorische Muskelsperre
	Schrumpfung der Gelenkkapsel und der Synovialmembran
	Verkürzung von Sehnen, Muskeln und Bändern (tendinöse, muskuläre und ligamentäre Kontraktur)
	Bindegewebige oder ossäre Adhäsionen im Gelenkraum (Ankylose)

Die Diagnose der Gelenkerkrankungen basiert auf der eingehenden Anamnese, der Allgemeinuntersuchung, der speziellen Untersuchung (Tab. 37) der Gelenke und ihrer Funktion, der Röntgenuntersuchung und den Laboratoriumsuntersuchungen. Zur Diagnose der primär chronischen Polyarthritis s. Tab. 38.

Tabelle 38   Diagnostische Kriterien der American Rheumatism Association (ARA) für die Diagnose der primär chronischen Polyarthritis (pcP). Für die Diagnose der pcP müssen 7 der Kriterien erfüllt sein.

1. Morgensteifigkeit der Gelenke.
2. Bewegungs- und Druckschmerz mindestens in einem Gelenk.
3. Schwellung in mindestens einem Gelenk. Es darf nicht nur eine Knochenauftreibung vorliegen, sondern auch Weichteilverdickung oder Erguß.
4. Schwellung wenigstens eines weiteren Gelenkes. Symptomfreies Intervall zwischen den befallenen Gelenken darf 3 Monate nicht überschreiten.
5. Symmetrische Schwellungen von Gelenken (gleichzeitiger Befall der gleichen Gelenke auf beiden Körperseiten). Bei Mittel- und Grundgelenken ist auch eine unvollständige Symmetrie ausreichend.
6. Subkutane Knoten über Knochenvorsprüngen, auf der Streckseite oder gelenksnahen Regionen.
7. Für pcP typische Röntgenveränderungen.
8. Positive Agglutinationsreaktionen zum Nachweis des Rheumafaktors.
9. Herabgesetzter Muzingehalt der Synovialflüssigkeit.
10. Charakteristische histologische Veränderungen in der Synovialmembran mit 3 oder mehr der folgenden Befunde: deutliche Zellhypertrophie, Proliferation der oberflächlichen Synovialiszellen, oft mit Palisadenformationen; deutliche Infiltration mit chronisch entzündlichen Zellen (Lymphozyten oder Plasmazellen überwiegend) mit Tendenz zur Bildung lymphoider Knötchen, Fibrinablagerungen an der Oberfläche oder im Interstitium.
11. Charakteristische histologische Veränderungen im subkutanen Knoten mit typischer zentraler Zellnekrose, umgeben von proliferierten Bindegewebszellen und peripherer Fibrose mit vorwiegend perivaskulären chronisch entzündlichen Zellinfiltrationen.

Röntgenuntersuchung der Gelenke

Nur in den seltensten Fällen darf sich der Orthopäde auf den Röntgenbefund allein stützen, da nur mit der Kenntnis von Anamnese und klinischem Bild die besondere Frage an das Röntgenbild gestellt werden kann, die zur Diagnose führt. Dies gilt insbesondere für Bewegungsaufnahmen, Aufnahmen, die in ganz bestimmter Projektion gemacht werden müssen und auf denen Winkel usw. gemessen werden sollen (Skoliosenaufnahmen, Beurteilung der Hüftgelenke, der Antetorsion usw.). Sehr oft ist der Vergleich zwischen gesundem und krankem Gelenk notwendig (z. B. Beurteilung einer Dekalzifizierung des Hüftgelenkes). Das Röntgenbild eines Gelenkes wird nach dem folgenden Schema beurteilt:

1. Periartikuläre Veränderungen, Weichteilschwellung, Erguß? (Weiche Aufnahmen sind hier von Vorteil!)

2. Breite und Form des röntgenologischen Gelenkspaltes. Verbreiterung = meistens Erguß, Verschmälerung = Knorpelschwund.
3. Form der gelenkbildenden Knochenteile, Frakturlinien, Osteophytenbildung am Rand des Gelenkknorpels?
4. Veränderungen der Spongiosastruktur: allgemeine Kalkverarmung, lokalisierte Veränderungen des Kalkgehaltes (Osteoporose und Osteosklerose), Zystenbildung, subchondrale oder andere Lokalisation der Veränderungen?
5. Freie Gelenkkörper, Osteochondrosis dissecans?
6. Stellung der Gelenkenden: Subluxation, Luxation?
7. Knöcherne Durchwachsung des Gelenkspaltes?

In besonderen Fällen hat sich das Durchpausen der Knochenstrukturen auf durchsichtiges Pauspapier bewährt: Für die Kontrolle geringer Veränderungen, von Differenzen der beiden Körperseiten, für die Vorbereitung von operativen Eingriffen usw. ist die gezeichnete Kopie ein sehr wertvolles Hilfsmittel, sie ermöglicht eine bessere dreidimensionale Vorstellung des Befundes.

Laboratoriumsuntersuchungen

Bei Gelenkerkrankungen und anderen orthopädischen Leiden ergeben sich aus Laboruntersuchungen Anhaltspunkte für die Diagnostik, die man heute nicht mehr missen kann. Dasselbe gilt für die Knochenkrankheiten. Es kann hier keine erschöpfende Darstellung der Laboruntersuchungen gegeben werden; es sind Anregungen für gezielte Teste anhand weniger Beispiele (Tab. 39).

Tabelle 39   Die wichtigsten Laboruntersuchungen des Orthopäden.
Die angegebenen Werte sind Richtwerte. Man halte sich, besonders bei Kindern, an die Angaben des Labors, das seine Normalwerte regelmäßig kontrollieren muß

Labordiagnostik in der Orthopädie (Normalwerte)

1. Reaktionen der akuten Phase:
   - C-reaktives Protein (Latex-Schnelltest)   negativ
   - Blutkörperchensenkungsgeschwindigkeit   < 20 mm/1h
     BSG
   - Albumine (Elektrophorese)   3,5–5,2 g/dl
2. Rheumaserologie:
   - Rheumafaktor   Latex-Test   negativ
                         Waaler-Rose-Test   < 1 : 32
   - Antistreptolysintiter   < 250 ASE
   - Antinukleäre Faktoren   < Titer 41
   - Immunglobuline   IgA   70– 400 mg/dl
                         IgG   800–1500 mg/dl
                         IgM   70– 280 mg/dl
   - Histokompatibilitätsantigene HLA-B27   negativ

Tabelle 39   (Fortsetzung)

3. Stoffwechselerkrankungen:
 - Diabetes mellitus   Glucose (Plasma)   < 7,8 mmol/l
 - Gicht   Harnsäure   ♂ 150–416 µmol/l
                                               ♀ 180–340 µmol/l
 - Ochronose   Homogentisinsäure Urin   negativ
 - Mucopolysaccharidosen   div. Enzymbestimmungen!
 - Osteopathien   Calcium   2,2–2,65 mmol/l
                        Phosphor   0,8–1,6 mmol/l
                        alkal. Phosphatase   < 190 U/l

4. Labordiagnostische Überwachung vor und nach Operationen:
 - Blutbild   Hämoglobin   Hb   ♂ 14–18 g/dl
                                           ♀ 12–16 g/dl
                                      HbE   30–32 pg
                        Hämatokrit   ♂ 40–55%
                                           ♀ 35–50%
                        Erythrozytenzahl   ♂ 4–6 Mill/µl
                                           ♀ 4–5 Mill/µl
                        Leukozytenzahl   3000–11 000/µl
                        Differentialblutbild
 - Blutgerinnung   Thromboplastinzeit   11–16 sec = 100%
                        (Quick)
                        Thrombozytenzahl venös   280 000–340 000/µl
 - Ionogramm   Kalium   3,6–5,1 mmol/l
                        Natrium   135–155 mmol/l
                        Chloride   90–108 mmol/l
 - Harnpflichtige Substanzen
                        Rest-N   ♂ 18–32 mg/dl
                                           ♀ 14–30 mg/dl
                        Harnstoff-N   2,9–6,8 mmol/l
                        Kreatinin   ♂ ≤ 115 µmol/l
                                           ♀ ≤ 106 µmol/l
 - Leberfunktion   Serumprotein gesamt   6–8 g/dl
                        Elektrophorese
                          Albumin   50–66%
                          α_1-Globulin   2– 6%
                          α_2-Globulin   7–13%
                          β_{1+2}-Globulin   10–17%
                          γ-Globulin   10–20%
                        Gallenfarbstoffe
                          Bilirubin Serum   ≤ 20,5 µmol/l
                        Enzyme:
                          alk. Phosphatase   < 190 U/l
                          GOT   < 18 U/l
                          GPT   < 25 U/l
                          LDH   < 240 U/l
                          γGT   ♂ 4–28 U/l
                                           ♀ 4–18 U/l
 - Pankreasfunktion   Amylase   70–300 U/l

5. Urinstatus   pH   4–8   Bilirubin   negativ
                        Eiweiß   negativ   Blut   negativ
                        Glucose   negativ   Urobilinogen   negativ
                        Ketokörper negativ   Sedimentuntersuchung

Untersuchung der Gelenkflüssigkeit

Gesamteiweiß: entzündliche Exsudate: 5–7%.

Posttraumatische, degenerative, allergische Exsudate: 3–5%.

Normaler Gehalt: 2–3%.

Muzingehalt (normal 0,3–1,1%, starke Trübung bei Fällung mit Essigsäure) erhöht bei Osteochondromatose (gelegentlich auch bei neuropathischen Gelenkveränderungen), erniedrigt bei arthritischen Ergüssen (Tab. 40).

Tabelle 40   Beschaffenheit der Synovialflüssigkeit bei Gelenkerkrankungen verschiedener Genese (aus *Tillmann, K.:* Orthopädie in Praxis und Klinik, Bd. II. Thieme, Stuttgart 1981)

Methode	Befundart	Normal	Degenerative Gelenke	Entzündliche rheumatische Gelenke
makroskopisch	Volumen	0,1–3,5 ml	nur bei Reizergüssen	vermehrt
	Viskosität	hoch	zähflüssig	dünnflüssig
	Farbe und Aussehen	gelb-klar	farblos bis gelb-klar	gelb bis grünlich-trüb
mikroskopisch	Gesamtzellzahl	13–180/mm^3	100–2000/mm^3	2000–12000/mm^3
	Zelldifferenzierung	bis 25% segmentkernig	vorwiegend Monozyten	überwiegend segmentkernig
	Rhagozyten	max. 5%	max. 5%	vermehrt 10–90%
	Gesamteiweiß	0,5–2 g/dl	1–4 g/dl	3–7 g/dl
	Albumin	60–80%	60–80%	50–60%
	Globuline	20–40%	20–40%	40–50%
	Zytoplasmaenzyme	wie im Serum	niedriger als im Serum	höher als im Serum
	LDH-Isoenzyme	Max. bei LDH-3	Max. bei LDH-4	Max. bei LDH-4/ LDH-5
laborchemisch	Laktat	2–3 mM	1–3 mM	vermehrt 3–12 mM
	Lipide	nur geringe Mengen	nur geringe Mengen	deutlich vermehrt
	pH-Wert	7,2–7,3	7,3–7,4	7,1–7,2
	Sauerstoffdruck	ca. 30 mm Hg	19–45 mm Hg	0–3 mm Hg
	Kohlensäuredruck	ca. 50 mm Hg	35–50 mm Hg	45–80 mm Hg
	Komplement EC'H 50	20–40	20–40	vermindert 0–30

21. Knochenerkrankungen und Knochentumoren

Knochentumoren sind selten, bösartige Knochentumoren machen nur 1% aller malignen Tumoren aus. Davon sind 40–50% Plasmozytome, 20–30% Osteosarkome, 5–10% Ewing-Sarkome und 2–5% Fibrosarkome. Sie treten bevorzugt im 1./2. und im 5./6. Dezennium auf. 25% sind im Kniebereich, 22% im Becken, 17% in der Wirbelsäule und 12% im Schultergürtel lokalisiert.

Angesichts der Seltenheit und der Bedeutung der Knochentumoren für den Träger haben sich regionale Tumorreferenzregister etabliert, die in einem Arbeitskreis Knochentumoren zusammengefaßt und über eine ansehnliche Zahl von Tumoren dokumentiert sind. Die Abklärung tumorverdächtiger Befunde wurde dadurch sicherer, sie erfordert interdisziplinäre Zusammenarbeit großer Kliniken. Für die Therapie wegweisend ist eine einheitliche Nomenklatur und Stadieneinteilung.

Die benignen Knochentumoren unterteilt man in

B1   inaktive,

B2   aktive,

B3   aggressive Formen („semimaligne": Riesenzelltumor, stammnahes Chondroblastom, proliferierendes Chondrom).

Die malignen Tumoren werden, unter A) auf das natürliche Kompartment beschränkt, B) das natürliche Kompartment überschreitend, eingeteilt in

I   weniger maligne (parossales Sarkom, hochdifferenziertes Chondrosarkom, Fibrosarkom, maligner Riesenzelltumor),

II   hoch maligne (Osteosarkom, Chondrosarkom, Ewing-Sarkom, malignes fibröses Histiozytom),

III   maligne Tumoren mit regionären oder Lungenmetastasen.

Der Vollständigkeit halber wird die Klassierung nach dem TNM-System der UICC (Union internationale contre le Cancer) hier angeführt:

T Primärtumor	T1	< 2 cm
	T2	= 2–5 cm
	T3	= 5–10 cm oder mit Invasion von Knochen, Gefäßen, Nerven
	T4	= >10 cm oder mit pathologischer Fraktur
N regionale Lymphknoten	N0	keine tastbar
	N1	tastbar
M Fernmetastasen	M0	keine Metastasen nachweisbar
	M1	Metastasen nachweisbar
G*Malignität	G1	niedrig
	G2	mäßig
	G3	hoch

---

* = Zusatzmerkmal

Knochenmetastasen sind die häufigste Ursache maligner Knochenveränderungen. 20–30% aller Malignome machen Skelettmetastasen. Ihre Lokalisation:

Wirbelsäule	62%
Femur	10%
Rippen	10%
Schädel	9%
Becken	5%

Die Häufigkeit der Metastasen ist vom Primärtumor abhängig:

Mammakarzinom	62%	gemischt, selten osteolytisch,
Prostatakarzinom	51%	mehr osteoplastisch,
Bronchialkarzinom	34%	mehr osteolytisch, Adenokarzinom auch osteoplastisch,
Schilddrüsenkarzinom	17%	osteolytisch, expansiv, gelegentlich osteoplastisch,
Kolonkarzinom	11%	vorwiegend osteolytisch.

Die Diagnose der Knochenerkrankungen kann im allgemeinen nicht allein anhand des Röntgenbildes erfolgen, der Röntgenbefund ist nur in wenigen Fällen eindeutig. Vielmehr sind Anamnese, klinischer Befund und Laboratoriumsuntersuchungen, inkl. Histologie, beizuziehen. Die Zusammenarbeit mit anderen Disziplinen ist für die richtige Diagnosestellung unabdingbar.

Verdacht auf das Vorliegen eines Knochentumors oder einer Knochenerkrankung besteht bei

– Schmerzen (therapieresistent),
– Schwellung,
– Funktionseinschränkung,
– Deformierung eines Knochens,
– Spontanfraktur.

Besteht Verdacht auf das Vorliegen eines Knochentumors, muß unverzüglich geröntgt werden. Ergibt die klinische und röntgenologische Untersuchung die Diagnose „Knochengeschwulst", muß durch zusätzliche Untersuchungen die Art der Geschwulst geklärt werden. Die genaue Diagnose der Art und der Dignität einer Knochengeschwulst sollte innerhalb 72 Std. durch die Zusammenarbeit von Kliniker, Pathologe und Röntgenologe gestellt werden.

Eine der besten Hilfen in der Diagnosestellung von Knochenerkrankungen ist die Kenntnis aller Möglichkeiten. Deshalb beschränkt sich dieses Kapitel auf einige Zusammenstellungen, die bei diesen Erkrankungen weiterhelfen können (Tab. 41–46).

Tabelle 41   Knochenerkrankungen (nach *Mercer-Duthie*)

A. Entwicklungsstörungen

Chondrodystrophie
Multiple kartilaginäre Exostosen
Multiple Enchondromatose
Knochenchondromatose (Dyschondroplasie)
   Olliersche Krankheit
   Dysplasia epiphysealis hemimelica
Dysostosis enchondralis epiphysaria (Ribbing)
Dysostosis enchondralis metaphysaria (Pfaund-
ler-Hurler, Pleonostose Leri)
Osteogenesis imperfecta und Osteopsathyrose
Osteopetrosis (Marmorknochenkrankheit
Albers-Schönberg)
Polyostotische fibröse Dysplasie (Jaffe-Lichten-
stein, Albright)
Progressive diaphysäre Dysplasie (Camurati-
Engelmann)

B. Stoffwechselstörungen

1. Mangel an anorganischen Knochenbestand-
teilen:
   Ungenügende Resorption von Ca und P:
      Rachitis, Vitamin-D-Mangel
      Osteomalazie
      Fettresorptionsstörungen (Gallenleiden,
      Pankreasstörungen, Zöliakie)
   Übermäßige Ausscheidung von Ca und P:
      Renale Dystrophie und renale Osteodys-
      trophie
      Totale renale Insuffizienz
      Tubuläre Insuffizienz
         Fanconi-Syndrom
         Renale Azidose
         Vitamin-D-resistente Rachitis, Phos-
         phatdiabetes
      Osteomalazie
      Hyperparathyreoidismus
   Verminderte P-Ausscheidung:
      Hypoparathyreoidismus
2. Mangel an organischer Knochensubstanz:
   Verminderte Aufnahme:
      Hungerzustand
      Chronische Diarrhöen
   Übermäßiger Verschleiß und Verlust:
      Chronische Infektionen
      Renale Krankheiten
      Leberkrankheiten
      Hormonale Störungen

C. Hormonale Störungen

Hypophyse
Sexualhormone
Thyreoidea
Nebenniere
Parathyreoidea
Die hormonalen Störungen erzeugen beim
Kind Störungen des epiphysären Wachstums
und der Skelettreifung, beim Erwachsenen
eine Störung des Gleichgewichts zwischen
der Osteoblasten- und Osteoklastentätigkeit.

D. Krankheiten des Knochenmarkes

1. Retikuloendotheliales System
   Xanthomatosen
      Abt-Letterer-Siwe-Krankheit
      Hand-Schüller-Christian-Krankheit
      Eosinophiles Granulom
   Lipoidosen
      Gaucher-Krankheit
      Niemann-Pick-Krankheit
2. Lymphatisches System
   Lymphogranulom Hodgkin
   Lymphosarkom
3. Hämopoetisches System
   Leukämie (Lymphoblasten- und Myelobla-
   stenleukämie)
   Multiples Myelom (Kahler)
   Hämolytische Anämien
   Erythroblastosis fetalis
   Sichelzellanämie
   Cooley-Anämie

E. Vaskuläre Störungen

Ostitis deformans Paget
Sudecksche Osteodystrophie
Massive Osteolyse

Tabelle 42   Knochentumoren und tumorsimulierende Knochenprozesse (Wiener Knochengeschwulstregister) (aus *Klotz/Salter*: Knochentumoren. Orthopädie in Praxis u. Klinik. Thieme 1984)

Differenzierung und Ursprungsgewebe	Maligne	Potentiell maligne	Benigne	Tumorsimulierend
Knochengewebe	Osteosarkom -primär -sekundär zentral „klassisch" niedrig maligne teleangiektatisch kleinzellig intrakortikal periostal—>juxtakortikal parostal—> multizentrisch extraskelettal malignes Osteoblastom (?) malignes Mesenchymom	aggressives und pseudo-malignes Osteoblastom juveniles aggressives ossifizierendes Fibrom	Osteom Nebenhöhlen übriges Skelett periostal-juxtakortikal Osteoblastom ossifizierendes Fibrom des Erwachsenen	Gardner-Syndrom Kompaktainsel Osteoid–Osteom fibröse Dysplasie osteofibröse Dysplasie heterotope metaplastische Ossifikationen „Myositis ossificans" circumscripta progressiva Periostitis ossificans andere Hyperostosen subunguale Exostose Knocheninfarkt Hyperplasie des Kiefergelenkköpfchens
Knorpelgewebe	Chondro- -primär sarkom -sekundär zentral „klassisch" entdifferenziert mesenchymales Chondrosarkom Clear-cell-Chondrosarkom myxoides Chondrosarkom periostal-juxtakortikal chondrosarkomatös entartete kartilaginäre Exostose malignes Chondroblastom chondroplastisches Sarkom[1] aggressives Chondroblastom ungewöhnliche atypische chondroplastische Tumoren[1]	Chondrom – zentral (Enchondrom) der langen Röhrenknochen und des Stammskelettes	Chondrom zentral (Enchondrom) periostal-juxtakortikal extraskelettal Chondromyxoidfibrom Chondroblastom	Chondromatose (Enchondromatose) einschließlich Olliersche Erkrankung und Maffucci-Syndrom Kartilaginäre Exostose solitär multipel Osteochondromatose (Exostosenkrankheit)

Differenzierung und Ursprungsgewebe	Maligne	Potentiell maligne	Benigne	Tumorsimulierend

fibröses und fibrohistiozytäres Gewebe	Fibrosarkom -primär
	    -sekundär
	  zentral
	  periostal-juxtakortikal
	  multifokal
	malignes fibröses Histiozytom -primär
	    -sekundär
	
	Myxosarkom
			nichtossifizierendes Fibrom[2]
			benignes fibröses Histiozytom[2]
			
			desmoplastisches Fibrom
			
			Myxom (Fibromyxom)
			  Kieferbereich
			  übriges Skelett
				fibröser Kortikalisdefekt
				periostales Desmoid
				eosinophiles Granulom
				Hand-Schüller-Christiansche Erkrankung
				noduläre Synovitis mit Knochenbeteiligung
				„Xanthom" (Xanthogranulom, Lipogranulom)
				Morbus Gaucher
				Fibromatose mit Knochenbeteiligung
				periostale Fasziitis

Gefäßgewebe	malignes Hämangioendotheliom Angiosarkom malignes Hämangioperizytom maligner Glomustumor Kaposi-Sarkom mit Knochenbeteiligung Lymphangiosarkom	epitheloides Hämangioendotheliom Hämangioperizytom	Hämangiom Angiofibrom Angiolipom Angioneuromyom-Glomustumor benignes Hämangioperizytom Lymphangiom	Hämangiomatose Lymphangiomatose „Phantomknochen" (Disappearing-bone, Morbus Gorham)

Fettgewebe	Liposarkom
	malignes Mesenchymom
			Lipom
			  zentral
			  periostal-juxtakortikal
				Fettgewebshyperplasie
				Lipomatose mit Knochenbeteiligung

Nervengewebe	malignes Schwannom		Schwannom Neurofibrom Glomustumor	Neurofibromatose mit Knochenbeteiligung

[1] Ungewöhnliche chondroplastische Tumoren: Es gibt verschiedene chondroplastische Tumoren, die sich nicht in die bisher bekannten Gruppen einordnen lassen. Sie verhalten sich teils gutartig, teils bösartig. Bei manchen ist die Dignität noch unbekannt (*Lichtenstein* u. *Bernstein* 1959).

[2] Nichtossifizierendes Fibrom: Wird meist den benignen Tumoren zugeordnet; histologisch analog dem fibrösen Kortikalisdefekt, bei dem wahrscheinlich kein Tumor vorliegt.

Tabelle 42 (Fortsetzung)

Differenzierung und Ursprungsgewebe	Maligne	Potentiell maligne	Benigne	Tumorsimulierend
glatte Muskulatur	Leiomyosarkom		Leiomyom Glomustumor	
gemischte Gewebe	malignes Mesenchymom			
(?) Ursprung	maligner Riesenzelltumor Ewing-Sarkom "Adamantinom" der langen Röhrenknochen[3]	Riesenzelltumor	Mesenchymom der Thoraxwand "Zementom" der langen Röhrenknochen	"brauner Tumor" bei Hyperparathyreoidismus Reparativgranulom aneurysmatische Zyste juvenile (solitäre) Zyste Ganglion mit Knochenbeteiligung andere Knochenzysten hämophiler Pseudotumor "Xanthom" (Xanthogranulom, Lipogranulom)
	undifferenziertes Sarkom	unklassifizierte Tumoren[4] Tumor? Dignität – unklassifiziert	benigner Tumor – unklassifiziert	
Knochenmarkgewebe	malignes Lymphom Hodgkin Non-Hodgkin Retikulosarkom Plasmozytom-Myelom Myelosarkom Mastzellsarkom			Mastozytose
durch Gewebsverlagerung bedingt	Chordom malignes Synovialom maligner teratogener Tumor			intraossäre Epithelzysten
Primärtumor verschiedener Lokalisation	Metastasen			

[3] Adamantinom der langen Röhrenknochen: Von *Uehlinger* (1964) den potentiell malignen Tumoren zugezählt.

[4] Unklassifizierte Tumoren: Hier soll der Tatsache Rechnung getragen werden, daß gelegentlich Tumoren vorkommen, die sich nicht in die klassischen Gruppen einordnen lassen.

Tabelle 43   Klassifikation der Knochentumoren (nach WHO, ergänzt)

Muttergewebe	benigne Tumoren		maligne Tumoren
Knorpelgewebe	Osteochondrom	solitär	sekundäres Chondrosarkom
		multipel	primäres Chondrosarkom
	Enchondrom	solitär	dedifferenziertes Chondrosarkom
		multipel	Klarzellchondrosarkom
	benignes Chondroblastom		mesenchymales Chondrosarkom
	Chondromyxoidfibrom		juxtakortikales Chondrosarkom
Knochengewebe	Osteom		zentrales, hoch malignes Osteosarkom
	Osteoidosteom		zentrales, hoch differenziertes Osteo-
	Osteoblastom		sarkom
			multizentrisches Osteosarkom
			periossales Osteosarkom
			parossales Osteosarkom
?	Riesenzelltumor (benigne)		Riesenzelltumor (maligne)
Bindegewebe	Myxom		Fibrosarkom
	desmoplastisches Fibrom		malignes fibrosierendes Histiozytom
	ossifizierendes Fibrom		
	nichtossifizierendes Fibrom		
	benignes fibrosierendes Histiozytom		
Markraumgewebe			Ewing-Sarkom
			primäres malignes Lymphom
			Plasmozytom
Gefäßgewebe	Hämangiom		malignes Hämangioperizytom
	Lymphangiom		Hämangioendotheliom = Angiosarkom
	Hämangioperizytom		
glatte Muskulatur			Leiomyosarkom
Fettgewebe	Lipom		Liposarkom
Nervengewebe	Neurinom		neurogenes Sarkom
Chordagewebe			Chordom
?			sog. Adamantinom der langen Röhren-knochen

Tabelle 44   Vermehrung der radiologischen Knochendichte (Osteosklerose) (nach *Mercer-Duthie*)

1. *Generalisiert*
   Hypoparathyreoidismus
   Fluorosis
   Marmorknochenkrankheit
   Camurati-Engelmannsche Krankheit

2. *Lokalisiert*
   Infektion: Chronische Osteomyelitis
   degenerativ: Lues
   mechanisch: Arthrose
   Streß: Ischämie
   Neoplasien: Osteoblastische Metastasen

Tabelle 45   Verminderung der radiologischen Knochendichte (nach *Fourman*)

1. Osteoporose
   a) Involutionsosteoporose (senil und präsenil)
   b) Inaktivitätsosteoporose
   c) Cushing-Syndrom und Kortikoidhormonbehandlung
   d) Mangelernährung, Eiweißmangel, Diabetes
   e) Hypervitaminose D (mit Weichteilverkalkungen)
   f) Kalziummangel ohne Vitamin-D-Mangel

2. Osteomalazie
   a) Vitamin-D-Mangel
   b) Steatorrhoe
   c) Schäden der Nierentubuli
   d) chronische Urämie

3. Hyperparathyreoidismus
   a) primär
   b) sekundär

4. Thyreotoxikose, Akromegalie

5. Knochendefekte
   a) Karzinommetastasen
   b) Myelom
   c) Krankheiten des retikuloendothelialen Systems
   d) Blutkrankheiten
   e) Lipoidosen
   f) Urticaria pigmentosa
   g) lokalisierte fibrös-zystische Krankheiten des Knochens

Tabelle 46   Differentialdiagnose der zystenähnlichen Knochendefekte (aus *Markovits, E.*)

1. Primäre Knochenzyste (traumatisch)
2. Parasitäre Zyste (Echinokokkus)
3. Aneurysmatische Zyste
4. Tuberkulose
5. Chronische Osteomyelitis (Brodie-Abszeß)
6. Syphilis (Gummata)
7. Fungus (Blastomykose)
8. Systematische Skelettentkalkung (Osteomalazie, Hyperparathyreoidismus)
9. Benigne prim. Knochentumoren (z. B. Enchondrom)
10. Maligne prim. Knochentumoren (z. B. solitäre Myelome)
11. Sekundäre osteolytische Tumoren (Metastasen)
12. Ostitis deformans Paget (resorptive Frühform)
13. Ostitis fibrosa cystica localisata und generalisata
14. Retikulosen (vor allem eosinophiles Granulom)
15. Lymphoblastom
16. Bluterkrankheiten, Gelenkblutungen
17. Neurotrophische Veränderungen (z. B. Lepra)
18. Gicht
19. Arthritis, primär chronische Polyarthritis
20. Knorpelinseln bei schnellem Skelettwachstum von Kindern
21. Degenerative Zysten
22. Follikuläre Zysten (Zahnzysten)
23. Knocheninfarkt

Klinische Symptome

Bei allen Knochenerkrankungen und Tumoren sind die klinischen Symptome wenig charakteristisch, besonders im Beginn der Erkrankung. Im Vordergrund stehen Schmerz, Schwellung und Spontanfraktur bei den Tumoren, bei vielen Knochenerkrankungen sind es die Allgemeinsymptome und der internistische Befund, die eine Skelettuntersuchung veranlassen.

Schmerz

Anfangs intermittierend, immer häufigere und länger anhaltende Schmerzperioden bis zum bleibenden, tiefsitzenden bohrenden Dauerschmerz. Oft nächtliche Schmerzen, bei Aktivität schwindend. Der Druck auf Plexus und Nervenstränge kann Parästhesien und Sensibilitätsstörungen auslösen.

Schwellung

Entweder durch den Tumor selbst bedingt, aber auch durch invasives Wachstum oder reaktive Entzündung.

Spontanfraktur

Sie ist oft das erste alarmierende Symptom (chondromyxoides Fibrom, zentrales Chondrom, Angiom, Riesenzelltumor, Retikulumzellsarkom, solitäre Knochenzyste u. a.).

Röntgenbild

Zur Beurteilung einer ossären Läsion im Röntgenbild sind zu beachten (Tab. 47):

- Osteolyse,
- Osteosklerose,
- genaue Lokalisation (epiphysär, epimetaphysär, metaphysär, diaphysär, zentral, exzentrisch),
- Form: Länge und Breite, ein- oder mehrkammerig,
- Begrenzung: unscharf, scharf, Randsklerose,
- periostale Reaktion.

Tabelle 47   Differentialdiagnose der osteolytischen und osteoplastischen Läsionen des Knochens

Solitäre osteolytische/osteoplastische Läsion:
    primäre Knochentumoren

Polyostotische Läsionen:
    Plasmozytom
    Histiozytose X (eosinophiles Granulom),
        Morbus Hand-Schüller-Christian,
        Morbus Letterer-Siwe)
    Skelettsarkoidose
    Osteopathien
    Metastasen

Bei allen Knochenläsionen, die tumorverdächtig sind, wird eine Szintigraphie und ein Computertomogramm näheren Aufschluß über Ausmaß, Abgrenzung und Dichte der Skelettveränderung sowie der Weichteilveränderungen (periostale Veränderungen) geben. Es ist immer zu entscheiden, ob diese Zusatzuntersuchungen vom erstbehandelnden Arzt oder in einem Abklärungszentrum durchzuführen sind.

Zusätzliche Untersuchungen

a) Arteriographie: benigne Tumoren zeigen keine Gefäßveränderungen oder -neubildungen.
   Maligne Tumoren zeigen Arteriolenhypertrophie, unregelmäßige Gefäßneubildungen, Kaliberwechsel der Gefäße, „Gefäßseen" im Tumor. Daneben ist die Hämodynamik gestört: Venenfüllung zu früh usw.;
b) Phlebographie;
c) Lymphographie;
d) Isotopenuntersuchung: Osteotrope Isotope (z. B. ^{85}Sr u. a.) werden dort abgelagert, wo neugebildete Knochengrundsubstanz verkalkt. Die Ausdehnung und die Intensität des Knochenumbaues ist genau festzustellen (Metastasen, Ausdehnung des Prozesses).

22. Algodystrophie (Sudeck-Syndrom)

Die Algodystrophie tritt vorwiegend bei Erwachsenen nach Verletzungen an den Extremitäten auf. Es handelt sich um eine neurovaskuläre Dysregulation, deren Ätiologie und Pathogenese noch nicht vollständig geklärt ist. Im Vordergrund steht die schmerzhafte Entzündung der Weichteile, die schon in den ersten Tagen nach einem Trauma auftreten kann. Sie wird gefolgt von dystrophischen Veränderungen am Skelett. Wichtig sind Prophylaxe und Frühdiagnose, die sich nicht auf den Röntgenbefund abstützen darf. Die Frühdiagnose ist anhand des klinischen Bildes zu stellen, sie ist ein Imperativ, um eine erfolgreiche Frühtherapie einleiten zu können.
Die klinischen Stadien sind:

1. akut entzündliches Stadium:
   – Schwellung, Ödem, Überwärmung bei aktiver Hyperämie mit Vasodilatation,
   – Haut livide verfärbt, trockene Glanzhaut,
   – Hyperhidrosis,
   – Dauerschmerz, dumpf, monoton, evtl. brennend, in größerem Gliedmaßenabschnitt,
   – Bewegungsschmerz, Schonhaltung (Ödem-, Schmerzsteife),
   – Hyperalgesie,
   – Nagelwachstum gesteigert,

2. chronisches, dystrophisches Stadium:
   - Rückgang des Ödems und der Überwärmung, Übergang in Sklerose,
   - Rückgang der Schmerzen, vor allem des Ruheschmerzes,
   - Gelenke schmerzhaft eingeschränkt, fibrös eingesteift,
   - Haut dystroph, grau-rötliches Kolorit,
   - Verschmächtigung der Kutis, Anhydrose, Nagelwachstum verlangsamt,
3. Stadium der Endatrophie:
   - Haut dünn, atrophisch, gespannt,
   - Beweglichkeit der Gelenke eingeschränkt, fibröse Versteifung bis zur Ankylose,
   - Bewegungs- und Belastungsschmerz,
   - Atrophie der Muskulatur.

Röntgenbefunde: Der typische Verlauf der schweren Algodystrophie wird von charakteristischen Veränderungen des Röntgenbildes begleitet. Die ersten radiologischen Veränderungen treten aber erst 2–12 Wochen *nach* Beginn der klinischen Symptome auf, sie verifizieren sozusagen die Diagnose. In leichteren Fällen kann die Diagnose unter Umständen aus dem radiologischen Verlauf rekonstruiert werden, wenn das klinische Bild übersehen wurde.

Die radiologischen Stadien entsprechen weitgehend den klinischen:

I. Stadium (2–12 Wochen nach klinischem Beginn):
- in der Metaphyse bandförmige und zunehmend kleinfleckige Entkalkung (Entkalkung, oft etwas kleinfleckig, kommt auch in der Heilungsphase nach Frakturen vor, dann aber ohne klinische Zeichen einer Algodystrophie!),
- subchondral-epiphysärer Entkalkungssaum.

II. Stadium, Dystrophie:
- Entkalkung verwaschen, großfleckig,
- Kortikalis gelenknah aufgeblättert, weniger kalkdicht.

III. Stadium, Endatrophie:
- diffuse Kalkarmut („Glasknochen"), nur wenig fleckig, der Kalkgehalt kann wieder zunehmen, es bleibt eine rarefizierte, grobporige Spongiosastruktur,
- Kortikalis verdünnt,
- Knorpelatrophie in den Gelenken des befallenen Abschnittes.

Tabelle 47a   Blut- und Urinveränderungen bei Knochenerkrankungen
(nach Manual of Orthopedic Surgery)

Krankheit	SerumCa	SerumP	Alkal. P-ase	Urin-Ca	UrinP
Osteoporose	n	n bis −	n	−	−
Osteomalazie, Rachitis	n bis −	− bis n	+	−	−
Hyperparathyreoidismus	+	−	+ +	+ +	+
Morbus Paget	n bis +	n	+	+	+
Metastasen	n bis +	n bis −	n bis +	+	+

n = normal
+, + + = erhöht, stark erhöht
− = erniedrigt

23. Osteoporose

Als Osteoporose bezeichnen wir eine gegenüber der Norm reduzierte Menge des Knochengewebes im ganzen oder nur in einem Teil des Skelettes. Die Beurteilung des Mineralgehalts im Knochen und damit die objektive Feststellung einer Osteoporose ist im Einzelfall immer noch unsicher. Für die Orthopädie ist wichtig, daß der Mineralgehalt in jeder Körperregion unabhängig von demjenigen der übrigen Regionen abnehmen kann, vor allem bei der Inaktivitätsosteoporose. Auch die generalisierten Osteoporosen zeigen nicht immer gleichmäßige Mineralabnahme am Stamm und in der Peripherie.

Es werden einige Methoden aufgeführt, die eine grobe Abschätzung des Mineralgehaltes der Knochen verschiedener Regionen erlauben. Die zuverlässigsten Methoden (Knochendensitometrie und Photonenabsorptionsmessung nach Cameron) sind aufwendig und noch wenig verbreitet. Man kann annehmen, daß der Mineralgehalt am Radius ein ziemlich gutes Bild der allgemeinen Osteoporose ergibt. Alle Methoden, welche anhand der Knochenstruktur eine Aussage über die Osteoporose machen, sind sehr ungenau, können im Einzelfall aber doch wertvolle Anhaltspunkte liefern.

Die Unterscheidung Osteoporose – Osteomalazie erfolgt anhand von Röntgenbild und Beckenkammbiopsie.

Stammosteoporose

Beurteilung des seitlichen Röntgenbildes der LWS
(Framingham-Methode, Genauigkeit etwa 20%)

Grad 0: Keine Osteoporose, normales Röntgenbild, große Dichte der Wirbelkörper, Endplatten wenig oder nicht dichter als die Wirbelkörper, keine Eindellung der Endplatten, feine oder nicht erkennbare Trabekelstruktur.

Grad 1: Leichte Osteoporose, Demineralisation, bemerkbare Verminderung der Wirbelkörperdichte gegenüber der Umgebung, Kortex der Wirbelkörper deutlich gegenüber den umgebenden Weichteilen verdichtet, Trabekelstruktur vergröbert.

Grad 2: Mittlere Osteoporose, Demineralisation wie bei Grad 1, dazu morphologische Veränderungen an einem einzigen Wirbelkörper: a) Fraktur, b) Kompression (Keilform, Höhe der Vorderkante des Wirbelkörpers < ⅔ der Höhe der Hinterkante), c) Fischwirbel (Wirbelkörpermitte < ⅔ der Höhe der Hinterkante).

Grad 3: Starke Osteoporose, Demineralisation, dazu morphologische Veränderungen an 2 oder mehreren Wirbeln.

WS-Index nach Barnett-Nordin

Das Ausmaß der Eindellung des Wirbelkörpers wird auf der seitlichen LWS-Aufnahme gemessen. Indexzahlen unter 80 finden sich bei Stammosteoporose (Abb. 168).

Abb. 168   Osteoporose: Wirbelindex nach Barnett-Nordin.

$$\text{Lendenwirbelindex} = \frac{AB}{CD} \times 100$$

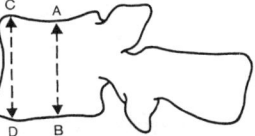

Radiological vertebral Index RVI nach Meunier

Auf einem seitlichen Röntgenbild von Th3 bis L5 wird die Form der Wirbelkörper nach Punkten beurteilt:

1 Punkt   = normale Form,
2 Punkte   = Wirbelkörper bikonkav, Fischwirbel,
4 Punkte   = Keil- oder Plattwirbel, Endplatteneinbruch.

Die Summe aller 15 bewerteten Wirbel ergibt den RVI:

RVI   = 15 bedeutet keine Osteoporose,
RVI   = 60 bedeutet maximale Osteoporose.

Index nach Riggs

Die vordere, mittlere und hintere Höhe des Wirbelkörpers wird gemessen. Bei Verlaufsbeobachtung wird eine Verminderung einer dieser Höhen um 15% als neu beurteilt, was einer Osteoporose entspricht. Als Osteoporose wird auch beurteilt, wenn eines dieser Maße um mehr als 15% reduziert ist im Vergleich mit demjenigen des nächsten nicht veränderten Wirbels.

Periphere Osteoporose

Die Osteoporose wird an den langen Röhrenknochen anhand eines Index geschätzt, der als Verhältnis der Summe beider Kortikalisdicken zum Durchmesser des Knochens errechnet wird. Genauere Ergebnisse gibt die quantitative Densitometrie und die Photonenabsorptionsmessung.

Densitometrie

Die Densitometrie des Röntgenbildes von Radius, Kalkaneus oder Mittelphalanx des Kleinfingers ergibt beim Vergleich mit einem Standard Werte für den Kalkgehalt dieser Knochen.

Photonenabsorption

Die Messung der Absorption von monochromatischer Röntgenstrahlung von Isotopen (^{125}J, 30 keV, oder ^{241}Am, 60 keV) nach Cameron gibt repräsentative Werte für die periphere Osteoporose des Radius bzw. der Tibia. Die Werte ergeben gute Anhaltspunkte für die Gesamtbeurteilung bei der allgemeinen Osteoporose.

Femurindex nach Barnett-Nordin

Das Verhältnis zwischen Kortikalisdicke und Femurdurchmesser wird errechnet. Indexzahlen < 45 finden sich bei peripherer Osteoporose (Abb. 169).

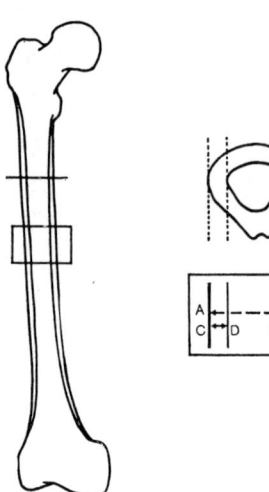

Abb. 169   Osteoporose: Femurindex (Barnett-Nordin). Indexzahlen < 45 bei peripherer Osteoporose.

$$\text{Femurindex} = \frac{CD + EF}{AB} \times 100$$

Metakarpalindex nach Barnett-Nordin (2. Metakarpale)

Indexwerte unter 43 sprechen für Osteoporose (Abb. 170).

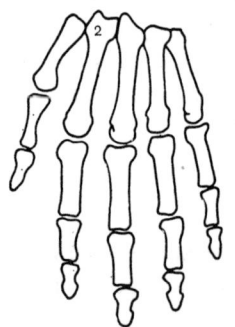 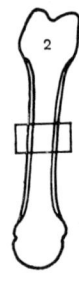

Abb. 170   Osteoporose: Metakarpalindex (Barnett-Nordin). Indexzahlen < 43 bei peripherer Osteoporose.

$$\text{Handindex} = \frac{CD + XY}{AB} \times 100$$

„Peripherer Index" nach Barnett-Nordin

Sie zählen den Femurindex und den Metakarpalindex zusammen und geben an, daß Werte dieses „peripheren Index" unter 88 als Osteoporose zu werten sind.

Tibiaindex nach Bernard-Laval-Jeantet

Das Verhältnis zwischen Kortikalisdicken und Tibiadurchmesser wird errechnet. Der Tibiaindex beträgt durchschnittlich 48 ± 9. Tibiaindex < 40 spricht für Osteoporose, ein Tibiaindex < 57 für Osteosklerose.

Struktur des oberen Femurendes

Eine Abschätzung der Osteoporose des oberen Femurendes soll nach Singh (1970) möglich sein. Mit zunehmender Osteoporose sollen zuerst die sekundären, dann die Hauptzugtrabekel und anschließend die Hauptdrucktrabekel verschwinden (Abb. 171). Die Resultate stimmen nicht mit den Resultaten der Photonenabsorption überein.

Das Computertomogramm erlaubt absolute Dichtemessungen an Kortikalis und Spongiosa. Prinzipiell ist daher eine quantitative Erfassung des Kalkgehaltes sowohl an der Wirbelsäule wie in der Peripherie möglich. Das Verfahren ist jedoch technisch noch nicht ausgereift und nur an ausgewählten Instituten ergeben die Messungen sicheren Osteoporosenachweis.

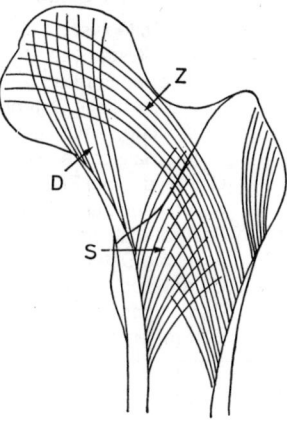

Abb. 171   Trabekelstruktur im oberen Femurende.
D = Drucktrabekel,
Z = Zugtrabekel,
S = Sekundärtrabekel.

24. Osteolyse

Die Osteolyse ist selten. Sie kann als idiopathische Osteolyse spontan ohne erkennbare Ursache auftreten oder als Symptom einer anderen Erkrankung (sekundäre Osteolyse). Es gibt noch keine befriedigende Klassifikation. Die Vielfalt der Erscheinungsformen geht aus der Einteilung von Schwarzweller hervor (Tab. 48).

Tabelle 48   Einteilung der systemischen Osteolysen (nach *Schwarzweller*)

A. Primäre osteolytische Systemerkrankungen des Skeletts
   I.   Hereditäre Formen
      a) karpotarsale Osteolysen mit und ohne Neuropathie
      b) multizentrische Osteolyse (Torg und Steel)
  II. Nicht hereditäre Formen
      a) Unterarmtyp
      b) phalangealer Typ
      c) isoliert auftretende Fälle

B. Sekundäre Osteolysen bei Erkrankungen und nach Verletzungen
   I.   Massive Osteolyse/Gorham-Syndrom/Schulter-Becken-Typ
  II. Neurogene Formen
      a) nicht erbliche Osteolysen
      b) erbliche, familiäre Osteolysen
      c) traumatisch bedingte Osteolysen
  III. Osteolysen bei Erkrankungen des rheumatischen Formenkreises
  IV. Osteolysen bei den metabolischen Osteopathien
  V. Posttraumatische Osteolysen
  VI. Toxische Osteolysen
  VII. Osteolysen bei seltenen Systemerkrankungen und entzündlichen Prozessen
  VIII. Osteolysen bei Knochentumoren
  IX. Schwer einzuordnende osteolytische Prozesse

25. Nomenklatur der Mißbildungen und Deformationen

Amelie:	vollständiges Fehlen eines Gliedes.
Aplasie:	Fehlen eines Organes oder Organabschnittes infolge Fehlens seiner Anlage.
Dysmelie:	Sammelbegriff für typische Mißbildungen, wie sie z. B. gehäuft nach Thalidomideinnahme in der Gravidität gefunden werden.
Dysplasie:	Anlagestörung, die zu morphologisch und funktionell gestörten Organen führt.
Ektromelie:	Verstümmelung einer Gliedmaße.
Enchondrale Dysostose:	sämtliche metaphysär bis epiphysär gelegenen, also enchondralen, konstitutionell-erblichen Knorpelverknöcherungsstörungen des Skeletts.
Hypoplasie:	Verkleinertes Organ (oder Organabschnitt) aufgrund einer Entwicklungsstörung.
Kamptodaktylie:	Flexionskontraktur des 5. (4.) Fingers im proximalen (seltener distalen) Interphalangealgelenk.
Klinodaktylie:	Radiale Abbiegung eines Fingers (meist des 5.).
Oligodaktylie:	Verminderung der Anzahl der Finger oder Zehen.
Peromelie:	Fehlen des endständigen Gliedabschnittes.
Phokomelie:	Fehlen der langen Röhrenknochen zwischen Gliedergürtel und Hand bzw. Fuß (Robbengliedrigkeit).
Polydaktylie:	Vermehrung der Anzahl der Finger oder Zehen.
Polyphalangie:	Vermehrung der Phalangen.
Spalthand-Spaltfuß:	Mehr oder weniger ausgeprägte Aplasie oder Hypoplasie des 3. Strahles, seltener auch des 2. und 4. Strahles an Hand und Fuß.
Syndaktylie:	Mehr oder weniger weitgehende Verschmelzung zwischen zwei oder mehr Fingern oder Zehen (Weichteile ± Knochen).
Valgusstellung:	Achsenknickung, der distale Teil weist von der Mittellinie des Körpers weg.
Varusstellung:	Achsenknickung, der distale Teil weist gegen die Mittellinie des Körpers hin.

26. Orthopädisches Gutachten

Versicherungsträger und Gerichte verlangen in unklaren Fällen eine ärztliche Beurteilung orthopädischer Patienten. Sie stellen i. allg. konkrete Fragen, die sie beantwortet haben wollen, und stellen den Fall betreffende Akten zur Verfügung. Meistens handelt es sich um Problemfälle. Der Gutachter hat die oft nicht leicht zu lösende Aufgabe, den Probanden und seine Probleme objektiv nach gültigen medizinischen Gesichtspunkten zu beurteilen und eigene emotionelle Regungen aus dem Spiel zu lassen.

Es ist zweckmäßig, im Gutachten einem festgelegten System zu folgen:

1. Auftrag
2. Aktenmäßiger Verlauf. Ein Aktenauszug mit den medizinisch-orthopädisch relevanten Daten ergibt den (durch Aufzeichnungen) objektivierbaren bisherigen Verlauf. Daraus kann meist die Notwendigkeit zusätzlicher Untersuchungen abgeleitet werden. Ebenso wird ersichtlich, welches die Probleme des Falles sind, die zur Begutachtung führen. Die Beschreibung der für den Begutachtungsfall relevanten Röntgenbilder gehört zum Aktenstudium.
3. Angaben des Untersuchten: Hier ist die Anamnese zu ergänzen. Nach Unfällen ist der genaue Unfallhergang zu erfragen, vor allem Art und Richtung der erfolgten Gewalteinwirkung. Der posttraumatische Verlauf, vom Patienten aus gesehen, differiert nicht selten vom aktenkundigen Ablauf.
4. Untersuchungsbefund: Er ist ausführlich zu erheben und zu protokollieren, wo möglich durch Messungen (Vergleichsmessungen rechts – links!) zu objektivieren. Funktionelle Tests sind oft besonders aufschlußreich. Auch das psychische Verhalten des Untersuchten muß protokolliert werden!
5. Zusatzuntersuchungen: Sie ergeben sich aufgrund der Aktenkenntnis und des Untersuchungsbefundes.
6. Diagnose: Der Gutachter muß zu einer Aufzählung der verschiedenen Diagnosen fähig sein, auch wenn er sie nur als wahrscheinlich taxieren muß. Oft ist es hilfreich, sie einzeln als Unfallfolge oder als nicht traumatischen Ursprungs zu deklarieren. Dem Empfänger des Gutachtens hilft dieses Verzeichnis der Diagnosen und der Probleme, den Fall zu verstehen.
7. Beurteilung: Hier ist es zweckmäßig, die rein medizinische Beurteilung (ohne Berücksichtigung der gestellten Fragen) festzulegen. Sie kann unter Umständen neue, bisher nicht berücksichtigte Fakten einschließen. Es ist zweckmäßig, die verschiedenen Probleme, die den Untersuchten betreffen, aufzuführen und ihre Bedeutung zu diskutieren. Zur Beurteilung gehört auch eine Wertung der Reaktion des Patienten auf seine Funktionsstörung: Ist sie angemessen oder außergewöhnlich, durch seine spezielle Persönlichkeit geprägt? Ebenso ist zu beurteilen, ob die Traumafolgen der Schwere und Bedeutung der Verletzung angemessen sind und medizinischer Erfahrung entsprechen.
8. Beantwortung der gestellten Fragen.

Bei der Abfassung eines Gutachtens halte man sich immer vor Augen, daß damit ein Aktenstück produziert wird, das auch vom Richter und medizinischen Laien (Rechtsanwälten) verstanden werden soll, und in das der Begutachtete Einsicht verlangen kann. Abkürzungen sind zu erklären. Ebenso sind nicht jedermann geläufige Begriffe und Verhalte so zu umschreiben, daß sie nicht mißverstanden werden können. Man hüte sich davor, juristische Begriffe im Gutachten zu verwenden.

Der wichtigste Teil eines Gutachtens ist der Bericht über den aktuellen Zustand, der Befundbericht. Ein Gutachten mit mangelhaftem Untersuchungsprotokoll ist a priori anfechtbar (außer, es handle sich um ein reines Aktengutachten). Man achte darauf, daß ein nächster Gutachter den gleichen Befund, die gleichen Maße erheben wird; Abweichungen sollen sich nur bei einer veränderten Situation ergeben.

Andererseits kann sich die Beurteilung je nach Erfahrung oder Schulmeinung ändern. Dies ist besonders dann möglich, wenn (evtl. nach Jahren) neue medizinische oder andere Erkenntnisse eine abweichende Interpretation der Befunde ermöglichen oder notwendig machen. Auch Koryphäen können zu unterschiedlichen Interpretationen gelangen, so daß dann der Richter entscheiden muß. Er wird auf die glaubwürdigste Version abstellen.

27. Literatur

Wer sich mit bestimmten Fragen eines Spezialgebietes auseinandersetzen will, muß sich etwas in der Fachliteratur auskennen. Eine Orientierung über größere Zusammenhänge geben die *Lehrbücher*. Sie befassen sich mit der gesamten Orthopädie und führen den Leser in das Studium des Faches ein.

Die *Monographien* behandeln ein mehr oder weniger ausgedehntes Teilgebiet und vermitteln i. allg. einen guten Überblick über den derzeitigen Stand der Kenntnisse.

Die *Periodika* (Zeitschriften, Jahrbücher usw.) orientieren in freier Reihenfolge über Teilaspekte des gesamten Fachgebietes und über die Randgebiete. Sie geben einen Überblick über die aktuellen Fragestellungen, orientieren über die Ergebnisse der Forschungen und sind als Nachschlagewerk unersetzbar.

Zu den Periodika sind auch Kongreßberichte und thematisch geschlossene Reihen von Monographien zu rechnen.

Die *Handbücher* stellen breit angelegte Werke dar, die in ihren Kapiteln einen vertieften Gesamtüberblick über das behandelte Gebiet vermitteln und meist auch eine ausgedehnte Bibliographie bis zum Erscheinungsdatum liefern.

Die Literaturrecherche wird heute durch die EDV-mäßige Suche in MEDLARS und anderen international zugänglichen Datenbanken beherrscht, zu denen auch der privat tätige Orthopäde Zugang hat. Recherchen in diesen Datenbanken umfassen i. allg. die letzten 5 bis 10 Jahre, sie liefern bei nicht sehr sorgfältiger Verknüpfung der Suchbegriffe zu einem ziemlich großen Anteil nicht verwertbare Zitate. Gerade in der Orthopädie ist jedoch auch das Wissen der ersten zwei Drittel unseres Jahrhunderts wertvoll und zu benützen. Die herkömmliche retrograde Art der Literatursuche wird daher ihren großen Stellenwert auch in Zukunft beibehalten.

Bei der Orientierung über ein bestimmtes Thema geht man zweckmäßigerweise so vor, daß in den neuesten Periodika das entsprechende Stichwort aufgesucht wird und anhand der Literaturangaben retrograd die Artikel früherer Jahrgänge ermittelt werden. Grundlegende Artikel wird man in mehreren Arbeiten zitiert finden, und oft findet man besonders interessante Abhandlungen in Zeitschriften eines anderen Faches. Das Studium von Monographien ist ebenfalls zu empfehlen.

Im folgenden wird eine knappe Übersicht über die wichtigsten Periodika, Lehrbücher und Handbücher gegeben, die für die Einführung in die Orthopädie empfohlen werden können.

Periodika, Zeitschriften

Acta orthopaedica Belgica. Bruxelles
Acta orthopaedica Scandinavica. Kopenhagen
Archiv für orthopädische und Unfall-Chirurgie. Bergmann, München
Archives of Orthopaedic and Traumatic Surgery, Springer, Berlin
Bücherei des Orthopäden (Beihefte zur Zeitschr. f. Orthop.). Enke, Stuttgart

Der Orthopäde. Springer, Berlin
Excerpta medica. Section IX B. Orthopaedics and Traumatology. Amsterdam (Abstrakta der Weltliteratur)
Foot & Ankle
Journal of Bone and Joint Surgery. American Volume, Boston, und British Volume, Edinburgh
Manuelle Medizin. Springer, Berlin
Medizinisch-orthopädische Technik. Gantner, Stuttgart

Minerva orthopaedica. Torino
Orthopädische Praxis. Med. literar. Verlagsges.
Uelzen
Revue de chirurgie orthopédique et réparatrice
de l'appareil moteur. Paris
Zeitschrift für Orthopädie und ihre Grenzgebie-
te. Enke, Stuttgart

Periodika, Jahrbücher

Actualités de médecine et de chirurgie du pied.
Minerva 1981
Clinical Orthopedics and related Research. Lip-
pincott, Philadelphia
Die Wirbelsäule in Forschung und Praxis. Hip-
pokrates, Stuttgart
Ergebnisse der Chirurgie und Orthopädie.
Springer, Berlin
Instructional Course Lectures. American Aca-
demy of Orthopedic Surgeons. Mosby, St.
Louis
International Journal of Sports Medicine. Thie-
me, Stuttgart
International Orthopaedics (SICOT). Springer,
Berlin
Wiederherstellungschirurgie und Traumatolo-
gie. Karger, Basel
Year Book of Orthopedics and Traumatic Sur-
gery. Year Book Medical Publishers, Chicago

Lehrbücher, Handbücher

Adams, J. C.: Orthopädie, Heidelberger Ta-
schenbücher, Bd. 200, 1982
Adler, C. P.: Knochenkrankheiten. Thieme,
Stuttgart 1983
Agerter, E., J. A. Kirkpatrick: Orthopedic Dis-
eases, 3. Aufl. Saunders, London 1968
Barham, J. N.: Mechanische Kinesiologie.
Thieme, Stuttgart 1982
Bernbeck, R., G. Dahmen: Kinderorthopädie.
Thieme, Stuttgart 1983
Birkner/Grashey: Das typische Röntgenbild des
Skeletts. Urban & Schwarzenberg, München
1977
Crenshaw, A. H.: Campbell's Operative Ortho-
paedics. Mosby, St. Louis 1980
Debrunner, A. M.: Orthopädie. Huber, Bern
1983
Duthie, R. B., G. Bentley: Mercers Orthopaedic
Surgery. 8th Ed. Arnold, London 1983
Endler, F., K. Fochem, U. H. Weil: Orthopä-
dische Röntgendiagnostik. Thieme, Stuttgart
1984

Exner, G.: Kleine Orthopädie. Grundriß für
Unterricht und Praxis, 10. Aufl. Thieme,
Stuttgart 1980
Ferguson, A. B.: Orthopedic Surgery in Infancy
and Childhood. Williams & Wilkins, Balti-
more 1975
Frankel, V. H., A. H. Burstein: Orthopaedic
Biomechanics. The Application of Engineer-
ing to the Musculoskeletal System. Lea &
Febiger, Philadelphia 1970
Gartland, J. J.: Fundamentals of Orthopaedics,
3rd. ed. Saunders, Philadelphia
Gillis, L.: Diagnosis in Orthopaedics. Butter-
worths, London 1969
Hafner, E., H. Ch. Meuli: Röntgenuntersu-
chung in der Orthopädie. Huber, Bern 1975
Hohmann, G., M. Hackenbroch, K. Linde-
mann: Handbuch der Orthopädie, Bd. I–IV.
Thieme, Stuttgart 1957–1962
Idelberger, K.: Lehrbuch der Orthopädie.
Springer, Berlin 1983
Köhler, A., E. A. Zimmer: Grenzen des Nor-
malen und Anfänge des Pathologischen im
Röntgenbild des Skeletts, 12. Aufl. Thieme,
Stuttgart 1982
Matzen, P. F., H. K. Fleissner: Orthopädischer
Röntgenatlas, 2. Aufl. Thieme, Stuttgart
1980
Mohr, W.: Gelenkkrankheiten. Thieme, Stutt-
gart 1984
Müller, M. E., A. Allgöwer, H. Willenegger:
Technik der operativen Frakturenbehand-
lung. 1. Aufl. Springer, Berlin 1963
Pitzen, P., H. Rössler: Kurzgefaßtes Lehrbuch
der Orthopädie. 14. Aufl. Urban & Schwar-
zenberg, München 1978
Russe, O., J. Gerhardt, Ph. King: An Atlas of
Examination, Standard Measurements and
Documentation in Orthopaedics and Trau-
matology. Huber, Bern 1976
Salter, R.: Textbook of Disorders and Injuries
of the Musculoskeletal System. Williams &
Wilkins, Baltimore 1983
Schinz, H. R., W. E. Baensch, W. Frommhold,
R. Glauner, E. Uehlinger, J. Wellauer: Lehr-
buch der Röntgendiagnostik, 6. Aufl., Bd.
I–V. Thieme, Stuttgart 1965–1981
Schmorl, G., H. Junghans: Die gesunde und
kranke Wirbelsäule im Röntgenbild und Kli-
nik. 5. Aufl. Thieme, Stuttgart 1968
Shands, A.: Handbook of Orthopaedic Surgery,
8. Aufl. Mosby, St. Louis 1971
Sharrard, W. J. W.: Paediatric Orthopaedics
and Fractures, Blackwell, Oxford 1971
Smillie, S.: Diseases of the Knee Joint, 2nd ed.
Churchill Livingstone, Edinburgh 1980

Steindler, A.: Kinesiology of the Human Body. Thomas, Springfield 1955

Witt/Rettig/Schlegel/Hackenbroch/Hupfauer: Orthopädie in Praxis und Klinik. Fortsetzung des Handbuches der Orthopädie in 7 Bänden. Thieme, Stuttgart 1980–1987

Auswahl weiterführender Literatur

Anderson, M., W. T. Green, M. B. Messner: J. Bone Jt. Surg. 45A (1963) 1

Bailey, A.: Die chirurgische Krankenuntersuchung, 5. Aufl. Barth, München 1967

Bauer, R.: Erkrankungen der Wirbelsäule. Diagnose und Therapie. Thieme, Stuttgart 1975

Becker, F.: Z. Othop. 75 (1944) 213

Bernbeck, R., A. Sinios: Vorsorgeuntersuchungen des Bewegungsapparates im Kindesalter. Urban & Schwarzenberg, München 1975

Bollinger, A., U. Brunner: Meßmethoden bei arteriellen Durchblutungsstörungen. Huber, Bern 1971

Brocher, J. E. W., H.-G. Willert: Die Wirbelsäulenleiden und ihre Differentialdiagnose, 6. Aufl. Thieme, Stuttgart 1980

Brückl, R., W. R. Hepp, D. Tönnis: Eine Abgrenzung normaler und dysplastischer jugendlicher Hüftgelenke durch den Hüftwert. Arch. Orthop. Unfall-Chir. 74 (1972) 13–32

Caffey, J.: Pediatric X-ray Diagnosis. Year Book Medical Publishers, Chicago 1967

Catterall, A.: The natural history of Perthes disease. J. Bone Jt Surg. 53B (1971) 37–53

Daniels, L., M. Wiliams, C. Worthigham: Muskelfunktionsprüfung. Fischer, Stuttgart 1962

Debrunner, H. U.: Wachstum und Entwicklung des Fußes. Enke, Stuttgart 1965

Dihlmann, W.: Gelenke, Wirbelverbindungen. Klinische Radiologie, 2. Aufl. Thieme, Stuttgart 1982

Dvorak, J., V. Dvorak: Manuelle Medizin, 2. Aufl. Thieme, Stuttgart 1985

Eder, M., H. Tilscher: Schmerzsyndrome der Wirbelsäule. Hippokrates, Stuttgart 1982

Fochem, K., J. Klumair: Atlas der röntgenologischen Meßmethoden. Springer, Wien 1976

Freyschmidt, J.: Knochenerkrankungen im Erwachsenenalter. Springer, Berlin 1980

Green, W. T., M. Anderson: J. Bone Jt. Surg. 39a (1957) 853

Greulich, W. W., S. J. Pyle: Radiographic Atlas of Skeletal Development of the Hand and Wrist. Stanford Univ. Press, Stanford 1959

Gutman, G.: Funktionelle Pathologie und Klinik der Wirbelsäule. Bd. 1: Die Halswirbelsäule. Fischer, Stuttgart 1981

Heimendinger, J.: Die Ergebnisse von Körpermessungen an 5000 Basler Kindern von 2–18 Jahren. Schwabe, Basel 1964

Hepp, W. R.: Radiologie des Femoropatellar-Gelenkes. Enke, Stuttgart 1983

Hoerr, N. L., J. S. Pyle, C. C. Francis: Radiographic Atlas of Skeletal Development of the Foot and Ankle. Thomas, Springfield 1962

Hohmann, G.: Fuß und Bein. Bergmann, München 1951

Hohmann, G.: Hand und Arm. Bergmann, München 1949

Howorth, B.: Examination and Diagnosis of the Spine and Extremities. Thomas, Springfield 1962

Inman, V. T.: The Joints of the Ankle. Williams & Wilkins, Baltimore 1976

Jaffe, H. L.: Metabolic, Degenerative, and Inflammatory Diseases of Bones and Joints. Lea & Febiger, Philadelphia 1972

Kappert, A.: Lehrbuch und Atlas der Angiologie. Huber, Bern 1981

Lelievre, J.: Pathologie du pied. Masson, Paris 1961

Lichtenstein, L.: Bone Tumors. 5. Aufl. Mosby, St. Louis 1977

Lusted, L. B., T. E. Keats: Atlas of Roentgenographic Measurement, 3rd. Ed. Year Book Medical Publishers, Chicago 1972

Mac Connail, N. A., T. V. Basmajian: Muscles and Movements. Williams & Wilkinson, Baltimore 1969

Maquet, P. G. J.: Biomechanics of the Knee. Springer, Berlin 1976

Matthiassh, H. H.: Reifung und Entwicklung in ihren Beziehungen zu Leistungsstörungen des Haltungs- und Bewegungsapparates. In: Handbuch der Orthopädie, Bd. I. Thieme, Stuttgart 1957

Meschan, I.: Analyse der Röntgenbilder, Bd. 1: Skelett, Wirbelsäule. Enke, Stuttgart 1978

Morscher, E.: Funktionelle Diagnostik in der Orthopädie. Enke, Stuttgart 1980

Müller, M. E.: Die hüftnahen Femurosteotomien, 2. Aufl. Thieme, Stuttgart 1971

Mumenthaler, M., H. Schliack: Läsionen peripherer Nerven. 4. Aufl. Thieme, Stuttgart 1982

Pact, V., M. Sirotkin-Roses, J. Beatus: The Muscle Testing Handbook. Little, Brown, Boston 1984

Patten, J. R.: Neurologische Differentialdiagnose. Springer, Berlin 1982

Pauwels, F.: Gesammelte Abhandlungen zur funktionellen Anatomie des Bewegungsapparates. Springer, Berlin, 1965

Pauwels, F.: Atlas zur Biomechanik der gesunden und kranken Hüfte. Springer, Berlin 1973

Pauwels, F.: Biomechanics of the Locomotor Apparatus. Springer, Berlin 1980

Pyle, S. I., N. L. Hoerr: A Radiographic Standard of Reference for the Growing Knee. Thomas, Springfield 1969

Rathke, F. W., H. Knupfer: Das spastisch gelähmte Kind. Thieme Stuttgart 1966

Schajowicz, F.: Tumors and Tumorlike Lesions of Bone and Joints. Springer, Berlin 1981

Scherb, R.: Kinetisch-diagnostische Analyse von Gehstörungen. Enke, Stuttgart 1952

Schmid, F., H. Moll: Atlas der normalen und pathologischen Handskelettentwicklung. Springer, Berlin 1960

Singh, M.: Bone Jt. Surg. 52A (1970) 457

Slocum, D. B., R. L. Larson: J. Bone Jt. Surg. 50A (1968) 211

Stulberg, S. D., D. R. Cooperman, R. Wallenstein: The natural history of Legg-Calvé-Perthes disease. J. Bone Jt Surg. 63A (1981) 1095–1108

Sutherland, D. H.: Gait Disorders in Childhood and Adolescence. Williams & Wilkins, Baltimore 1984

Tanner, J. M.: Wachstum und Reifung des Menschen. Thieme, Stuttgart 1962

Tanner, J. M., R. H. Whitehouse, W. A. Marshall, M. J. R. Healy, H. Goldstein: Assessment of Skeletal Maturity and Prediction of Adult Height (TW2-Method). Academic Press, London 1975

Thom, H.: Die infantilen Zerebralparesen, 2. Aufl. Thieme, Stuttgart 1982

Tillmann, K., N. Dettmer, G. Binzus: Laboratoriumsdiagnostik. In Witt u. Mitarb.: Orthopädie in Praxis und Klinik, Bd. II. Thieme, Stuttgart 1981

Tönnis, D.: Die operative Behandlung der Hüftdysplasie. Enke, Stuttgart 1985

Tupman, G. S.: J. Bone Jt. Surg. 44B (1962) 42

Vojta, V.: Die cerebralen Bewegungsstörungen im Säuglingsalter. 2. Aufl. Enke, Stuttgart 1976

Vossschulte, K., L. Zuckschwerdt: Chirurgische Differentialdiagnose. Thieme, Stuttgart 1971

Waldenström, H.: Acta chir. Scand. 67 (1930) 936

White, A. A., M. M. Panjabi: Clinical Biomechanics of the Spine. Lippincott, Philadelphia 1978

Wilhelm, A., F. Wilhelm: Das Thoracic Outlet Syndrom und seine Bedeutung für die Chirurgie der Hand. Handchirurgie 17 (1985) 173–187

Zeller, W.: Handbuch der Erdbiologie, Bd. I. Springer, Berlin 1940 (S. 360)

Sachverzeichnis